W0173705

Die Deutsche Bibliothek – CIP-Einheitsaufnahme
Jede Neunte...: Frauen berichten von ihren Erfahrungen mit Brustkrebs / Gudrun Kemper u.
Ulla Ohlms (Hg.) – Berlin : Orlanda 2003
ISBN 3-936937-07-9

1. Auflage 2003
© 2003 Orlanda Frauenverlag GmbH, Berlin
Alle Rechte vorbehalten
Gefördert durch **AMOENA**

Lektorat: Ekpenyong Ani
Umschlaggestaltung: suedstern, Birgit Lukowski
Satz & Layout: Aletta Lübbers
Farbbildbearbeitung: Maria Jessel
Die Fotos und Bilder im Innenteil wurden, sofern nicht anders vermerkt, von den
Autorinnen ausschließlich für diese Publikation zur Verfügung gestellt.
© Fotos auf den Seiten 189-191: Photoatelier Klöckner, Hilden
Herstellung: Anna Mandalka
Druck: Druckhaus Köthen

Der Farbdruck dieses Buches wurde ermöglicht durch die finanzielle Unterstützung
von **AMOENA**, dem führenden Hersteller von Silikonprothesen, Spezialdessous und
Bademode für brustoperierte Frauen.

Jede Neunte...

Frauen berichten von Ihren Erfahrungen mit Brustkrebs

Orlanda

Für Coci, Petra Soltanpoor,
Geena und all die anderen...

Inhaltsverzeichnis

Teil I

Der Tag, an dem alles anders wurde...

Teil II

Kampfansage? Chemotherapie, Bestrahlung, Hormone

TEIL III

**Viel haben Sie ja nicht verloren...
Brustamputation, Brustaufbau, Brustrekonstruktion**

Teil IV

Abschiede

Anhang

Vorbemerkung und Dank der Herausgeberinnen

Alle Namen von Ärzten, Ärztinnen und medizinischen Einrichtungen in diesem Buch wurden aus grundsätzlichen Erwägungen anonymisiert. Etwaige Ähnlichkeiten sind zufällig und nicht beabsichtigt. Die geschilderten Erlebnisse stehen beispielhaft für unsere Erfahrungen im (medizinischen) Alltag.
Die Autorinnen haben für die Veröffentlichung teilweise ein Pseudonym gewählt. Dies entspricht dem Schutzbedürfnis von Frauen in einer bisher zu wenig frauenspezifischen Medizin. Jedoch können die meisten von uns per E-Mail kontaktiert werden. Das Alter der Kinder bezieht sich immer auf den Zeitpunkt der Diagnosestellung.

Ausdrücklich möchten wir den Ärztinnen und Ärzten sowie Wissenschaftlerinnen und Wissenschaftlern danken, die sich für und mit uns in besonderem Maße im Bereich der Heilung von Brustkrebs engagieren.

Besonderer Dank gilt Aurica. Ohne ihre unermüdliche Unterstützung und Mitarbeit wäre dieses Buch nicht entstanden.
Ebenfalls danken möchten wir der Firma Amoena sowie mamazone – Frauen und Forschung gegen Brustkrebs e.V., die durch ihre finanzielle Unterstützung den Druck dieses Buches ermöglicht haben.

Gudrun Kemper & Ulla Ohlms

Geschichten heilen

»Was wir allerdings tun können – ob wir nun krebskrank waren oder jemandem beistehen oder jetzt, in dieser Minute, das Schreckliche selbst erleben: Wir können unsere Geschichte erzählen. Geschichten helfen. Geschichten heilen. Ihre Geschichte rettet vielleicht einem anderen Menschen das Leben oder hilft ihm, die Nacht zu überstehen. Oder sie ist das Einzige, was Ihnen selbst ein gewisses Maß an Gelassenheit bringt.[1]«

Brustkrebs ist eine beunruhigende, immer noch lebensbedrohliche Erkrankung, die nach wie vor verdrängt wird. Bis heute ist Brustkrebs eine stark tabuisierte Krankheit. Während in den USA schon lange eine starke Brustkrebsbewegung existiert, steckt diese in Deutschland noch in den

Kinderschuhen. Engagement gegen Brustkrebs ist bisher wenig verbreitet.

Anders als in den USA müssen deutsche Patientinnen-Initiativen hart um Unterstützung kämpfen und werden dennoch kaum gehört. Frauen mit Brustkrebs haben in Deutschland bisher (fast) keine Lobby, und das obwohl sie im Zentrum unterschiedlicher, auch und gerade wirtschaftlicher Interessen in Medizin und Politik stehen, wichtig sind für Leistungsanbieter, Kostenträger und die Industrie. An unserer Krankheit wird viel verdient, aber wir selbst werden nur selten gefragt.

Die rote Schleife hat sich inzwischen als Zeichen der Solidarität mit an AIDS erkrankten oder HIV-infizierten Menschen durchgesetzt. Doch wer kennt schon die rosa Schleife? Pro Jahr infizieren sich in Deutschland rund 2000 Menschen mit AIDS, etwa 600 von ihnen sterben. Die Überlebensstatistiken der HIV-Erkrankten konnten aufgrund vieler therapeutischer Fortschritte in den letzten Jahren enorm verbessert werden. Die Zahlen zu Brustkrebs sind dramatischer, werden aber kaum zur Kenntnis genommen, obwohl auch viele prominente Frauen an Brustkrebs erkrankt und gestorben sind. Linda McCartney ist eine von ihnen. Regine Hildebrandt machte ihren Kampf gegen die Erkrankung öffentlich. Die Schauspielerin Constanze Engelbrecht hat sich in einem ihrer letzten Interviews zur Ungerechtigkeit und Sinnlosigkeit der Erkrankung geäußert. »Dein Verlust sprengt alle Dimensionen, Werte, Phantasien« lasen wir, als Anna Henkel-Grönemeyer starb.

Es hat einen Grund, dass Brustkrebs zum Alptraum für Frauen wird. In Deutschland erkrankt zurzeit durchschnittlich etwa eine von neun Frauen[2] an Brustkrebs. In der Europäischen Union ist es jede achte[3], in den USA bereits jede siebte[4]. Ein weiterer Aufwärtstrend wird bereits prognostiziert. Insgesamt steigt die Zahl der Neuerkrankungen an - auch bei jüngeren Frauen. Ein Bewusstsein dafür fehlt oft - sowohl den Frauen selbst, als auch bei den Ärztinnen und Ärzten, die sie betreuen. »Viele junge Frauen wissen nicht, dass sie an Brustkrebs erkranken können. Wir müssen nicht nur die Frauen, wir müssen auch die Ärzte darin schulen.«, heißt es in der Online-Ausgabe der amerikanischen Brustkrebszeitschrift »Mamm« vom Dezember 2002. Um dieses Informationsdefizit auszugleichen, startet 2003 eine der bekanntesten amerikanischen Patientinnen-Initiativen, die Susan G. Komen Foundation, eine Kampagne für mehr Bewusstsein für Brustkrebs bei Frauen zwischen 20 und 30. Zwar steigt erst mit zunehmendem Alter die Gefahr, an Brustkrebs zu erkranken, aber umfassende Informationen sind für alle Frauen wichtig. Jüngere Frauen trifft die Diagnose Brustkrebs besonders hart, denn sie verlieren besonders viel von ihrem Leben und haben durchschnittlich eine noch schlechtere Prognose.

Die Autorinnen dieses Buches sind durchschnittlich 39,2 Jahre alt. Nur drei sind mit Anfang 50 in dem Alter, in dem ein Früherkennungsprogramm ab dem 50. Lebensjahr, wie es zur Zeit auch für Deutschland in der Planung ist, unter Umständen eine frühere Diagnostik möglich gemacht hätte.

Ein Buch im Internet

Unser Buch begann im Internet. Über dieses Medium lernten wir uns kennen und schätzen, haben uns ermutigt, unterstützt, getröstet. Die neue Generation jüngerer und zunehmend auch älterer Brustkrebspatientinnen informiert sich weltweit im Netz über ihre Krankheit. Wir überwinden nationale Grenzen, suchen uns die neuesten Informationen direkt an der Quelle, etwa bei der American Society of Cancer Organisation (ASCO) oder der National Breast Cancer Coalition (NBCC).

Wir werden aktiv, dringen ein in die Welt der Onkologie, für uns nicht länger ein Buch mit sieben Siegeln. Das Internet hat medizinische Informationen zugänglich gemacht und wir beginnen, die Sprache der Medizin zu verstehen. Wir fangen an, »Tumorklassifikationen* « in ihrer Bedeutung für unsere Therapie und unser Überleben zu begreifen. Wir sind auf dem Suche nach dem Wissen, das uns Überleben ermöglicht.

In diesem Buch sprechen wir von individuellen Erfahrungen mit der Erkrankung und unseren verschiedenen Wegen, mit der Krankheit zu leben. Unsere Erfahrungen stehen nicht in medizinischen Fachbüchern, sie dokumentieren den Unterschied zwischen Theorie und Praxis.

Was uns bewegt

 Jährlich erkranken ungefähr 50.000 Frauen in Deutschland neu an Brustkrebs. 19.000 sterben jedes Jahr daran[5]. Prof. Dr. Rolf Kreienberg, bis 2002 Präsident der Deutschen Krebsgesellschaft, alarmierte bereits mehrfach die Öffentlichkeit hinsichtlich der schlechteren Überlebensraten von Frauen in Deutschland. Im März 2003 wies er erneut darauf hin, dass in den USA die Sterblichkeitsrate in den ersten fünf Jahren nach Diagnose im Vergleich zu Deutschland 14 Prozent niedriger ist. »Sollen Patientinnen also zur Therapie in die USA gehen?«, fragt er deswegen öffentlich. Brustkrebs ist nicht, wie vielfach angenommen wird, nach fünf Jahren als »geheilt« zu bezeichnen. Vielmehr ist das Gegenteil der Fall. Im fünften bis zehnten Jahr nach der Diagnose Brustkrebs sterben unabhängig vom zunächst diagnostizierten Krankheitsstadium noch einmal mindestens genauso viele der erkrankten Frauen wie in den ersten fünf Jahren an der Erkrankung.[6]

 Weltweit erkranken jährlich rund eine Million Frauen an Brustkrebs, 400.000 sterben. Brustkrebs ist die häufigste Todesursache bei Frauen im Alter von 35 bis 55 Jahren in Deutschland.[7]

* *Weniger bekannte Begriffe und Fachausdrücke sind in Anmerkungen am Ende jeden Beitrags oder im Glossar am Ende des Buches erklärt.*

Brustkrebs ist in Deutschland die häufigste Krebserkrankung bei Frauen und gleichzeitig die häufigste krebsbedingte Todesursache überhaupt.[8]

Nach 15 Jahren leben in Deutschland noch 41 Prozent der erkrankten Frauen, in den USA sind es 58 Prozent. Auch Frauen mit fortgeschrittener Erkrankung leben in den USA statistisch wesentlich länger als bei uns.

Die Heilungschancen von jüngeren Frauen mit Brustkrebs sind besonders ungünstig. Statistisch überleben nur 35 Prozent den Zeitraum von 10 Jahren krankheitsfrei, in der allgemein als eher günstig eingestuften Situation von östrogenrezeptorpositiven jungen Frauen sogar nur 25 Prozent.[9]

In anderen europäischen Ländern (z.B. Schweden, Großbritannien und den Niederlanden) ist die Brustkrebssterblichkeit in den letzten Jahren gesunken. In Deutschland ist sie lange angestiegen und scheint jetzt zu stagnieren, obwohl sich die therapeutischen Möglichkeiten verbessert haben. Eine konkrete Aussage zu Statistiken und Heilungserfolgen kann in Deutschland nicht oder nur unzureichend gemacht werden, denn es gibt keine flächendeckenden Krebsregister nach internationalem Standard, viele Angaben beruhen auf Hochrechnungen.

Früherkennung, Therapie und Nachsorge weisen in Deutschland erhebliche Qualitätsmängel auf, wie umfassende Berichte[10] zeigen.

Brustkrebs ist nach wie vor immer als unheilbare Erkrankung anzusehen, wenn sich die Krebszellen bereits außerhalb der Brust vermehrt haben. Frauen, die trotz fortgeschrittener Erkrankung langfristig gesund werden, gibt es kaum, die Zahl der Langzeitüberlebenden ist bei fortgeschrittener Erkrankung extrem gering.

Brustkrebs ist eine chronische Erkrankung. Ein Tumor braucht sechs bis zehn Jahre, ehe er durch Mammographie erkannt oder gar tastbar wird. Früherkennung ist ein Faktor in der Hoffnung auf eine Heilung: je kleiner der entdeckte Tumor, desto größer die Heilungschancen, aber auch hier müssen unbedingt weitere wissenschaftliche Studien ansetzen. Brustkrebspatientinnen sterben nicht sofort. Wenn die Krankheit nicht (frühzeitig) gestoppt werden kann, leiden die Frauen viele Jahre an der Krankheit - bei einer unheilbaren Erkrankung eine sehr langsame Art zu sterben.

Auch fünf, zehn und mehr Jahre nach der Diagnose ist die Heilung von Brustkrebs nicht sicher. Selbst nach über 20 Jahren können die gefürchteten Metastasen noch auftauchen.

Wir wollen

- eine frauenspezifische Medizin, die hört, was Frauen wirklich brauchen;

- Früherkennung, weil Alternativen fehlen;

- Behandlung in spezialisierten Zentren, damit wir von Spezialist/innen betreut werden und nicht von Ärztinnen oder Ärzten, die nur selten Brustkrebs therapieren;

- die beste unterstützende medikamentöse Therapie zur Verbesserung der Überlebenschancen, der Lebensqualität und der Überlebenszeit;

- deutlich mehr Forschung für eine zielgerichtete und individualisierte Therapie, die mit weniger bedrohlichen Nebenwirkungen auskommt. Zwar sind individualisierte Therapien bereits heute möglich, aber sie werden nicht angewandt, weil jahrzehntelange Studien zur Beweisführung fehlen. Der Zugang zu klinischen Studien zur Therapieoptimierung ist im internationalen Vergleich unterdurchschnittlich niedrig.[11]

- Medizinische Betreuung kann optimiert werden

- zur Verringerung der Sterblichkeit;

- zur Verlängerung der Überlebenszeit;

- zur Verbesserung der Überlebensqualität.

Mehr Verständnis, weniger Mythos

Mythen um Brustkrebs gehören immer noch zu unserem Alltag. Reißerische Schlagzeilen wie »Die Ärzte gaben ihr noch drei Wochen – jetzt ist sie geheilt!« sind keine Seltenheit. Der Wahrheitsgehalt dieser Berichte wundersamer Heilungen liegt bei Null. Im Kontext von Brustkrebs fehlt vielfach die Kenntnis, um Zusammenhänge richtig zu bewerten. Wer weiß schon, wie die Krankheit verläuft, warum sie so gefährlich ist und immer noch viel zu oft tödlich endet? Was ist so schlimm an einem kleinen Knoten in der Brust? Es fehlt an Informationen und vor allem auch an Solidarität für Frauen mit Brustkrebs.

Wir haben unsere Erfahrungen auch deshalb niedergeschrieben, weil uns Presseberichte und Wundergeschichten ärgern, in denen der Erkrankung die »positiven Seiten« abgerungen werden. Ist der Gedanke, dass Krankheit einen Sinn haben muss, so tröstlich?

Dem Mythos von Krebs, der das Leben in bessere Bahnen lenkt, wollen wir etwas entgegensetzen. Ist Brustkrebs wirklich die Wende zu einem neuen Leben? Wird das Leben »intensiver« oder handelt es sich um einen tiefen Einbruch? Wie verändert sich unser Blick auf das Leben? Ist Brustkrebs »heilbar«?

Frauen empfinden ihre Krebserkrankung ganz unterschiedlich. Vielleicht gibt es einige, die einen Vorteil aus der Krankheit ziehen. Viele von uns reagieren jedoch allergisch auf die Forderung nach allzu positiven Berichten. Bücher mit positivem Ausgang, dem »Sieg über den Krebs« sind häufig Bestseller. Leider geben sie nicht die Wirklichkeit wieder.

Was steht hinter der Forderung, Brustkrebs möglichst positiv zu sehen? Die Angst der Gesunden vor der Krankheit? Die Hoffnung, es sei doch alles nicht so schlimm? Hinter der kategorischen Forderung nach Positivität im Umgang mit Brustkrebs verbirgt sich für uns auch etwas anderes: Die Grausamkeit von Brustkrebs wird abgewehrt und negiert.

Wir brauchen mehr Ehrlichkeit im Umgang mit der Erkrankung. Es gibt bis jetzt keinen Grund zur Beruhigung, denn die Krankheit ist bedrohlich geblieben. Wir haben dieses Buch auch geschrieben, damit Brustkrebs gesellschaftlich stärker wahrgenommen wird. Der Gefahr ins Auge zu sehen bedeutet gleichzeitig, dass die Bereitschaft wächst, mehr gegen Brustkrebs zu unternehmen.

> Wir Frauen mit Brustkrebs wollen, dass unsere Krankheit besser verstanden wird. Die Wissensdefizite sind hoch:
> - Zu wenige Frauen sind über die Möglichkeiten der qualitativ hochwertigen Früherkennung von Brustkrebs informiert und sie wird bisher nicht flächendeckend angeboten.
> - Kaum jemand hat eine Vorstellung, wie die Diagnose Brustkrebs die Frauen trifft. Unsere Geschichten tragen dazu bei, das Ausmaß und die Bedrohung persönlich und realistisch darzustellen.

»Heilung ist kein Wort, das Onkologen bei Brustkrebs verwenden. Sie sprechen stattdessen von Überlebensraten – wie viele Frauen wie viele Jahre nach Ihrer Krebserkrankung noch leben.«[12] Deshalb können wir nicht sagen »ich bin geheilt«, sondern »ich habe überlebt«. Amerikanerinnen nennen sich »breast cancer survivors«. Es ist wichtig, dies zu begreifen, wichtig nicht nur für uns erkrankte Frauen, sondern auch für unsere Ärzte und für andere, die sich für uns einsetzen, damit sie mehr kämpfen für uns, für unser Überleben.

Mehr Therapieansätze

Brustkrebs ist in den meisten Fällen nicht mit der Entfernung des Tumors aus der Brust oder einer Amputation abgeschlossen. Brustkrebs ist eine systemische Erkrankung, die auf andere Organe des Körpers übergreifen kann und im fortgeschrittenen Stadium Metastasen z.B. in Knochen, Leber, Lunge und Gehirn bildet. Therapien können den Krebs dann im besten Fall bremsen, jedoch nicht mehr heilen. Weil sich diese Erkenntnis mehr und mehr durchgesetzt hat, ist Brustkrebs in Deutschland jetzt endlich als chronische Erkrankung anerkannt.

Neue Therapieansätze verbessern unsere Überlebensquoten bisher nur um Nuancen. Die Hoffnung auf Heilung bewegt uns, harte Therapien wie Operationen, nukleare Bestrahlungen und Chemo- und Hormontherapien zu ertragen. Die meisten von uns sind bereit, für Heilung und Lebensverlängerung viele Zumutungen auf sich zu nehmen. Hauptsache Leben.

Besonders Brustkrebs im fortgeschrittenen Stadium – die metastasierte Erkrankung – stellt komplexe Anforderungen an die Medizin. Viele Frauen erleben, dass sinnvolle therapeutische Möglichkeiten nicht optimal eingesetzt werden, sei es aus Kostengründen, Gleichgültigkeit oder weil die Patientinnen in diesem Krankheitsstadium viel zu oft schon »abgeschrieben« sind.

Mit immer aggressiveren Methoden wird versucht, die Erkrankung zu heilen. Uns Patientinnen erscheinen Chirurgische Therapie, Chemotherapie, Strahlentherapie, Hormontherapie und verschiedene komplementäre Therapien oftmals wie ein unüberwindlicher Berg. Glaubt man der Schulmedizin (evidenzbasierte Medizin), so verspricht allein die Kombination der jeweiligen Möglichkeiten Millimeter für Millimeter bessere Überlebenschancen. Wir sind unbescheiden und wünschen uns endlich Quantensprünge. Es ist ein wichtiges Anliegen von Frauen, dass Brustkrebs künftig heilbar ist. Seit Jahren sehen wir nahezu unveränderte Heilungsraten, Sparzwänge im Gesundheitswesen, eine Medizin, die selbst immer stärker unter Druck gerät und eine Gesellschaft, die große Schwierigkeiten mit den Grenzen des Lebens hat. Brustkrebs zeigt Grenzen auf.

Mehr Mut

Viele Brustkrebspatientinnen stoßen auf Berührungsängste, mitunter auf unüberwindliche Mauern. Unser Buch ist auch ein Aufruf, diese Mauer einzureißen. Wir schreiben nicht nur von Hoffnung zwischen Krankheit und Heilung - wir wollen zu mehr Mut herausfordern:

Mut, sich mit dem Problem Brustkrebs zu befassen, zum normalen Umgang mit der Erkrankung und mit den betroffenen Frauen;

Mut, uns zu helfen, besser mit der Krankheit zu leben;

Mut, sich nicht länger abzuwenden, sondern da zu sein mit der Bereitschaft, existenzielle Bereiche des Lebens zu betreten;

Mut, die Angst zu überwinden, mit Brustkrebs konfrontiert zu werden;

Mut, den Kampf gegen die Erkrankung mit uns gemeinsam aufzunehmen und Engagement gegen Brustkrebs im Interesse aller Frauen zu unterstützen;

Mut, die Grenzen des Lebens zu sehen, die 19.000 von uns allein in Deutschland jedes Jahr überschreiten;

Mut, uns damit nicht allein zu lassen;
Mut, uns Unterstützung und Solidarität zu geben.

Mit unseren persönlichen Geschichten wollen wir weder dem Pessimismus anheim fallen noch schönfärben, sondern unsere Erfahrungen und Empfindungen dokumentieren. Die in unserem Buch beschriebenen Erfahrungen sind nur die Spitze eines Eisbergs. Wir haben Positives erfahren, aber auch Schlimmes. Wir haben Heilung erlebt, aber auch Rückfälle. Und wir schreiben, weil weder Politik noch die medizinischen Professionen bisher viel danach gefragt haben, wie es uns – den betroffenen Frauen – eigentlich geht. Es ist an der Zeit, dass auch unsere Stimme gehört wird.

Die Leserinnen und Leser dieses Buches erwartet keine leichte Lektüre. Wir liegen nicht im Fun-Trend. Wir haben ein beunruhigendes und aufrüttelndes Buch geschrieben. Während der gemeinsamen Arbeit daran haben wir Freundinnen verloren – Frauen, die es nicht geschafft haben. Was sagt man einer jungen Frau, die weiß, dass sie bald sterben muss? Brustkrebs kann jede Frau treffen – genauso unerwartet wie es uns, die Autorinnen, getroffen hat. Auch Männer sind betroffen, wenn Brustkrebs ihre Mutter, ihre Frau, ihre Lebenspartnerin, die Mutter ihrer Kinder trifft.

Dennoch soll dieses Buch nicht nur betroffen machen. Wir wollen mit unseren Texten informieren, bereichern, ermutigen und stärken. Wir wünschen uns, dass dies gelingt.

Berlin, im Juni 2003

Anmerkungen

1 Jennie Nash in ihren »Lessons I learned from breast cancer« (Dt. u.d.T. Ich zieh den Mut an wie ein neues Kleid, Herder Spektrum 2002)
2 Laut Angabe der WHO.
3 Quelle: EUROPA DONNA
4 Gemeinsames Krebsregister der Länder Berlin, Brandenburg, Mecklenburg Vorpommern, Sachsen Anhalt und der Freistaaten Sachsen und Thüringen: Brustkrebs: Epidemiologische Daten... Berlin, 2001, bezogen auf die »weiße« Bevölkerung, schwarze Frauen erkranken etwas seltener. Gründe für diese unterschiedlichen Erkrankungsraten sind bisher unerforscht.
5 Zahlen: Dt. Ges. für Senologie, Manual I zur Brustkrebsfrüherkennung
6 Zahlen s. z.B. Possinger, Zielinski: Mammakarzinom, Stadienabhängiges Überleben ab Diagnosestellung
7 Angabe: EUROPA DONNA
8 Robert Koch Institut, RKI
9 International Breast Cancer Study (IBCG-Studie, veröffentlicht in The Lancet, 2000; 355: 1869–1874).
10 z.B. im Spiegel 15, 2002, »Eine Katastrophe für die Frauen« und »Bericht in der Europäischen Union« des EU-Parlaments vom 7.5.2003, Ausschuss für die Rechte der Frauen und Chancengleichheit. Berichterstatterin: Karin Jöns
11 In Deutschland nehmen ca. 5% der Frauen an Therapieoptimierungsstudien teil, in den USA ist der Anteil mit 10% doppelt so hoch. Um Brustkrebs optimal zu erforschen, sollte allen Frauen die Möglichkeit einer Studienteilnahme offen stehen, denn: 10-Jahres-Daten einer österreichischen Analyse bestätigen: Frauen in Studien leben generell wesentlich länger (Ärzte Zeitung, 08.01.2003).
12 Jenny Nash, a.a.O.

Teil I

Der Tag, an dem alles anders wurde...

Ursula Goldmann-Posch

Brustkrebstherapie ist kein
deutscher Markenartikel

Plädoyer einer Patientin für eine bessere Vorsorge, Therapie und Nachsorge

Kontakt: p_ugoldmann@compuserve.com

Das ist ein Beitrag aus dem anderen Jahrhundert. Ich habe ihn Ende 1999 für ein medizinisches Fachbuch geschrieben: Diagnostik und Therapie des Mammakarzinoms: State of the Art 2000*. Die darin enthaltenen Tatsachen, Wünsche und Forderungen aus meiner Sicht als Patientin und Journalistin sind auch nach vier Jahren noch aktuell. Wie schön. Erspart Arbeit. Wie schade. Krebs wächst schnell, doch das therapeutische Umfeld um ihn herum kommt im Schneckentempo voran.

Es ist kein Placebo. Es ist ein Zeichen der Zeit, dass eine von jenen Frauen, um die es in diesem Buch leibhaftig geht, an dieser Stelle zu Wort kommen darf: Patientinnen sind trendy.

Es ist aber auch ein Qualitätsmerkmal der Herausgeber dieses Fachbuches, dass sie die Zeichen der Zeit erkannt haben: Denn Diagnostik und Therapie des Mammakarzinoms werden sich im 21. Jahrhundert genauso grundlegend wandeln wie das Selbstverständnis von Frauen mit Brustkrebs in ihrer Rolle als Patientinnen.

Nur »manche Frauenspersonen« brächten »diese Operation mit großer Standhaftigkeit« hinter sich, schreibt der Chirurg Lorenz Heister (1683-1758), Professor der Medizin an der Universität Helmstedt, über Brustkrebsoperationen zu Beginn des 18. Jahrhunderts. »Andere aber thun so erbärmlich, dass sie auch den beherztesten Chirurgum manchmal erschrecken, und in der Ope-

---

* *München: W. Zuckerschwerdt Verlag*

ration verhindern können: derohalben muss ein Chirurgus, der diese Operation verrichten will, Courage haben, und sich durch des Patienten Geschrey nicht verhindern lassen.«[1]

Die Metamorphose von der Brustkrebspatientin als Opfer – das nicht einmal des Mitleids würdig ist, sondern durch »Geschrey« allenfalls die Tatkraft des »Chirurgus« noch mehr zum Strahlen bringt – bis zur selbstbewussten Perückenträgerin, die mit einem Packen Internet-Ausdrucken zu ihrem Onkologen geht, ist eine lange und schmerzliche Geschichte: Wir sind dabei, langsam Abschied zu nehmen vom Lass-den-Arzt-mal-machen-Modell. Wir haben erst damit begonnen, eine evidenzbasierte, am medizinischen Fortschritt orientierte, gleichberechtigte und heilsame Beziehungsmedizin zu fordern, auch wenn die gegenwärtige Gesundheitspolitik uns nur noch das medizinisch Notwendige zugestehen will.

Die Notwendigkeit dieser Umkehr zum Fortschritt erscheint mir gerade für die von der Genomforschung und ihren molekularen Erkenntnissen inspirierte Krebsmedizin des 21. Jahrhunderts von grundlegender Bedeutung zu sein. Als Brustkrebspatientin und Autorin eines persönlichen Sachbuches zum Thema Brustkrebs[2] habe ich die Erfahrung gemacht, wie wichtig gerade bei dieser Erkrankung die richtige Entscheidung im Umfeld von Diagnose, Therapie und Nachsorge ist. Und wie tödlich Fehleinschätzungen sein können.

Doch solange Patientinnen nicht wirklich umfassend über Brustkrebs Bescheid wissen, können sie auch nicht wirklich partnerschaftlich Teil des Entscheidungsprozesses sein. Und solange Frauen mit Brustkrebs nicht Teil des Entscheidungsprozesses sind, können sie auch nicht Teil des Heilungsprozesses werden.

Ich fing bei Null an, wie eine Million anderer Frauen dieser Erde auch, die im Jahr an Brustkrebs erkranken und von denen 400 000 sterben.
Ich fing bei Null an, wie rund 250 000 Frauen in den EU-Staaten, die im Jahr an Brustkrebs erkranken und von denen 70 000 sterben.
Ich fing bei Null an, wie die anderen 50 000 Frauen in Deutschland, die im Jahr an Brustkrebs erkranken und von denen 19 000 sterben. Eine Kleinstadt, ausgelöscht. Jahr um Jahr.
Ich fing bei Null an. Unwissend. Man kommt ja nicht mit Krebs zur Welt.

Ich werde diesen Augenblick der Diagnose am 3. Juli 1996 nie vergessen. »Es sieht nicht gut aus«, sagte die Radiologin am Ultraschall und riss ein Stück Küchenkrepp von der Rolle...
Wie in Zeitlupe wischte ich mir damit das Gel von der linken Brust. Immer wieder, als wolle ich Zeit gewinnen, wofür weiß ich nicht. Und dieses Geräusch von Papierreißen in dem hohen Altbauraum war wie ein Echo von dem Riss, der in diesem Augenblick durch meine Seele ging.

Die Mammographie-Bilder, die am Leuchtschirm hingen, brachten endgültig Klarheit. Wie ein Schneeball aus Flocken von frischem Pulverschnee leuchtete mir ein drei Zentimeter großer, ausgefranster Knoten von dem schwarzgrauen Film entgegen.

Irgendwie war es totenstill in mir. Kein Weinen, keine Panik, fassungslose Ruhe. Kein Aufspringen, kein Losschreien, kein Toben. Ich saß da mit der Geduld eines Lammes, das erst im letzten Augenblick begriffen hat, dass es zur Schlachtbank geführt wird.

Auf deutsch gesagt: Krebs. Ich hatte Brustkrebs. Duktal-invasiv, wie die Mediziner es nennen: Er drang in die Milchgänge ein. Ein wahnsinniger Übergriff, der sich da heimlich angebahnt hatte mit 46 Jahren.

Ich setzte von Anfang an auf mein Handwerkszeug als Journalistin: die Recherche. Auf das gnadenlose Anschauen dessen, was geschehen ist.

Noch vom Krankenbett aus besuchte ich mein Mammakarzinom bei meinem Pathologen. Blickte mit ihm durch das Mikroskop. Saß Auge in Auge einem Feind gegenüber, der in mir selbst gewachsen war.

Meine Therapieempfehlung lautete sechs Zyklen CMF und Bestrahlung, obwohl mir die ganze Brust abgenommen worden war. Ich war ein Grenzfall. Der Knoten saß an der seltensten Stelle, in der Nähe des Brustbeins über dem Herzen. Der Weg zu meinen Lymphknoten in der Achselhöhle war ihm wohl zu weit. Er hat sie verschont.

Der niedergelassene Onkologe gab mir CMF am 1. Tag und am 22. Tag.

Als ich mich so langsam eingelesen hatte in diese schwierige Materie, die mich so lebensnotwendig und lebensnotwendend betrifft, erfuhr ich, dass dieses Schema mit nur 67 Prozent der Gesamtdosis nicht ausreichend ist.

Ich forderte meine gesamten Mammographien an: 1990, 1994, 1996.

Als ich ein Jahr später einer Radiologin die Vorgängerbilder zeigte, musste ich hören, dass sogar »ein Blinder mit dem Krückstock sehen kann, dass hier bereits 1994 etwas im Busch war«. Das war bitter. Sehr bitter. Den Gedanken an eine Klage verwarf ich wieder. Was sollte ich einklagen. Mein Leben?

Ich bat den Pathologen, die Überlebensformel meines Feindes nach neuen Prognosefaktoren zu entschlüsseln: Beide Hormonrezeptoren negativ, G 3, p53 in 40 Prozent der Tumorzellkerne, EGF-Rezeptor in 20 Prozent der Zellen, HER 2/neu 2 + in 40 Prozent der Zellen, bcl 2 in 20 Prozent der Zellen, S-Phase-Fraktion hoch, nämlich 19,8.

Mir wurde klar, dass mein Knoten aus dem Stoff ist, aus dem die Metastasen sind. Und dass −

gemessen an dieser Risikokonstellation – meine Chemotherapie mit 67 Prozent CMF eine »Chemotherapie für die Schublade« war, wie es ein Gynäkologe ein Jahr später formulierte.

In Deutschland werden Therapieleitlinien nur zu fünf Prozent eingehalten

Erkennung, Behandlung und Nachsorge von Brustkrebs gehören nicht zu den deutschen Markenartikeln.

- Deutschland ist derzeit der einzige westliche Industriestaat, in dem die Sterblichkeit an Brustkrebs weiterhin ansteigt, während sie in anderen Ländern sinkt.
- In Deutschland werden – wie auf der 19. Jahrestagung der Gesellschaft für Senologie in Ulm beklagt wurde – die Therapieleitlinien zur Behandlung des Mammakarzinoms nur zu fünf Prozent eingehalten; eine Zahl, die mich als Patientin erschüttert und die dringend Handlungsbedarf anzeigt.[3]

Das machen auch die internationalen Vergleichszahlen im Fünf-Jahres-Überleben von Patientinnen mit Brustkrebs deutlich:
In den USA schaffen 82 Prozent der Betroffenen wenigstens die ersten fünf Jahre, in Europa sind es im Durchschnitt nur 72.5 Prozent.
Während eine Gegenüberstellung mit den Vereinigten Staaten problematisch sein könnte, weil Versicherungssystem, Gesundheitssystem und Früherkennungssystem dort anders sind, wurden die unterschiedlichen Überlebenszahlen von Frauen mit Brustkrebs innerhalb der einzelnen EU-Länder standardisiert und können daher miteinander verglichen werden.
Die aktuellen Zahlen der EUROCARE2-Study unter Federführung des »Istituto Nazionale per lo Studio e la Cura dei Tumori« in Mailand ergeben in der »Hitparade« des Fünf-Jahres-Überlebens von Frauen mit Brustkrebs in 17 Ländern Europas ein Bild, das dringend Anlass sein sollte, Therapien zu optimieren:[4]

- Im Screening-Land Schweden schaffen es immerhin 80,6 Prozent der Frauen mit Brustkrebs, die ersten fünf Jahre lebend zu überstehen.
- In Frankreich Brustkrebs zu bekommen, ist bei einer Fünf-Jahres-Überlebensrate von 80,3 Prozent ebenfalls nicht so tödlich wie in Deutschland.
- In der Schweiz überleben immerhin noch 79,6 Prozent.
- Ähnlich sieht es in zwei weiteren Ländern mit qualitätsgesicherter Früherkennung aus: Island 79,2 Prozent und Finnland 78,4 Prozent.
- Italien steht sicherlich nicht wegen des Olivenöls, sondern wegen seiner von Gianni Bonnadonna im Mailänder Krebsforschungsinstitut initiierten Tradition kreativer Krebstherapien mit 76,7 Prozent an 6. Stelle im Fünf-Jahres-Überleben von Europäerinnen mit Brustkrebs.

- In den Niederlanden überleben 74,4 Prozent der erkrankten Frauen die ersten fünf Jahre.
- Deutschland kommt erst auf Platz 8. Nur 71,7 Prozent der deutschen Frauen mit Brustkrebs nehmen die Fünf-Jahres-Hürde.

In Deutschland haben Frauen mit Brustkrebs keine Lobby. Aber sie brauchen eine: Sie müssen durch eine individuelle Therapie und risikoadaptierte Nachsorge gestützt werden.

In Deutschland haben auch Frauen mit gesunden Brüsten keine Lobby. Aber sie brauchen eine: Sie müssen durch eine hochwertige Vorsorge geschützt werden.

Im Zusammenhang mit Krebs fällt oft das Schlagwort »Lebensqualität«: Man solle Krebspatienten nicht bis zuletzt mit ständig neuen Therapien traktieren, heißt es; sie lieber in Ruhe ihr Leben zu Ende leben lassen. Manchmal aber läuft der Begriff Lebensqualität Gefahr, mit kostengünstigem therapeutischen Achselzucken verwechselt zu werden und auf diese Weise zum Wort der Verlegenheit, vielleicht sogar der Verlogenheit zu geraten. Das man auch missbrauchen könnte, Sparzwänge im Gesundheitswesen zu kaschieren. Um Missverständnisse zu vermeiden, plädiere ich daher für eine Wortneuschöpfung und fordere mehr »Überlebensqualität«. Und zwar vom ersten Tag der Diagnose an bis zum letzten Atemzug von uns Frauen mit Brustkrebs.

Überlebensqualität heißt, die besten medizinischen Erkenntnisse in der Behandlung von Brustkrebs konsequent auch in Deutschland umzusetzen.
Das ist eine dringliche moralische Forderung angesichts der Tatsache, dass Brustkrebs die häufigste Krebserkrankung und die häufigste Todesursache von Frauen im Alter zwischen 35 und 55 Jahren ist.
Doch diese Form von Überlebensqualität ist teuer. So teuer, dass sie schon wieder unmoralisch wird.

Doch kann es unmoralisch sein, Leben zu retten?

Eine optimale Brustkrebstherapie für die im Jahr rund 50 000 neu erkrankten Frauen in Deutschland würde, nach Berechnungen von Fachleuten, ein finanzielles Horror-Szenario für unser Gesundheitssystem ergeben. Diese Form der Überlebensqualität würde im Vergleich zur bisherigen Standardbehandlung jährlich 1,4 Milliarden Mark mehr kosten, [heute 0,7 Milliarden Euro].

- Allein eine Therapieoptimierung für die geschätzten rund 15 000 HER2-positiven Brustkrebspatientinnen in Form einer adjuvanten Antikörper-Behandlung mit Herceptin zur Rückfallverhütung im ersten Jahr nach der Operation würde mit 900 Millionen Mark [450 Mio Euro] den größten Posten in dieser Summe ausmachen.

• Die restlichen Kosten – weitere 500 Millionen Mark [250 Mio Euro] – kämen durch den Einsatz höherer Dosen von Zellgiften in kürzeren Zeitintervallen zustande sowie durch die Wahl von neuen und wirksameren Chemotherapie-Stoffen wie Anthrazykline und Taxane. Auch knochenmarkschützende Wachstumsfaktoren (Neupogen) und gentechnisch hergestellte Medikamente gegen eine therapiebehindernde Blutarmut wie Erythropoietin[5] würden die Lebensqualität[6] und Überlebensqualität von Frauen mit Brustkrebs erheblich verbessern. Und erheblich verteuern.

Nicht in dieser Kostenrechnung enthalten sind die folgenden Formen von Überlebensqualität:

• eine adjuvante Behandlung mit Bisphosphonaten zum Schutz der Knochen von Patientinnen, die eine Chemotherapie bekommen müssen. Studien haben gezeigt, dass die Knochen jüngerer Frauen, besonders im Bereich von Lendenwirbelsäule und Becken, unter der Behandlung mit Zellgiften leiden und durch die künstlich eingeleiteten Wechseljahre an Dichte verlieren.[7] Frauen mit der Diagnose Brustkrebs haben ein fünfmal so hohes Risiko, einen Wirbelsäulenbruch zu erleiden wie nichtbetroffene Frauen.[8] Durch die gleichzeitige Gabe von Bisphosphonaten kann die Gefahr eines Verlusts an Knochendichte in der Lendenwirbelsäule erheblich verringert werden.[9]

Warum wissen so wenig Frauen davon?

• Auch eine bessere Früherkennung von Brustkrebs in Deutschland durch Mammographie in Verbindung mit Ultraschall für Frauen von 40 bis 70 würde ungemein zur Überlebensqualität von Frauen in Deutschland beitragen. Allein für ein flächendeckendes Brust-Screening hätten die Kassen jährlich rund 800 Millionen Mark [bzw. 400 Mio Euro] bereitzustellen.

• Eine individuelle Krebs-Nachsorge, die nicht symptomorientiert, sondern risikoadaptiert ist und sich nach den sehr unterschiedlichen seelischen Bedürfnissen der betroffenen Frauen richtet, wäre – wenn schon keine Überlebensqualität – dann wenigstens eine Form von echter Lebensqualität.

Seitdem sich Fachleute auf der Berliner Consensus-Konferenz von 1995 darauf geeinigt hatten, dass die Frühentdeckung von Metastasen mit bildgebenden Verfahren keinen Überlebensvorteil bringt, wurde mit diesem Argument die gesamte Nachsorge für Frauen mit Brustkrebs Sparzwängen geopfert: Tumormarker werden kaum noch gemessen, bildgebende Diagnostik wird nur noch bei Symptomen gemacht. Dafür wolle man künftig den »Schwerpunkt der Nachsorge auf die umfassende individuelle Betreuung der einzelnen Patientin verlagern«, heißt es.

Nur, was individuell ist, bestimmen nicht diejenigen, die es angeht: die Patientinnen.

So scheint die Nachsorge von Brustkrebs immer mehr zum Possenspiel zu geraten, nach dem obersten Prinzip, die Kosten für die Todgeweihten in Grenzen und diese bei Laune zu halten, weil im Falle eines Rückfalls ohnehin alles gelaufen ist. Warum sich sorgen? Frauen mit früh erkanntem Brustkrebs überleben auch ohne großen Nachsorgeaufwand, Frauen mit ungünstigen Befunden sterben auch trotz großem Nachsorgeaufwand.

Es wäre fair und ein Gebot der Stunde, vor allem auch uns Patientinnen gegenüber, wenn endlich klar gesagt würde, wie viel unser Gesundheitssystem weiterhin für das Leben von brustkrebskranken Frauen zu investieren bereit ist.

516,6 Milliarden Mark wurden 1997 in Deutschland für Gesundheit ausgegeben; das sind neun Milliarden weniger als im Vorjahr.[10] Davon entfielen 320,5 Milliarden Mark auf medizinische Behandlung: 137,6 Milliarden kostete die Behandlung in Krankenhäusern, 93,7 Milliarden der Gang zum Arzt oder Zahnarzt, 69,6 Milliarden die von ihm verschriebenen Medikamente. Mit 19,5 Milliarden Mark schlugen die Ausgaben für Zahnersatz zu Buche; das sind acht Milliarden Mark mehr als im Vorjahr.

Wenn nicht mehr genügend Geld in unserem Gesundheitstopf vorhanden ist, müssen wir entweder mehr Geld hineinpumpen oder Prioritäten setzen. Müssen Kosten umgeschichtet werden für die Gesundheit von Frauen. Muss mehr Geld in eine verbesserte Behandlung von Brustkrebs gesteckt werden und dafür weniger Geld in Zahnersatz, beispielsweise. Denn an weniger Zahnersatz stirbt man nicht.

Auch ein gedeckeltes Globalbudget für die Verwaltungskosten der Krankenkassen könnte weiterhelfen: Mit einer Steigerung um 700 Millionen Mark gegenüber dem Vorjahr (5,3 Prozent) erreichten sie im Jahr 1999 ein neues Rekordniveau von 13,8 Milliarden Mark. Damit ist der Verwaltungsaufwand der Kassen doppelt so stark gestiegen wie die Leistungsausgaben für die Versicherten.

Oder: mehr öffentliche Forschungsgelder für Krebs und weniger Forschungs- und Entwicklungssubventionen für die Automobilindustrie, beispielsweise: Im Rahmen des Gesundheitsforschungsprogramms der Bundesregierung wurden 1998 rund 23 Millionen Mark für die Krebsforschung eingesetzt. Rechnet man noch weitere Fördermittel im Bereich der deutschen Forschungsgemeinschaft, der Deutschen Krebshilfe, die Finanzierung von Großforschungseinrichtungen und die Großgeräteförderung hinzu, kann der staatliche Beitrag für die Krebsforschung mit rund 500 Millionen pro Jahr angegeben werden.[11] Demgegenüber stehen öffentliche Fördermittel für die Automobilindustrie in Höhe von 2,5 Milliarden Mark.[12]

Die Pharmaindustrie hält derzeit das Fähnlein der Krebsforschung in Deutschland hoch. Doch auch Arzneimittelfirmen sollten ihre Ressourcen am richtigen Ort einsetzen: Beim traditionellen amerikanischen ASCO-Meeting im Mai 1998, wo Krebsforscher aus aller Welt ihre Erkenntnisse austauschen, wurden Vertreter der deutschen Spitzenonkologie von einer Pharmafirma mit Hubschraubern von Los Angeles nach Las Vegas zu einer Nacktshow geflogen. Natürlich ist es schön, auch einmal andere Brüste zu sehen als immer nur die malträtierten und halbierten. Doch dieses Geld wäre – zumindest aus der Sicht der Patientinnen – an anderer Stelle sinnvoller eingesetzt.

Wenn ich nicht schon chronisch krank wäre – man könnte krank werden an diesem chronisch gewordenen Gefeilsche um unser hochentwickeltes Gesundheitssystem, das immer wieder mal kräftig nach rein ökonomischen Gesichtspunkten durchgeschüttelt wird, ohne dass ernsthaft nach der notwendigen Qualität und den nötigen Prioritäten gefragt würde. Oft genug scheinen die gegenwärtigen Bemühungen um Qualitätsmanagement mehr der Selbstbeweihräucherung zu dienen, als eine wirkliche Veränderung von Strukturen im Sinn zu haben. Von den echten Bedürfnissen der Patienten ganz zu schweigen: Eine Charta der Patientenrechte, die nicht nur ein Tranquilizer ist, sondern Patienten als eigenständige Kunden im Gesundheitswesen achtet und schützt, muss noch geschrieben werden.

Wenn es so weitergehe, hatte Carsten Vilmar Ende 1998, damals noch in seiner Eigenschaft als deutscher Ärztepräsident, sarkastisch erklärt, dann müssten Patienten eben mit weniger Leistung zufrieden sein; unter diesen Umständen sollte überhaupt darüber nachgedacht werden, »ob diese Zählebigkeit anhalten kann, oder ob wir das sozialverträgliche Frühableben fördern müssen«.

»Sozialverträgliches Frühableben«.
Es war nicht so gemeint.
Doch in Deutschland kann das schwer danebengehen. Das Unwort des Jahres 1998 wurde daraus.

Ich merke, wie sich langsam ein Klima der Gnadenlosigkeit breit macht. Und wie ich allmählich Angst bekomme in diesem Land.

Vielleicht kommt die Zeit, in der wir Frauen mit Brustkrebs uns nicht mehr rechnen. Aber fühlen werden wir dann immer noch.

Vielleicht kommt die Zeit, in der neue, kostspielige Krebstherapien nur jenen Frauen zugänglich sind, die sie aus eigener Tasche bezahlen. Aber länger leben möchten auch die anderen.

Wir denken nicht daran, sozialverträglich früh abzuleben.
Uns schwebt ein individualverträgliches Spätableben vor.

Es muss sehr schnell sehr viel besser werden für uns Frauen mit Brustkrebs in Deutschland: in der Vorsorge, in der Therapie, auch in der Nachsorge.

Mit unserem Verein »mamazone – Frauen und Forschung gegen Brustkrebs e.V.« möchten wir einen Beitrag dazu leisten. Wir haben uns zum Ziel gesetzt, die Power der Betroffenheit und die Power der wissenschaftlichen Kompetenz zu einer Kraft zu bündeln: Gemeinsam wollen Brustkrebspatientinnen und ForscherInnen aller Disziplinen diesem Todfeind Nummer eins für Frauen den Kampf ansagen. Der Name des Vereins ist Programm: In ihm vereinen sich anima und animus, die weiblichen und männlichen Prinzipien, zu einem heilsamen Ganzen. In ihm verbindet sich die weibliche mamma mit der Entschlossenheit der Kriegerinnen in der griechischen Mythologie, den Amazonen.

Brustkrebs ist ein Kommunikationsproblem der Zelle. Die Therapie von Brustkrebs aber darf kein Kommunikationsproblem sein. Wenn dies nicht sichergestellt ist, müssen wir Patientinnen künftig selbst für mehr Transparenz, mehr Qualität und eine bessere Verzahnung der Handlungsabläufe bei der Behandlung von Brustkrebs sorgen.

Der Weg dahin ist schwierig.

Zunächst wird es wichtig sein, nach dem Beispiel der amerikanischen Brustkrebsaktivistinnen mehr Einfluss und Mitspracherecht in Entscheidungsgremien (Studiengruppen, Gesundheitsausschüsse, Krankenkassen) zu fordern. Christa Nickels, die ehemalige Parlamentarische Staatssekretärin im Bundesministerium für Gesundheit, hat die Wichtigkeit einer solchen Beteiligung bereits erkannt. Bei einem Fachgespräch der »Grünen im Landschaftsverband Rheinland« plädierte sie für eine Beteiligung von PatientenvertreterInnen »an den Entscheidungen des Bundesausschusses für Ärzte und Krankenkassen, der Ethikkommissionen und der Schlichtungs- und Gutachterkommissionen«.

Die Heranbildung von »Dipl.-Brustkrebs-Patientinnen« auf Fachkongressen, die kompetent beim Thema mitreden können, wird ein weiterer Schritt zur partnerschaftlichen Präsenz bei der Problemlösung einer hochkomplexen Aufgabe sein, die uns existenziell angeht.

Während der Arbeit an meinem Buch habe ich viele Gespräche mit Forschern und Medizinern in Deutschland geführt. Und immer wieder hörte ich dieselbe Klage: zu wenig Zusammenarbeit der Fachdisziplinen, zu viel onkologische Kirchturmpolitik; zu wenig Patientenorientierung, zu viel Profitorientierung.

Ich war so blauäugig zu glauben, es würde vorrangig um die betroffenen Frauen und ihr Wohlergehen gehen. Und war am Ende meiner Recherchen erstaunt, um nicht zu sagen beunruhigt, dass es in erster Linie um ganz andere Dinge geht: Mark, Markt und Macht.

Ein aktuelles Beispiel dafür sind die vollkommen legalen, und dennoch sehr fragwürdigen unterschiedlichen Preisgestaltungen im Umgang mit dem Medikament Herceptin. Der Brief der 34-jährigen Brustkrebspatientin M.L. spricht Bände und macht mich sprachlos:

Das Tumorzentrum von Professor X arbeitet mit zwei Apotheken, wovon die eine für eine Einzeldosis Herceptin in Kombination mit Taxol nur fürs Anrühren − wobei es bei Herceptin nichts Anzurühren gibt − einen Aufschlag in Höhe von 90 Prozent nimmt. Das bedeutet im Klartext: Taxol 146,4 mg 4 316,19 Mark plus Herceptin 146 mg 2 857,87 Mark, macht zusammen 7 174,06 Mark.

Ich habe versucht, dies zu ändern. Habe gefordert, dass meine Medikamente bei der anderen Apotheke bestellt werden, da ich von einer Mitpatientin der gleichen Kilogrammklasse erfahren hatte, dass sie statt den 7 174.06 Mark pro Herceptin plus Taxol-Einzelzyklus, wie in meinem Fall, nur 5 000 Mark zu berappen hat. Jetzt habe ich dies an die große Glocke gehängt mit dem Endergebnis, dass die teurere Apotheke über die Apothekerkammer der billigen Apotheke eins auf den Deckel gegeben hat und ich jetzt bei der günstigeren Apotheke immerhin auch insgesamt 6 700 Mark pro Herceptin-Taxol-Behandlung bezahlen muss.

Ich komme mir vor wie in einer Gummizelle. Draußen die Mauer des Schweigens. Egal an wen ich mich wende mit diesem skandalösen Zustand, es passiert nichts: Professor X und sein Oberarzt behaupten, dass sie daran nichts ändern könnten. Mein internistischer Onkologe hingegen riet mir, es der Klinikleitung mitzuteilen, möchte sich aber selbst nicht weiter dafür engagieren. Und ich sitze da, als tödlich bedrohte Einzelkämpferin mit dem Willen, etwas zur Veränderung in unserem Gesundheitssystem beizutragen, und zugleich mit Schiss vor Sanktionen: Ich kann nicht in jedem Wespennest herumstochern. Und außerdem habe ich Angst, dass ich Ärger mit dem gynäkologischen Tumorzentrum bekomme. Denn wer gibt mir dann Herceptin und Taxol? Ach Uschi – ich weiß es nicht. Soll ich eine Petition an den Bundestag machen und die Gesundheitsministerin über diesen Missstand informieren, der paradoxerweise zur Zeit vollkommen legal ist? Ich kann einfach nicht weggucken! Bei solchen Preisen wird das Ganze irgendwann wirklich nicht mehr finanzierbar. Und Herceptin ist immer noch nicht zugelassen, was für mich bedeutet, dass ich alle sechs Wochen die weitere Finanzierung meines Rettungsankers mit meiner Krankenkasse diskutieren muss.

Es scheint, dass sich auf dem Rücken unserer Not Menschen goldene Nasen verdienen und so lange unser Gesundheitssystem strapazieren, bis wir Betroffenen leer ausgehen.

Der überlastete Durchschnittsarzt in deutschen Kliniken und deutschen Praxen kennt die Not von Brustkrebsfrauen hautnah, und oft genug verzweifelt er fast selbst daran.

Den Gesundheitspolitikern müssen die Augen geöffnet werden. Den Ethikkommissionen. Den Krankenkassen. Den Arzneimittelbehörden. Den nationalen Fachverbänden, den Wissenschaftsgesellschaften und Forschungseinrichtungen.
Damit Ärzte noch genauer hinsehen.
Damit Politiker mehr Gelder locker machen.
Damit die Forscher schneller forschen.
Damit der Zuwachs an Erkenntnis nicht von Intrigen und Einzelinteressen behindert wird.
Damit das Überleben von uns Frauen an allererster Stelle s teht.
Damit das Sterben endlich aufhört.
Denn es ist schon viel zu viel gestorben worden.

Anmerkungen

1. Wilmanns JC: »Zur operativen Behandlung des Mammakarzinoms seit Hippokrates von Kos.« *Gynäkol. Geburtshilfliche Rundschau* 1995; 35: 103-111

2. Goldmann-Posch, U: *Der Knoten über meinem Herzen. Brustkrebs darf kein Todesurteil sein: Therapien und andere Hilfen,* Blessing, München, 2000

3. 19. Jahrestagung der deutschen Gesellschaft für Senologie, Ulm, 4.-6.11.1999

4. Berrino F, Capocaccia R, Estève J, Gatta G, Hakulinen T, Micheli A, Sant M and Verdecchia A: *Survival of Cancer Patients in Europe*: the Eurocare-2 Study, International Agency for Research on Cancer, Lyon, France, 1999

5. Glaspy J, Cavili L: »Role of iron in optimizing responses of anemic cancer patients to erythropoietin«, In: *Journal of Clinicial Oncology* 1997; 15: 1210-1234

6. Littlewood TJ, Bajetta E, Cella D.: »Efficacy and Quality of Life Outcomes of Epoetin Alfa in a Double-Blind, Placebo-Controlled Multicenter Study of Cancer Patients Receiving Non-Platinum Containing Chemotherapy.« American Society of Clinical Oncology, 35th Annual Meeting, Atlanta, 1999. Abstract 2217

7. Delmas PD, Balena R, Confravreux E, Hardouin C, Hardy P, Bremond A: »Bisphosphonate risedronate prevents bone loss in women with artificial menopause due to chemotherapy of breast cancer: a double-blind, placebo-controlled study.« In. *Journal of Clinicial Oncology*, 15(3):955-62 1997 March

8 Kanis JA, McCloskey EV, Powles T, Paterson AH, Ashley S, Spector T: »A high incidence of vertebral fracture in women with breast cancer.« *British Journal of Cancer*, 79(7-8): 1179-81 1999 March

9. Vehmanen L, Saarto T, Blomqvist P et al.: »The effect of adjuvant clodronate on bone mineral density (BMD) in pre- and postmenopausal breast cancer patients. A randomized 5 yr. Follow-up study.« Abstracts and Proceedings from ECCO 10. Sept 12-16, 1999; Vienna, Austria. Abstract 594

10. Statistisches Bundesamt, Wiesbaden: Ausgaben für Gesundheit 1997

11. Pressestelle BMBF vom 26.2.1999

12. Aus VFA Broschüre: *Innovation, der Schlüssel zum Erfolg*

Ulla Ohlms

Ich werde sie so vermissen, meine rechte Brust

Brust erhaltende OP mit Rekonstruktion

Kontakt: ulla.ohlms@web.de

51 Jahre bei Diagnose 2000, eine Tochter (21), Diplompädagogin.

TNM-Klassifikation: ypT 1c (1,9 cm), No (0/21) R0, G 2, anatomisch ungünstige relative Tumorgröße. Östrogenrezeptor positiv, 98 %, Gestagenrezeptor positiv, 80 %, HER-2/neu negativ
Diagnose: invasiv-duktales, mäßig differenziertes Mammakarzinom.
Therapie: neoadjuvante Chemotherapie nach dem EC-Schema, präoperative Strahlentherapie, Brust erhaltende Operation mit Latissimus-unterstützter Rekonstruktion, Hormontherapie mit Tamoxifen

Das Millennium hatte für mich schon im Januar jeglichen Glamour verloren: Brustkrebs. Am Tag nach meinem 51. Geburtstag begann es: Knoten getastet und sofort gewusst, dass ich an dieser Stelle schon einmal etwas gespürt, aber dann vergessen hatte. Der Gynäkologe macht ein ernstes Gesicht und greift zum Ultraschall. Bei der Mammographie überläuft mich ein kalter Schauer, als der Radiologe Achselhöhlen und Hals intensiv abtastet. Was um Gotteswillen sucht er an meinen Lymphbahnen?! Zurück beim Gynäkologen wird es ernst: Das Wort Brustkrebs fällt nicht, aber der klare Satz: »Bei Ihrem Befund gibt es leider nichts zu beschönigen«. Ich weiß Bescheid. Die Welt rückt plötzlich von mir ab, Geräusche, Gesichter, Stimmen treten in den Hintergrund. Ich nehme den Einweisungsschein in Empfang und entferne mich wie ein Roboter aus der Praxis.

Der Diagnoseprozess beim Mammakarzinom verläuft schrittweise, schleichend sozusagen. Es ist nicht wie bei Leukämien, wo dem ahnungslosen Patienten nach einer Blutuntersuchung das schlechte Ergebnis mitgeteilt wird. Brustkrebs bekommst du häppchenweise präsentiert. Das liegt an der komplizierten Diagnosesicherung mit ihren zeitlich aufeinander folgenden Schritten. Es hat aber durchaus etwas Gutes: Ich kann mich sukzessive an das Grauen gewöhnen.

Im Schock der Nachricht kann ich meinen Arzt noch nach dem besten Krankenhaus fragen und erhalte – wie ich heute weiß – eine gute Adresse. Mein Mann wird kreidebleich, als ich schluchzend zur Tür herein komme. Ich bin froh, dass ich nicht allein lebe. Nach drei Stunden Tränen und Entsetzen rufe ich Maria in Berlin an. Sie hatte vor drei Jahren Brustkrebs. Ich bekomme Trost und die wichtigsten Literaturhinweise. Fünf Stunden nach der Diagnose tauche ich ab in Lilo Bergs *Brustkrebs. Wissen gegen die Angst.* Anschließend Gallmeier/Kappauf: *Nach der Diagnose Krebs – Leben ist eine Alternative* und erfahre zu meinem Schrecken, dass die Medizin in Bezug auf die Heilungserfolge beim Mammakarzinom seit 30 Jahren auf der Stelle tritt. Ich lese mit ungläubigem Staunen, dass immer noch rund 40 Prozent der erkrankten Frauen sterben. Dabei hatte ich so fest an den Fortschritt in der Medizin geglaubt. In der zweiten schlaflosen Nacht weine ich über dem herzzerreißenden Buch von Ruth Picardie: *Es wird mir fehlen – das Leben.*

In der folgenden Woche läuft bei ARTE ein Themenabend zu Brustkrebs. Der kommt mir wie gerufen. Ich sehe eine Frau um die 50, sie hat metastasierenden Brustkrebs und versucht mit Bergbesteigungen ihr Immunsystem zu stärken. Ich höre eine junge schwarze Amerikanerin mit zwei kleinen Kindern, die voller Trauer und Zorn über ihre Erkrankung spricht: Sie hat nicht geraucht, aß vegetarisch, trank kaum Alkohol, dafür regelmäßig Sojamilch. Was um Himmelswillen hat sie falsch gemacht? Ich begreife langsam: Es kann jede Frau treffen.

Ich bemühe mich um einen Ambulanztermin in der Brustklinik, das dauert zwei Tage und ein Wochenende. So lange warten? Damit ich zur Vorstellung im Krankenhaus alle Papiere beisammen habe, lasse ich mir den Bericht des Radiologen faxen. Ich sitze vor dem Rechner, als das Fax auf unserem großen Bildschirm eingeht. Da steht es jetzt schwarz auf weiß: Mammakarzinom, 3 cm. So heißt also jetzt mein Zustand. Genauso heftig wie das böse Wort Brustkrebs springt mich die Tumorgröße an: drei Zentimeter?! So groß?! Dabei bin ich schlank, meine Brust hat eine überschaubare Größe. Wie konnte mir das passieren? Warum habe ich einen so riesigen Knoten nicht früher bemerkt? Ich schäme mich für meine Unachtsamkeit, schäme mich, weil ich zwei Jahre nicht bei der Vorsorge und acht Jahre nicht bei der Mammografie war, schäme mich für mein seltenes und völlig oberflächliches Abtasten. Ich habe alles falsch gemacht. Ich fühle mich schuldig.

Druck von ärztlicher Seite ist unseriös

In der Ambulanz der Brustklinik werde ich abgetastet, der Knoten wird bemalt und fotografiert. Endgültiges könne man erst nach der Biopsie sagen, stationäre Aufnahme in zwei Wochen. Brustkrebs muss nicht sofort am nächsten Tag operiert werden. Das muss ich als frisch Erkrankte erst einmal verstehen. Jede Mutter, jede Kollegin hat eine Geschichte von der Nachbarin parat: Donnerstags den Knoten getastet, am Freitag war die Brust schon ab. Diese weit verbreiteten Geschichten sagen uns: Brustkrebs ist so gefährlich, dass es auf Stunden ankommt. Das ist falsch, wie ich inzwischen weiß. Unsere Tumoren sind meist schon viele Jahre gewachsen, ehe sie sich bemerkbar machen. Es ist ausreichend Zeit für eine fundierte Diagnosesicherung, für Beratung, für zusätzliche Informationen und für eine zweite Meinung. Wer von ärztlicher Seite jetzt Zeitdruck macht, handelt unseriös. Unmittelbar nach der Diagnose sind wir Patientinnen traumatisiert. Wir haben Angst um unser Leben und würden uns sofort unter jedes Skalpell werfen.

In den ersten Tagen nach der Schreckensbotschaft scheint es mir selbstverständlich, dass ich meine Brust verlieren werde, als notwendiges Opfer für mein Weiterleben eben. Im Tausch für das Leben gebe ich meine rechte Brust. Aber morgens beim Duschen, wenn das Wasser an meiner erkrankten Brust herunterläuft, muss ich weinen. Mein Busen hat mir immer gefallen, nicht zu viel, nicht zu wenig und auch mit 50 noch in schöner Form. Ich werde sie so vermissen, meine rechte Brust.

Diagnosesicherung

Im Krankenhaus mache ich meine erste Erfahrung mit einer spezialisierten Brustklinik. Hier liegen nur Frauen mit Brustoperationen und Biopsien. Die meisten haben Brustkrebs. Auch bei mir wird zunächst eine Biopsie gemacht. Für die neue junge Ärztin im Praktikum bin ich die erste Patientin, der sie das Ergebnis einer Brustkrebsdiagnose mitteilen muss, wie sie mir später gesteht. Mein Mammakarzinom ist invasiv-duktal und hat ein Grading von 2, also der Entartungsgrad, die Aggressivität der Zellen liegen im Mittelfeld. Am nächsten Tag werden Lunge, Leber und Knochen auf eine mögliche Ausbreitung der Krankheit untersucht, das heißt, es wird nach Metastasen gefahndet.

Das Knochenszintigramm macht mir besonders Angst. Bevor es losgeht, spüre ich heftige Schmerzen im Bereich des Schlüsselbeins. Das kommt vielleicht, weil ich an Frau J. denken muss, die vor mir hier im Bett lag. Ich kannte sie aus dem Wartezimmer der Ambulanz. Erst hat man ihr die Diagnose und am nächsten Tag die Metastase am Schlüsselbein sagen müssen. Wie schrecklich. Ich vergrabe mich mit trauriger Musik im Bett, weine, habe Angst vor den Untersuchungsergebnissen. Dann die Erleichterung: Meine Befunde sind negativ, und der Schmerz ist sofort weg. Bei aller Vernünftigkeit darf ich auch mal somatisieren.

Es tut gut, mit anderen Brustkrebspatientinnen zusammen zu sein. Auf der Station stehen alle Türen offen, wir reden auf den Fluren miteinander. Bis auf die frisch operierten Frauen sind wir

alle eigentlich kerngesund. Wir fühlen uns weder hinfällig noch haben wir Schmerzen. Im Früh-
stücksraum laufen intensive Gespräche. Ich Neuling frage die Frauen mit Glatze aus, höre den
Krankengeschichten zu, schaue mir operierte und rekonstruierte Brüste an, werde immer sicherer im Umgang mit der Krankheit. Ich gehöre jetzt selbst dazu. Wir reden, hören zu, fragen ein-
ander, trösten, wenn die Zimmernachbarin ihre Ablatio-Narbe zum ersten Mal sieht oder ein
schlechtes histopathologisches Ergebnis verkraften muss. Wir winken die Frühstücksgefährtin in
den Fahrstuhl zum OP. Und wir lachen auch ausgiebig – ist das in Ordnung auf einer Krebs-
station? Es herrscht eine verblüffend hoffnungsvolle und optimistische Atmosphäre.

Es müsste Standard sein, dass Brustkrebspatientinnen nur mit ebenfalls Betroffenen zusammen
untergebracht sind. Wir wollen keine Frauen mit harmlosen Unterleibsgeschichten um uns
haben, wollen mit keiner Wöchnerin sprechen und keine Neugeborenen bewundern müssen.
Wir haben nur noch Interesse an anderen Brustkrebspatientinnen, an ihren Therapiewegen,
ihren Erfahrungen, ihren Bewältigungsstrategien, an Informationen und gegenseitiger Hilfe. Hier
werden Beziehungen geknüpft, die halten. Brustkrebs ist eine Krankheit, die emotional verbindet.

Tumorkonferenzen sind in Deutschland nicht die Regel

Am Ende meines ersten Krankenhausaufenthalts steht die Tumorkonferenz, sie ist Standard in
diesem Brustzentrum. Hier werden in einer interdisziplinären Runde, bestehend aus Brust-
Chirurg/innen, Onkolog/innen und Radiolog/innen mit der Patientin die Befunde besprochen
und der Therapieweg vorgeschlagen. Inzwischen liegt mein Onkobiogramm vor, eine Spezial-
untersuchung der Tumorzellen nach Hormonrezeptoren, Wachstumsgeschwindigkeit, HER-2
Überexpression und anderer Faktoren, die Aufschluss über Beschaffenheit und Aggressivität
meines Tumors gibt. Auch diese Untersuchung ist hier Standard. Ich bin erleichtert: hormonre-
zeptor-positiv und kein HER 2-neu. Den Satz »tumorbiologisch geringes Risiko« lese ich immer
wieder.

Mir wird eine neoadjuvante Chemotherapie nach dem EC-Schema vorgeschlagen, sie soll den
ziemlich großen Tumor so verkleinern, dass er besser zu operieren ist. Dem soll eine weitere
Biopsie folgen, um zu kontrollieren, wie wirksam die Zytostatika waren. Das ist das Neue und
Bestechende an dieser, von den alten Mustern abweichenden Reihenfolge der Therapieschritte:
Die Ärzt/innen können unter der Chemotherapie beobachten, wie und ob der Tumor auf die
Behandlung anspricht. Danach wird mir eine präoperative Strahlentherapie und schließlich die
Brust erhaltende Latissimus-gestützte Operation vorgeschlagen. Wenn der Tumor nicht reagiert,
so erfahre ich, muss die Brust amputiert werden. Ich frage nach, diskutiere, bin einverstanden

und gehe mit einem Termin für die onkologische Ambulanz nach Hause.

Tumorkonferenzen sind in Deutschland leider nicht die Regel. Viel zu häufig noch wird Brustkrebs von den verschiedenen medizinischen Disziplinen nacheinander abgearbeitet. Interdisziplinäre Gespräche und eine gemeinsame Suche nach der richtigen Therapie für gerade diesen speziellen Tumortyp sind bei uns die Ausnahme. Das ist ein Skandal, denn Brustkrebs ist eine systemische Erkrankung, die den ganzen Körper erfassen kann. Da ist Interdisziplinarität doch zwingend. Aber es macht Arbeit und kostet Zeit, sich jede Woche mit anderen Kolleg/innen in einer Tumorkonferenz zusammenzusetzen. Und: Wo haben deutsche ÄrztInnen gelernt, sich der Diskussion mit anderen Fachdisziplinen zu stellen und Therapieentscheidungen im Team zu treffen?

Nur wer alles im Leben richtig macht, bleibt krebsfrei?

Mit meiner Krankheit verstecke ich mich nicht, ich kann gut darüber reden und erfahre viel Unterstützung und Trost. Meine Freundinnen rufen oft an, die Familie kümmert sich rührend, meine Tochter Lena, mitten im Au-pair-Jahr, mailt und telefoniert täglich aus New York. Ein wenig genieße ich sogar, was man den sekundären Krankheitsgewinn nennt, dieses Eingesponnensein in Zuwendung, Unterstützung und Liebe. Ich rate deshalb allen Frauen, kein Geheimnis aus ihrem Brustkrebs zu machen, sondern offensiv mit der Krankheit umzugehen. Wir nehmen unseren Mitmenschen damit die Unsicherheit und Angst und werden mit viel Zuneigung belohnt. Meine 80-jährigen Eltern müssen getröstet werden, sie trifft meine Krankheit besonders schmerzlich. Zu dem Zeitpunkt wissen wir noch nicht, dass bei meiner Mutter im folgenden Jahr Brustkrebs diagnostiziert wird.

Aber es gibt nicht nur positive Anteilnahme an meiner Krankheit. Weit verbreitet sind esoterische Erklärungsmuster, mit denen man bei jeder Gelegenheit überfallen wird. Thea erzählt mir beispielsweise von einer Bekannten mit Brustkrebs: hat sich nicht behandeln lassen, stattdessen Psychotherapie begonnen, inzestuöses Geheimnis aufgedeckt – umgehend geheilt. So ein Schwachsinn! Bei dieser Frau ist wahrscheinlich nie Brustkrebs diagnostiziert worden, sie wäre sonst längst tot.

Messerscharf daneben liegt auch der Heilpraktiker von Gertrud: Brustkrebs rechts kommt von Konflikten mit der Herkunftsfamilie, Brustkrebs links von Problemen mit den eigenen Kindern. Oder umgekehrt. Ja, so einfach ist die Welt! Und wenn man gar keine Kinder hat...?

Zumutungen der beschriebenen Art sollten Frauen strikt zurückweisen. Sie laufen immer darauf hinaus, dass die Erkrankte selbst Schuld hat: Sie hat nicht positiv gedacht, hat zu viel gearbeitet, Konflikte gehabt, sich falsch ernährt – um nur einige der gängigen Erklärungsmuster zu nennen. Solche Schuldzuweisungen können wir Kranken nicht gebrauchen. Aber Krebs scheint eine Krankheit zu sein, bei der jeder wild über die Entstehungsgründe spekulieren darf. Dahinter steht für mich eine kindliche Omnipotenzphantasie, nämlich der Glaube, der Körper ließe sich vom Kopf her steuern. Wer im Leben alles richtig macht, bleibt krebsfrei. Dabei ist es den entarteten Zellen doch gleichgültig, ob wir Stress mit dem pubertierenden Kind hatten, beruflich angespannt waren oder einfach nur mit Groschenromanen auf dem Sofa gelegen haben. Brustkrebszellen bestrafen keine menschlichen Fehler und belohnen auch kein Wohlverhalten.

Ein Jahr später kommt mir der Unfug mit den Krebstheorien noch einmal konzentriert entgegen. Ich sitze in einem Provinzkrankenhaus und spreche mit dem Oberarzt über den Brustkrebsbefund meiner Mutter. Er weiß von meiner eigenen Erkrankung und beginnt plötzlich über die sogenannte Krebspersönlichkeit zu philosophieren, tischt mir dabei eine »Theorie« auf, nach der Krebspatienten besonders introvertiert, sozial gehemmt, sexuell verklemmt, also rundum lädiert sind. Auch hier wieder: selbst Schuld. Ich schneide dem Hobby-Psychologen das Wort ab.

Natürlich habe ich selbst nach Erklärungen für meine Erkrankung gesucht, und zwar entlang epidemiologischer Daten. Das ging so: Brustkrebs tritt häufiger bei Dicken auf, weil im Körperfett Östrogene gespeichert werden – ich wiege aber nur 55 Kilo und habe mich immer gesund ernährt. Brustkrebs ist eine Alterserkrankung – ich bin aber erst 51. Wer Sport in der Jugend getrieben hat, so die Statistik, ist eher geschützt – ich habe als Kind und Studentin praktisch in Turnhallen gelebt. Alkoholkonsum vergrößert die Brustkrebswahrscheinlichkeit - da haben wir es! Rächen sich jetzt die Rotweinabende während des Studiums? Ist das die gerechte Strafe für durchfeierte Nächte?

Nein, Statistiken lassen sich nicht 1:1 auf die Erkrankten umsetzen, nach allen epidemiologischen Erkenntnissen hätte ich keinen Brustkrebs entwickeln dürfen. Irgendwann siegt die Vernunft, ich gebe die Suche auf und weiß einmal mehr: Brustkrebs kann jede Frau treffen.

Wie keine andere Krankheit wird Krebs zum Anlass genommen, das ganze Leben zu bilanzieren. Das meinen jedenfalls Außenstehende. Hat man zuviel gearbeitet (Stress!) hat man den falschen Mann geheiratet, hat man sich von den Kindern auffressen lassen, zu negativ gedacht, rotes Fleisch gegessen und keinen grünen Tee getrunken? Was also muss grundlegend verändert werden? Die Heilsbücher mit positiv denkenden Brustkrebsüberlebenden füllen Regalmeter. »Wie ich an Krebs erkrankte und ein glücklicher Mensch wurde«.

Ich prüfe mich und finde mein bisheriges Leben ganz in Ordnung: Ich habe in einer gesellschaftlich aufregenden Zeit studiert und in einem interessanten Beruf Karriere gemacht. Ich habe viel gearbeitet, aber mit großem Vergnügen und einigem Erfolg. Ich habe meine Tochter allein erzogen und mit ihr Zeiten voller Liebe und Innigkeit, aber auch heftige Ablösungskonflikte erlebt. Ich bin umgeben von liebenswerten Menschen, meinem Lebensgefährten, meinen Eltern und Geschwistern, meinen Freundinnen – was soll daran nun alles falsch sein? Es mag im Einzelfall richtig sein, die große Wende einzuläuten, ich persönlich habe kein Erweckungserlebnis dieser Art. Die radikale Wende ist bei mir nicht angesagt.

Vier Zyklen Epirubicin und Cyclophosphamid

Im März beginnt meine Chemotherapie, vier Zyklen Epirubicin und Cyclophosphamid. Epirubicin gehört zu den Anthrazyklinen, das ist eine besonders wirksame Giftfamilie gegen Krebs. Die onkologische Ambulanz wird von zwei einfühlsamen und hoch professionellen Schwestern zu einem freundlichen, erträglichen Ort gemacht. Auch hier sind Brustkrebspatientinnen in der Mehrzahl. Ich freunde mich mit Frau H. und Frau C. an. Wir »Onkoschwestern« sitzen ab jetzt immer zusammen. Ein wenig bang erwarte ich die Wirkungen der Infusionen. Zunächst spüre ich nichts, nur eine große Kälte durchfließt meinen Körper. Seltsam, man sitzt hier zusammen, spricht miteinander, schaut aus dem Fenster und erlebt doch eigentlich etwas Ungeheuerliches. Mittags, beim Spaziergang mit meiner Onkoschwester, fühle ich mich plötzlich ganz fremd in meinem Körper, wie entmaterialisiert. Ich gehe neben mir her, fühle mich auf eigenartige Weise meinem Körper entrückt. Ein seltsames Gefühl. Ulla als Alien.
Neben mir sitzt eine zarte Mitpatientin, mein Alter, Perücke, also frage ich nach ihren Erfahrungen mit der Chemotherapie, »Ist das Ihre zweite...?« Sie lächelt müde und erzählt mir ihre Geschichte: Tumor entdeckt, Chemotherapie, Bestrahlung, Tumor weg, trotzdem Operation, kein Lymphknotenbefall, nach drei Jahren Knochenmetastasen. Ich werde ganz still. So kann es mir auch ergehen.
Am Abend kommt die Übelkeit mit eruptiver Macht. Ich muss brechen und lasse mich mit Schüttelfrost ins Bett bringen. Das wird sich jedes Mal wiederholen, ich kann die Uhr danach stellen. Aber dann habe ich Ruhe vor dem Erbrechen, bin nur einige Tage groggy. Am dritten Tag habe ich meist noch einen Rückfall in eine leise, aber anhaltende Übelkeit. Dann ist es gut. Am Morgen nach der Infusion überzieht eine flammende Röte mein Gesicht und mein Dekolleté. Ich bin vorgewarnt, es sind die Auswirkungen des Kortisons, das man uns gegen die Übelkeit mit verabreicht. Wie unterschiedlich wir Patientinnen auf die Medikamente reagieren: Frau H. spürt gar nichts, geht mit ihrem Mann am gleichen Abend fein essen. Frau C. wird schon übel, wenn sie nur die Ambulanz betritt.
Die Zyklen schaffe ich gut. Einmal, nach dem besonders heftigen abendlichen Erbrechen wasche ich mein Gesicht und blicke in den Spiegel: links und rechts vom Hals sehe ich taubenei-große Verdickungen, ich sehe aus wie ein Goldhamster! Entsetzt denke ich, Hilfe, jetzt ist der Krebs schon in den Hals-Lymphknoten! Der Onkologe klärt mich auf: Es sind die Speicheldrüsen, die vom Würgen in Mitleidenschaft gezogen wurden.
Der Verlust der Haare ist schmerzlich. Ich lasse mir von Viktor den Kopf scheren. Jetzt sehe ich richtig krebskrank aus. Nach ein paar Tagen habe ich mich gut erholt und überlege tagelang, ob und wann ich wieder ins Büro soll. Mir macht meine Arbeit Spaß, sie ist anspruchsvoll und interessant, die Kolleginnen und Kollegen sind sehr zugewandt. Also bleibe ich fortan zwei Wochen nach dem Chemozyklus zu Hause, erhole mich, genieße die freie Zeit und gehe in der

dritten Woche wieder ins Büro. Das lenkt mich von den Gedanken an den nächsten Zyklus ab. Meine Sekretärin empfängt mich jedes Mal mit einem Blumensträußchen.

Ein bisschen arbeite ich auch mit Visualisierungen, versuche also, während der Chemotherapiezeit mit meinem Körper stärker in Kontakt zu kommen. Anders als im Standardbuch von Simonton benutze ich kein kriegerisches Vokabular. Ich greife zum Bild des Hausputzes. In meiner Phantasie wandern die Leukozyten und T-Helferzellen mit weißen Overalls bekleidet durch die Blutbahnen und stürzen sich auf die Reinigung meines Körpers von allen Krebszellen. Sie scheuern mit scharfem Putzzeug am Primärtumor herum, gehen in alle Ecken, machen jede kleine Mikrometastase ausfindig, die an Knochen, Leber, Lunge und Hirn haften könnte. Sie werden geschrubbt, abgemeißelt und in den Abfluss gekippt. Nach dem dritten Zyklus sind meine Leukozyten angestiegen. Sollten die Visualisierungen vielleicht doch gewirkt haben...?

Nach den vier Zyklen gehe ich erneut ins Krankenhaus zum Restaging. Es wird eine zweite Biopsie gemacht, um die Reaktion des Tumors auf die Zytostatika zu überprüfen. Pathologischer Befund: »Nur noch 30 Prozent vitale Tumorzellen«. Ein sehr guter Respons. Was für ein Glück! Bei Frau H. gibt es leider keine Ansprache des Tumors, er ist unverändert, sie hat sogar das Gefühl, er sei während der Chemotherapie gewachsen. Sie wird sofort operiert und muss noch durch eine Taxol-Therapie. Die Ärmste.

Die 30 Bestrahlungen sind wenig aufregend, nur lästig durch ihre tägliche Wiederholung. Bis mittags arbeite ich, hole mir dann meine tägliche Dosis in der Universitätsstrahlenklinik ab. Ich kann sie gut vertragen, auch wenn ich mit jedem Tag müder werde. Einmal aber habe ich ein Erlebnis der dritten Art. Ich pudere brav meine Brust nach dem Kobaltschuss, kleide mich in der engen Kabine wieder an, falte meine persönliche Plastikdecke ordentlich zusammen und denke plötzlich, was machst du eigentlich hier?! Mitten in der automatischen Verrichtung, im täglichen, blind befolgten Ritual schrecke ich hoch mit der Erkenntnis, Mensch Ulla, Du hast ja Krebs, das kann doch nicht wahr sein!

Die Situation in der Strahlenklinik ist weniger bedrückend als ich angenommen hatte. Wenn ich gegen 14 Uhr komme, sind nur noch wenige Mitpatient/innen da. Der Strahlentherapeut macht mich glücklich, als er beim Tasten meint, der Knoten sei schon deutlich kleiner geworden und kaum noch zu fühlen. Ich finde auch, er fühlt sich weicher und weniger scharf konturiert an als vorher.

Internet und Empowerment

Ich lese viel und entdecke das Internet-Forum der Brustkrebsinitiative. Ich bin begeistert und fortan jeden Tag im Netz unterwegs. So viele Schicksale, so viele Frauen, die das Gleiche haben wie ich, so viel Kompetenz und Erfahrungswissen von Mitpatientinnen, so viel aktuelle medizinische Information. Natürlich gibt es auch Trauriges, schließlich reden wir über eine oft noch tödliche Krankheit, aber im Forum gibt es Trost und Unterstützung in großen Mengen. Es ist eben ein Forum von und mit Frauen.

In den Sofa-Phasen während der Chemotherapie lese ich *Der Knoten über meinem Herzen* von Ursula Goldmann-Posch, ein wunderbares Buch, eine gelungene Mischung aus persönlichem Krebstagebuch und hervorragend recherchierten Informationen über die Krankheit. Die Autorin hat übrigens den Verein »mamazone – Frauen und Forschung gegen Brustkrebs«, gegründet. Ich trete ein und werde zwei Jahre später zum ganz aktiven Mitglied.

Wissen und Information sind vielleicht nicht für jede Patientin der richtige Weg. Für mich aber steht das im Mittelpunkt. Dabei bin ich durchaus nicht als Kämpferin gegen meinen Körper unterwegs. Ich hänge nicht dem Glauben an, Krebs könne durch aktives Kämpfen, durch unerschütterlichen Lebenswillen und Mobilisierung von Heilenergien »besiegt« werden. Ich fürchte, die Zellen lassen sich davon nicht beeindrucken. Ich bin aber fest davon überzeugt, dass Wissen und Information über die Krankheit und ihre Therapie die Heilungschancen verbessern können. Dafür gibt es viele Beispiele.

Empowerment ist das Gebot der Stunde, also die Stärkung der Patientinnen, ihre Einbeziehung in die Belange ihrer Krankheit, ihre Partizipation im Therapieprozess, ihr gesundheitspolitisches Engagement. Das gefällt mir: Ich werde in der Patientinnenbewegung aktiv.

Meine Haare sind drei Monate nach dem letzten Chemotherapie-Zyklus wieder da, ganz kurz, sehr dunkel und wunderbar gekraust. Ich fühle mich gut und sehe auch strahlend aus. Ich kann erstaunlich gut damit leben, dass der Tumor auch acht Monate nach der Diagnose noch nicht entfernt ist. Im Oktober, zwei Monate nach Abschluss der Strahlentherapie werde ich operiert.

Die Latissimus-gestützte Brustoperation

Eine Latissimus-gestützte Brustoperation ist kein Zuckerschlecken. Die lange Operationszeit und die aufwändige Schwenkplastik sind ein harter Brocken für den Körper. Ein ganzer Quadrant wird rausgeschnitten, und zwar das komplette alte Tumorbett – egal wie klein der Knoten geworden ist. Ein Stück des Rückenmuskels wird unter der Haut durch einen Tunnel nach vorn geschoben und dort kunstvoll eingenäht.

Lilo, meine Freundin seit Kindertagen, hat sich im Aufwachraum einen Platz an meinem Bett erkämpft, wieder fühle ich mich umsorgt. Mein Operateur schaut mehrfach um die Ecke und strahlt Optimismus aus. Er hat Recht, weiß ich zwei Tage später: kein Lymphknotenbefall. Das schriftliche Ergebnis aus der Histopathologie gefällt mir gut: 1,9 cm war der Tumor jetzt nur noch groß, ist also durch die neoadjuvante Behandlung gut down-gestaged. Jetzt heißt mein Zustand nicht mehr MammaCa 3 cm, mein personal print lautet: ypT 1c (1,9cm), N0 (0/21), M0, G2, R0, rezeptorpositiv.

Drei Wochen lang bin ich wieder auf der Station unserer Brustklinik, genieße die Atmosphäre des Frühstücksraums, habe dort jetzt eine andere Funktion: Ich kann Frauen mit frischer Diagnose helfen, kann ihre Fragen beantworten, kann Literaturtipps geben, Ängste nehmen, beruhigen. Meine Onkoschwester, Frau H. besucht mich, kommt von ihrer letzten Taxolgabe in der onkologischen Ambulanz. Wir sitzen lange im Flur und tauschen die Erlebnisse der letzten Monate aus. Diese Krankheit verbindet emotional.

Das Gefühl der körperlichen Erschöpfung setzt sich auch nach der Entlassung fort. Uta, die beste aller Freundinnen, kommt mich umsorgen, und das ist auch bitter nötig. So klapprig habe ich mich seit der Diagnose nicht gefühlt. Am meisten stört mich die Drainage aus der langen Rückennarbe: Unaufhörlich läuft Wundwasser in die Redonflasche. Alle Mitpatientinnen sind nach kurzer Zeit von dieser lästigen Begleiterin befreit, nur mich quält sie sechs Wochen lang, ich nehme sie mit zur Kur und muss dort noch dreimal punktiert werden.

Serome, also Ansammlungen von Wundwasser im operierten Bereich können Begleiterscheinungen solcher Operationen sein, die ja ein Stück Plastische Chirurgie sind. Das erfordert Geduld von der Patientin. Der Narbenbereich spannt auch jetzt noch, zwei Jahre später. Die Rückennarbe fühlt sich an, als sei die Haut auf den Rippen festgetackert. Es fehlt eben ein Stück des Muskels. Und die Brustnarbe fühlt sich an wie ein hartes Seil. Die operierte Brust aber ist ein kleines Wunderwerk, erstaunlich, wie trotz der Entfernung eines ganzen Quadranten die Form wieder stimmt. Die vom Rücken mitgenommene Haut leuchtet in einem helleren Farbton, markiert einen großen Kreis dort, wo der Latissimus eingesetzt ist. Die Haut über dem Tumor wird in dieser Klinik in der Regel mit entfernt. Zu häufig bilden sich dort Rezidive.

Nach der Entlassung aus dem Krankenhaus beginne ich mit der Tamoxifen-Therapie. Ich kann die Antihormone gut vertragen und bin dankbar, dass die Struktur meiner Krebszellen mir diese zusätzliche Therapieoption gibt. Ich ertrage die Hitzewellen mit Gleichmut. Ich verstehe nicht, warum in unserem Internet-Forum so oft Tamoxifen-Diskussionen aufwallen, und warum einige Frauen die Einnahme wirklich abbrechen. Der Nutzen von Tamoxifen ist klar erwiesen, es erhöht die Überlebenschancen von rezeptor-positiven Frauen deutlich. Würde eine Diabetikerin aufhören, Insulin zu nehmen?

Nach der Krankheit

Die dreiwöchige Anschlussheilbehandlung mache ich in Süddeutschland. Sie tut mir gut. Eine gut geführte Klinik in einem schönen Gebäude der Jahrhundertwende. Hier ist übrigens Anton Tschechow seinerzeit als Hotelgast abgestiegen, aber leider drei Wochen später gestorben. Die Schwindsucht. Das Behandlungsprogramm ist ausgewogen, ich genieße die langen Wanderungen und die wunderschöne Gegend. Ich schwimme täglich und lese durch schlaflose Nächte. Auf die Ursache meiner Schlaflosigkeit kommt der Badearzt leider nicht, das entdeckt später meine gute Hausärztin: massive Überfunktion der Schilddrüse. In der Universitätsklinik meint man, das radioaktive Material, das beim Knochenszintigramm in den Körper gelangt ist, habe möglicherweise die Schilddrüse zum Ausrasten gebracht. Der Schaden lässt sich leicht beheben. Viel zu oft nehmen Frauen die Möglichkeit der Anschlussheilbehandlung nicht wahr. Man warnt sie vor krebskranken Mitpatienten, in deren Gesellschaft nur über Krankheiten geredet würde. Das ist ein falscher Rat, weil die Erholung von der anstrengenden und lang dauernden Therapie wirklich nötig ist. Und warum sollen wir den Kontakt mit anderen Krebskranken meiden? Damit wir nicht merken, dass Krebs sich auch ausbreiten, metastasieren und tödlich enden kann? Das wissen wir doch ohnehin. Oder soll man die Krankheit nach Abschluss der Behandlung möglichst schnell vergessen – so, als sei nichts gewesen? Auch das ein falsches Behüten vor bösen Gedanken, weil diese chronische Erkrankung uns unser ganzes Leben begleiten wird – wie auch immer sie im Einzelfall ausgeht.

Im Januar beginne ich nach einer Pause von drei Monaten wieder mit der Arbeit, schrittweise steigere ich die Stundenzahl. Dieses Wiedereingliederungsprogramm hat mir meine Hausärztin verschrieben und es macht Sinn, erst langsam wieder mit der Berufstätigkeit zu beginnen. Ich freue mich, wieder dabei zu sein und habe viel aus einer fremden Welt zu erzählen.

Die Nachsorge, das merke ich nach kurzer Zeit, ist ein echtes Sorgenkind dieser Krankheit. Frau wird entlassen und ist fortan auf sich allein gestellt. Was gehört zur Nachsorge? Nur Tastuntersuchungen und Mammografien oder auch Sonografien und Szintigramme? Warum arbeiten viele Ärzte mit Tumormarkern, meine Klinik aber nicht? Ich blättere im Internet auf den Webseiten der Tumorzentren und studiere die aktuellen Leitlinien. Ich werde fündig. Aber was machen die Frauen, die nicht geübt sind in der professionellen Beschaffung von Informationen? Beratung ist dringend nötig.

Oft werde ich gefragt, ob ich nun anders denke, fühle, empfinde. Hinter dieser Frage steht zum Beispiel die Vorstellung, der krebskranke Mensch müsse die Natur intensiver erleben (es könnte der letzte Frühling sein!). Er müsse über den täglichen Ärgernissen stehen, gleichsam mit Gelassenheit und Souveränität das Leben betrachten. Ich habe das alles nicht. Vielleicht fehlt mir die Sensibilität, die man den einst Todgeweihten gern zuspricht. Schon nach kurzer Zeit duften für mich die Wiesenblumen nicht kräftiger als sonst und über die Ignoranz mancher Mitmenschen kann ich mich genauso ärgern wie früher. Die Läuterung durch schwere Krankheit, die höhere Bewusstseinsstufe milder Abgeklärtheit habe ich nicht erreicht.

Mein Leben ist fast wie früher, nur dass kein Tag ohne den Gedanken an meinen Brustkrebs vergeht. Er kommt nicht nur einmal, sondern häufig am Tag, wird zum vertrauten Begleiter. Manchmal stürze ich ab, einmal besonders schlimm. Ich lese die Todesanzeigen und entdecke, dass in einer um Spenden für unseren Verein gebeten wird. Ich denke noch, diese Frau muss ja auch Brustkrebs gehabt haben, lese den Namen und begreife in jähem Entsetzen, es ist Frau H., meine Onkoschwester. Wir haben vor ein paar Wochen noch miteinander telefoniert. Da wusste sie noch nichts von ihrer Metastasierung. Ich bin entsetzt, fassungslos und so erschüttert wie bei meiner eigenen Diagnose. Ich weine stundenlang.

Mir wird klar, ich gehe selbst auf dünnem Eis: Ich habe zwar eine gute Prognose, aber weiß doch nicht, ob ich im Ergebnis gesund bleibe. An dieser Krankheit kann man sterben, auch Jahre später noch. Sicher können wir unser ganzes Leben nicht mehr sein.

Aus meiner Erfahrung mit Brustkrebs habe ich folgendes gelernt: Jede Frau sollte, bevor der Therapiemarathon beginnt, mit anderen Brustkrebspatientinnen sprechen können. Die Berichte unserer »Onkoschwestern« sind wertvolles Erfahrungswissen und Balsam für die verzweifelte Seele. Es ist wichtig, sich Zeit zu nehmen und nicht durch Panikmache und Zeitdruck von anderen - leider auch von Ärzten - in falsche Therapieentscheidungen reinzuschlittern. Lesen, telefonieren, fragen, eine zweite Meinung einholen, das sind wichtige Ratgeber für die schweren Entscheidungen, die nach der Diagnose vor uns liegen.

Inge Payne

Mama, ich brauche dich

Zwischen USA und Deutschland – weite Reisen für das Leben

Kontakt: inge_payne@yahoo.de

46 Jahre bei Diagnose im April 2000, verheiratet mit einem Amerikaner, ein Sohn (vier Jahre), Verwaltungsmanagerin, jetzt Rentnerin

TNM-Klassifikation: T2, pN1biii (7/12), M0, G3, Östrogen-Rezeptor negativ, Progesteron-Rezeptor negativ, Her2-Status negativ
Diagnose: invasiv-duktales Mammakarzinom rechts mit Befall des Brustmuskels
Therapie: Amputation ohne Aufbau
Chemotherapie: viermal Adriamycin und Cytoxan (AC), 30 Bestrahlungen, viermal Chemotherapie mit Taxol
Besondere Merkmale: sehr viel Humor

Was ist, wenn mal etwas Unvorhergesehenes passiert? Darauf hatte ich eigentlich immer eine Antwort parat. Bis, ja eben bis...

Ende April 2000
US-Hospital, Heidelberg
Ich sitze wieder im Wartezimmer von Dr. G., mit meinem Mann und meinem Sohn, noch nicht ganz vier Jahre alt. Heute erhalte ich das Ergebnis meiner Brustoperation, bei der am 20.04.2000 ein Knoten aus meiner rechten Brust entfernt wurde. Es ist verdammt still hier und mir gehen so viele Gedanken durch den Kopf. Und immer wieder sagt mir eine innere Stimme, es ist BRUSTKREBS. Nein, das kann nicht sein, ich gehöre zu keiner Risikogruppe, in meiner Familie ist bisher niemand an Krebs erkrankt.
Plötzlich steht Dr. G. vor mir und bittet mich in sein Sprechzimmer. Er spricht mit mir und es wird Gewissheit: ich habe Brustkrebs. Es ist wie ein Fall ins Bodenlose. Da ist plötzlich ein großes schwarzes Loch. Heute noch bin ich meinem Arzt für seine einfühlsame Art dankbar. Er erkennt die Situation und schlägt vor, in ein paar Tagen das weitere Vorgehen zu besprechen. Er gibt mir seine private Telefonnummer, ich könne ihn jederzeit anrufen. Ich brauche Zeit, um den ersten Schock zu verarbeiten.

Zwei Tage später sitzen wir erneut in der Praxis. Dr. G. hat viel Zeit für mich. Er erklärt mir alles und sagt mir gleich, dass aus medizinischer Sicht eine Mastektomie das Beste wäre. Er bietet mir an, gleichzeitig eine Brustrekonstruktion zu machen. Da ich zu ihm sehr viel Vertrauen habe, entscheide ich mich für die Entfernung der rechten Brust, doch einen Brustaufbau lehne ich ab.

Am Montag bin ich um 8 Uhr zur nächsten Operation im Krankenhaus. Ich werde durchgecheckt und für die OP vorbereitet. Sie ist für 11 Uhr angesetzt. Als ich nachmittags aus der Narkose erwache, fühle ich mich gut. Dr. G. schaut nach mir und teilt mir mit, dass eine Mastektomie unumgänglich war. Damit habe ich keine Probleme, ich war gedanklich vorbereitet. Zwei Tage später darf ich das Hospital schon verlassen, mit Schläuchen und Fläschchen, die erst am Freitag entfernt werden.

Mein Sohn ist sehr froh, dass seine Mama wieder zu Hause ist. »Mama, ich brauche dich, du musst wieder gesund werden!« Mit diesem Satz hat er in mir etwas wachgerufen. Ich habe oft darüber nachgedacht. Ich bin fest entschlossen, alles zu tun, was in meiner Macht liegt, um wieder gesund zu werden. Fünf Tage später ruft Dr. G. an und bittet mich zu sich: Das genaue Ergebnis aus der Pathologie liegt vor.

Das Ergebnis verschlägt mir die Sprache: es handelt sich um ein invasiv-duktales Mammakarzinom, der Brustmuskel ist schon in Mitleidenschaft gezogen. Von zwölf Lymphknoten waren sieben befallen. Von zwei Jahren Lebenserwartung ist die Rede. Diese Nachricht ist wie ein Schlag ins Gesicht, ich habe Mühe, die Tränen zurückzuhalten. Dr. G. schlägt mir eine Behandlung in den USA vor. Er selbst ist mit der Operation an die Grenze seiner Möglichkeiten gegangen. Mein Krebs sei sehr aggressiv, deshalb empfiehlt er mir amerikanische Spezialisten. Mein Mann ist Angehöriger der US-Armee, deshalb kann meine weitere Behandlung in Washington erfolgen. Wieder bleiben mir ein paar Tage Bedenkzeit für meinen Entschluss zur Weiterbehandlung.

Ich habe Angst, allein in die USA zu fliegen und möchte meine Familie in dieser schweren Zeit so gern bei mir haben. Dr. G. löst das Problem: mein Mann und mein Sohn können mit mir fliegen. Ich bin nicht allein. Jetzt bin ich bereit, die große Reise anzutreten.

Anfang Juni 2000
Walter-Reed-Hospital, Washington D.C.

Es war der schlimmste Flug meines Leben. Wir wurden mit einer Frachtmaschine befördert, es war laut und zugig. Meine zehn Mitpatienten und -patientinnen (verschiedene Krankheiten) und ich werden während des Fluges ständig von einem Arzt überwacht. Trotzdem finde ich es unglaublich anstrengend. Zum Hospital gehört ein Hotel, in dem wir drei uns niederlassen. Am nächsten Morgen erst sehe ich, wie riesig das Hospital ist, eine komplette Stadt für sich. Das macht mir Mut. Im Labyrinth der Gänge und Etagen finden wir den Weg zu Dr. C. Ich bin froh, dass die Schwester so freundlich ist und Dr. C. sofort Zeit für mich hat. Es ist bereits ein Besprechungsplan für mich ausgearbeitet, Start am nächsten Morgen um 8 Uhr.

Ich nutze den restlichen freien Tag mit meiner Familie, wir kommen mit anderen Gästen und Patienten ins Gespräch, alle sind herzlich und lieb. Ich fühle mich gut aufgehoben, meine Angst vor Amerika ist schnell verschwunden. Wovor habe ich mich eigentlich gefürchtet?

Dr. C. und ein weiterer Kollege untersuchen mich gründlich, haben alle meine Unterlagen studiert und kommen zum Ergebnis, dass keine weitere Operation erforderlich ist. Sie sind mit Dr. G.'s Arbeit sehr zufrieden. Mir fällt ein riesiger Stein vom Herzen. Als Nächstes steht Dr. L., Psychologe, auf meinem Plan, auch hier kommt mir wohltuende Freundlichkeit entgegen. Er fragt nach meiner Verarbeitung der Krankheit, ob ich an Schlaflosigkeit leide, wie es meinem Mann und meinem Kind mit unserer jetzigen Situation gehe. Das Gespräch ergibt, dass ich keine psychologische Betreuung brauche, ich kann sie aber jederzeit in Anspruch nehmen.

Es folgen die Gespräche beim Radiologen und Onkologen, auch hier fühle ich mich in guten Händen. In drei Tagen ist ein interdisziplinäres Gespräch mit allen Ärzte angesetzt, bei dem mein Behandlungsplan ausgearbeitet wird. Man wird mich zu diesem Gespräch hinzuziehen und den Plan ausführlich mit mir besprechen.

Der Plan sieht vor: vier Zyklen Chemotherapie und gleichzeitig 30 Bestrahlungen. Danach nochmals vier Zyklen Chemotherapie, die Zytostatika-Gabe jede Woche, Behandlungsdauer insgesamt acht Wochen. Darauf bin ich ganz und gar nicht vorbereitet – so lange in Washington bleiben? Ich muss erst einmal tief durchatmen. Mein Mann unterstützt mich, ist bereit, die langen Wochen bei mir zu bleiben. Aber das will ich ganz und gar nicht. Ich bin erleichtert, als mir die Ärzte sagen, dass die Behandlung auch im US-Hospital in Deutschland möglich ist. Wir fliegen zurück, ich freue mich riesig auf Zuhause.

Mitte Juni 2000
US-Hospital, Landstuhl

Ich bin beim Onkologen Dr. W. angemeldet, er hat bereits alle Informationen aus den USA erhalten. Er gefällt mir sofort. Er übernimmt den Behandlungsplan und organisiert auch den Kontakt zur Strahlenklinik. Die Radiologen lehnen übrigens eine gleichzeitig Chemo- und Strahlentherapie ab. In Deutschland werden die Behandlungen getrennt voneinander durchgeführt. Wir unterhalten uns lange über die Chemotherapie, ich hatte mich vorher mit dem Informationsmaterial beschäftigt und habe viele Fragen. Vor allem interessieren mich die Nebenwirkungen. Natürlich ist mir klar, dass man Krebs mit starken Medikamenten bekämpfen muss. Skeptisch bin ich trotzdem, deshalb will ich von Dr. W. wissen: Muss die Chemotherapie wirklich sein? Er ist ehrlich: Niemand kann mich zur Chemotherapie zwingen, aber mit der Behandlung verbessere ich meine Chancen. Mein Krebs ist aggressiv, also bin ich einverstanden. Ich muss und will leben – für meinen Sohn.

Anfang Juli 2000
US-Hospital, Landstuhl

Heute werde ich mit der Chemotherapie beginnen, ich bin total aufgeregt und habe eine unbeschreibliche Angst. Ich bin immer noch besorgt wegen der Nebenwirkungen. Ich werde untersucht, gewogen, gemessen, man legt die genaue Dosis der Chemotherapie fest. Schwester Sandy, sehr nett und selbst von Brustkrebs betroffen, betreut mich, gibt mir allerlei Tabletten gegen die Nebenwirkungen und legt den Venenzugang. Die Infusion tropft langsam in meinen Arm und ich spüre eine seltsame Wärme durch meinen Körper fließen.
Ich spreche mit den beiden anderen Frauen, die hier ebenfalls ihre Chemotherapie erhalten. Wir verstehen uns auf Anhieb, wir lachen sogar. Dr. W. freut sich, dass wir einigermaßen heiter sind. Sandy spritzt mir langsam eine zusätzliche Ampulle mit roter Flüssigkeit. Das ist Adriamycin, ein besonders wirksames Chemotherapeutikum. Es wird unangenehm und ich fühle mich erstmalig komisch. Es geht zum Glück schnell vorbei.
Frau K., die Psychologin, kommt vorbei, bietet mir Betreuung an, wenn ich sie brauche. Das ist gut zu wissen. Von meinem ersten Chemozyklus zurück zu Hause sinke ich ins Bett und schlafe die ganze Nacht durch. Nur mein Gesicht ist gerötet, das kommt vom Cortison.
Eines Morgens, nach dem zweiten Zyklus, liegen plötzlich alle meine Haare auf dem Kopfkissen. Ich blicke in den Spiegel, und bin kahl. Ich muss furchtbar weinen und kann mich nicht mehr beruhigen. Ich wusste ja, dass es passiert, aber es ist einfach schrecklich. Ich setze mir einen Hut auf und gehe eine Perücke kaufen. Das Angebot ist überwiegend hässlich und geschmacklos. Ich entscheide mich für das geringste Übel, aber ich werde mich während der gesamten Zeit meiner Behandlung nicht an dieses Teil gewöhnen. Die Perücke bleibt eine Kopfbedeckung für den Notfall.
Ich hätte nie gedacht, dass meine Haare mir so viel bedeuten und dass der Verlust so schwer zu ertragen ist. Nachts träume ich immer wieder von Haaren, von Frauen mit wunderschönen langen Haaren. Ich aber stehe da mit meiner Glatze und muss ertragen, dass alle über mich lachen. Im Traum bin ich sogar wütend auf mich selbst.
Jeder Chemotherapiezyklus wird mit einer Hamburger-Orgie gekrönt. Ich kann die Uhr danach

stellen, wann der Heißhunger einsetzt. Die Sitzungen sind gut zu ertragen, weil ich immer wieder mit den gleichen Frauen zusammen bin und auch Frau Dr. K. sich rührend kümmert. Sie freut sich über meinen Optimismus, meine Fröhlichkeit. Aber manchmal bin ich verzweifelt und frage mich: Wie hoch ist der Preis? Eine Antwort habe ich bis heute nicht gefunden.

Anfang September 2000
US-Hospital, Landstuhl

Ich erhalte meine letzte Chemotherapie und bin froh, dass diese erste Phase jetzt erst mal vorbei ist. Ich brauche dringend eine Auszeit. Meine Blutwerte sind in Ordnung, nur der Venenzugang macht größere Probleme als sonst. Ich verlasse die Klinik einigermaßen glücklich: Vier Wochen Pause bis zur Strahlentherapie. Allerdings hält meine Freude nicht lange, diesmal habe ich Nebenwirkungen, entzündete Schleimhäute im Mund, die mir das Essen und Trinken schwer machen.

Anfang Oktober 2000
Klinikum, D.

Ich bin in der Radiologie bei Frau Dr. O. bestellt. Die Abteilung liegt im Keller und auch der Ton der Krankenschwester lässt mich frieren. Durchatmen und ruhig bleiben! Die Radiologin tut sich schwer mit meinen Unterlagen, alles auf Englisch. Komisch, ist studiert und kann die gängigste Fremdsprache nicht. Es wird noch seltsamer. Das Infoblatt mit den Erläuterungen zu Wirkungen und Nebenwirkungen von Strahlentherapie gibt es nicht für jede Patientin. Man soll es durchlesen und dann zurückgeben. Wo bin ich hier? Gibt es keinen Kopierer? Ich bin geschockt, sage aber nichts.
Meine Fragen wird Prof. J. beantworten. Er nimmt mir zuerst das Infoblatt wieder ab. Gut eingespielt, das medizinische Personal... Von seinen Erklärungen – Bestrahlungsfeld, Feld einzeichnen usw. – verstehe ich das meiste nicht. Fragen kann ich nicht, denn er ist schnell wieder verschwunden. Bin ich hier im falschen Film oder was ist hier eigentlich los? Die unfreundliche Schwester am Empfang gibt mir einen Termin. Es muss um 8 Uhr sein, nein, auf die Kindergartenöffnungszeit meines Sohnes kann keine Rücksicht genommen werden. Das interessiert hier niemanden, ist die Antwort.
Am nächsten Morgen halte ich brav den Termin ein, bin pünktlich, muss aber genau die Stun-

de warten, die mir gefehlt hat, um den Kleinen wegzubringen. Ich muss den Oberkörper frei machen, werde auf eine Liege verfrachtet, schön den rechten Arm hoch, warten. Es ist kalt und ich friere. Im Nebenraum wird gelacht, ich bin mittlerweile am Rande der Verzweiflung. Hallo, kommt mal jemand? Gleich! Das kommt mir vor wie eine Ewigkeit. »Nicht bewegen« und »Luft anhalten.« Dann wird an meinem Oberkörper herumgemalt. Ein Arzt und eine Schwester begutachten das Gemälde. Ich werde für die nächste Woche zur Simulation bestellt. Simulation, hört sich gut an, aber was ist das nun schon wieder? Ich fühle mich einigermaßen belämmert, als ich fertig bin.

Nächste Woche. Das Wartezimmer ist brechend voll. Alle sind für 14 Uhr bestellt, ich komme dementsprechend erst gegen 16 Uhr dran. Wieder muss ich auf die Liege steigen, ein Gerät fährt um meinen bemalten Oberkörper herum. Inzwischen weiß ich: Simulation ist die Generalprobe für die Bestrahlung. Hier muss ich jetzt sechs Wochen lang täglich erscheinen.

In den nächsten Wochen habe ich reichlich Gelegenheit, mit anderen Patientinnen und Patienten zu sprechen. Alle haben ihre speziellen Erlebnisse und ich bin geschockt. Aufklärung? Information? Fehlanzeige. Ich habe das sichere Gefühl, dass hier vieles falsch läuft. Aber dann werde ich nachdenklich. Schließlich habe ich am Anfang auch alles über mich ergehen lassen. Ich muss wohl selber noch einiges lernen.

Ende Oktober mein erstes Erfolgserlebnis seit langem: Die Haare wachsen wieder, und ich finde das bisschen Flaum, das da auf meinem Kopf erscheint, einfach wunderbar. Ich bin so stolz! Von nun an bleibt die Perücke zu Hause, ich habe ihr die Freundschaft gekündigt. In der Strahlenklinik bewundern alle Frauen meinen Mut, mich mit diesem winzigen Ansatz von Haar in der Öffentlichkeit zu präsentieren.

Als meine sechs Wochen endlich herum sind, bin ich fast traurig. Denn trotz negativer Erfahrungen, die ich hier gemacht habe, haben wir Frauen eine schöne Zeit miteinander verbracht. Einige sagen mir, sie hätten schon lange nicht mehr so gelacht, hätten sogar manchmal morgens nicht mehr an die Krankheit gedacht, sondern sich auf das Treffen mit mir gefreut. Ich muss vor Freude weinen. Vier Wochen Pause bis zur nächsten Chemotherapie.

Ende November 2000
US-Hospital, Landstuhl

Fast schon freue ich mich auf Dr. W. und auf die freundliche US-Klinik in Landstuhl. Man gibt mir Tabletten mit, die ich vor dem ersten Zyklus dreimal täglich einnehmen soll. Am Tag vor Therapiestart wache ich mit einem feuerroten Gesicht auf. Dr. W. runzelt die Stirn. Der Termin wird um eine Woche verschoben, die Tabletten abgesetzt. Die Rötung verschwindet. Der nächste Chemotrip kann also beginnen. Dieses Mal stehen vier Zyklen Taxol auf dem Plan. Es sind drei Stunden angesetzt, weil das Medikament langsam in die Venen laufen soll. Sonst werden die Nebenwirkungen zu stark.

Sandy ist fröhlich, aber nach kurzer Zeit haben wir ein riesiges Problem: Sie findet auch nach zahlreichen Versuchen keine Vene bei mir. Ich bin in Tränen aufgelöst, mein Mann rastet in seiner Hilflosigkeit aus. Dr. W. kommt, erkennt die Situation und erklärt mir, dass sie nun umdisponieren müssen. Heute weiß ich, er wollte mir erklären, dass sie einen Port legen müssen, das ist ein fester, sozusagen ein eingebauter Venenzugang. In meiner Panik kann ich nichts verstehen. Ich werde auf eine Station des Hospitals gebracht. Ich habe mich wieder beruhigt und kann jetzt den Erklärungen folgen.

Ich lasse den Eingriff über mich ergehen, aber angenehm ist das nicht. Die »Verkabelung« dauert viel länger als geplant. Zwischendurch packt mich immer wieder Panik. Und so richtig kann ich mich mit diesem Ding nicht anfreunden. Die Versuche, den Port zu legen, haben viel Zeit gekostet, deshalb muss das Taxol dann ganz schnell durchlaufen. Ich habe Angst, dass das zu Nebenwirkungen führt, aber ich bleibe von unangenehmen Überraschungen verschont. Am Abend bin ich todmüde, trotzdem: die fettigen Hamburger müssen sein.

In den nächsten Wochen muss mein Mann regelmäßig den Portzugang durchspülen, ein mühsames Unterfangen. Auch die Ärzte haben Mühe, das irgendwann verstopfte Ding wieder gängig zu bekommen. Und so wird der Port noch während der Therapie wieder entfernt. Ein befreiendes Gefühl.

Ich erlebe ein wunderschönes Weihnachtsfest mit meiner Familie. Wir haben einfach mal alles vergessen, soweit das möglich war, und es uns gemütlich gemacht. Aber am zweiten Weihnachtstag verliere ich erneut alle Haare. Diesmal gehen auch die Augenbrauen und die Wimpern aus. Immer wenn ich in den Spiegel schaue, bin ich mir sehr fremd: ein blasses Gesicht und keinerlei Haare. Ich hatte gedacht, beim zweiten Mal könnte ich das alles besser verkraften, aber nein, der Verlust der Haare schmerzt mich auch dieses Mal wieder sehr.

In den nächsten Tagen kämpfe ich ständig mit der Empfindlichkeit meiner nun völlig ungeschützten Augen. Sie schmerzen und tränen. Ich habe am Anfang das Gefühl, dass ich in der Ferne alles verschwommen sehe. Das gibt sich zum Glück. Dem nächsten Chemotherapie-Termin sehe ich mit großer Angst entgegen, kein Port und diese schlechten Venen. Wie soll das werden? Sandys Versuche schlagen wieder fehl, aber ein Arzt aus der Kinderklinik wird mein Retter. Er, der an winzigen Kindervenen Geübte, schafft es, mir einen Zugang zu legen. Willkommen Taxol!

Februar 2001
US-Hospital, Landstuhl

Der 20. Februar ist mein großer Tag: Heute gibt es die letzte Chemotherapie. Ich kann es kaum erwarten, alles hinter mir zu haben. Dr. W. macht wieder die üblichen Untersuchungen und strahlt wie immer. In diesem Moment denke ich, ich werde zwar die Chemotherapie nicht vermissen, aber doch das Lächeln von Dr. W. und seine ruhige Ausstrahlung. Der Kinderarzt legt den Zugang, wieder Treffer. Die drei Stunden kommen mir extrem lang vor. Ich habe nur noch einen Gedanken: Wann bist du endlich fertig? ENDLICH GESCHAFFT!
Dr. W. entlässt mich, fragt, ob ich an einem Brustaufbau interessiert bin. Er bietet seine Hilfe an. Nein danke, ich habe mich ausführlich informiert und weiß jetzt: Das will ich nicht. Außerdem habe ich keine Probleme mit der fehlenden Brust. Ich fühle mich auch so wohl.
Die abschließende Computertomographie und das Knochenszintigramm fallen zufriedenstellend aus. Jetzt ist alles in Ordnung. Mein Behandlungsplan für die nächsten drei Jahre sieht alle drei Monate eine Routineuntersuchung und einmal im Jahr eine Mammographie vor.

April/Mai 2001
US-Hospital, Heidelberg

Aus den Routineuntersuchungen komme ich glücklich wieder heraus: keine neuen Befunde. Meine Haare, Wimpern und Augenbrauen wachsen wieder. Ich bin verdammt glücklich und kann es kaum erwarten, bis ich wieder die gewohnte Haarpracht habe. Natürlich ist mir klar, dass das noch eine Zeit dauern wird, aber der Anfang ist geschafft. Ich bekomme eine merkwürdige Haarfarbe und auch die Struktur wird anders. Es kringelt und lockt sich fröhlich auf meinem Kopf. Daran muss ich mich erst gewöhnen.

Juli 2001
US-Hospital, Landstuhl

Es steht wieder eine Routineuntersuchung an, und Dr. W. ist sehr zufrieden mit mir. Auch diesmal die Frage nach dem Brustaufbau. Ich sage ihm, dass sich meine Meinung nicht geändert hat. Er gibt mir eine Verordnung für eine Brustprothese mit. Zwei Tage später mache ich mich auf den Weg zu einem Sanitätshaus. Eine freundliche ältere Verkäuferin fragt mich nach meinen Wünschen.

Ich werde in eine Umkleidekabine gebeten, Oberkörper freimachen, es wird Maß genommen. Dann halte ich meine Prothese in der Hand und denke, was für ein komisches Ding. Auf meiner Einkaufsliste stehen noch zwei Büstenhalter und sogar ein Badeanzug. Die Verkäuferin meint, ich hätte eine gute Wahl getroffen. Für mich ist das nicht so wichtig, denn ich sehe in der Prothese nur eine Notlösung und bisher habe ich sie noch nicht gebraucht. Mittlerweile habe ich in meinem Nachttisch ein Lager für Notfälle angelegt: Perücke, Brustprothese, zwei Büstenhalter und ein Badeanzug. Manchmal schaue ich mir die Sachen an und denke, diese Dinge brauche ich eigentlich gar nicht. Aber es ist beruhigend, das alles zu haben, für den Fall dass ich meine Meinung einmal ändere.

Anfang Oktober 2001
US-Hospital, Landstuhl

Ich habe wieder einmal einen Termin bei Dr. W. zur Routineuntersuchung, seit einigen Tagen habe ich Schmerzen im rechten Arm. Der Arm ist sehr stark angeschwollen und ich kann ihn kaum bewegen. Die Brustuntersuchung ergibt zum Glück keinen Befund. Doch am Arm habe ich jetzt ein Lymphödem, mir wird ein Kompressionsärmel und Lymphdrainage verordnet. Mit dem Kompressionsteil komme ich nicht zurecht, sobald ich es anziehe, wird mein Arm nur noch dicker. Zur Linderung der Schmerzen kühle ich mit Eis, das lässt auch die Schwellung zurückgehen. Nach der Lymphdrainage ist mein Arm wieder in Ordnung.
Dr. W. teilt mir mit, dass er in Kürze wieder in die USA zurück geht. Es schmerzt, dass ich damit meinen wunderbaren Arzt verliere, meinen Begleiter durch diese harte Zeit. Welcher Arzt ruft schon abends zu Hause an und fragt, wie es einem geht oder teilt gute Untersuchungsergebnisse mit?

Februar 2002
US-Hospital, Heidelberg

Auch diesmal ist die Computertomographie in allerbester Ordnung. Ich werde weiterhin regelmäßig zu meinen Untersuchungen gehen und immer hoffen. Hoffen, dass alles in Ordnung bleibt. Ich bin glücklich, dass sich mein Zustand so gut stabilisiert hat. Wenn ich zurückdenke an die Zeit der Diagnose und die langen Wochen und Monate der Behandlung, dann wird mir klar, welch wichtige Rolle meine Familie gespielt hat. Michael, mein Mann, hat in dieser schweren Zeit zu mir gestanden, hat mich unterstützt und mir das Gefühl von Geborgenheit gegeben. Er ist auch heute immer für mich da. Und Justin, mein kleiner Sohn, hat mir deutlich gemacht, wie sehr er mich braucht. Wenn er etwas älter ist, und diese für unsere Familie so schwere Zeit noch besser verstehen kann, werde ich ihm sagen: Mama braucht dich auch!

Heute weiß ich, dass es wesentlich ist, sich ganz genau über die unterschiedlichen Möglichkeiten der Therapie zu informieren. Jede Frau ist eine mündige Patientin, es ist ihr Leben und sie hat nicht nur ein Mitspracherecht, sondern sie muss die Entscheidung für sich und ihre Gesundheit selbst treffen. Wenn ein Arzt die Frau dabei schlecht behandelt oder sie sich unverstanden fühlt, sollte sie sich einen anderen suchen, das ist ihr gutes Recht.

Ich wurde in den USA und von amerikanischen Ärzten in Deutschland behandelt, jedoch habe ich viele Kontakte zu Brustkrebspatientinnen in Deutschland. Im Vergleich sind mir einige Unterschiede offensichtlich geworden. Ich habe in den US-Kliniken weitaus mehr Information (auch in gedruckter Form) zur Verfügung gestellt bekommen. Die Ärzte haben mir stärker ein Gefühl von Verantwortlichkeit für mein Leben und den sorgsamen Umgang damit vermittelt. Beispielsweise durfte ich sie auch privat anrufen und wurde ebenfalls von ihnen angerufen, was mir sehr stark vermittelte, dass man sich um mich kümmert. Ich hatte sehr viel Mitspracherecht und mir wurden Vorteile und Nachteile genau erklärt. Es wurde in mein Ermessen gestellt, ob ich die Therapievorschläge annehme. Der Zeitaufwand in den Gesprächen mit den Ärzten war immer sehr hoch, ein Gespräch von durchschnittlich einer Stunde war die Regel und ich konnte davon immer Gebrauch machen, wenn es mir notwendig erschien.

In der Nachsorge ist es ganz selbstverständlich, dass mit den zur Verfügung stehenden Möglichkeiten wie Ultraschall, CT, Blutuntersuchungen u.a. sorgfältig überwacht wird, ob alles in Ordnung ist. Dazu werde ich nicht gedrängt, es wird mir angeboten. Das finde ich wichtig.

Pia Müller

Können wir es schaffen? Yoh, wir schaffen das!

Oder wie mein Tumor unter Chemotherapie 100-prozentig verschwand

Kontakt: Mueller.Pia@gmx.net

31 Jahre bei Diagnose im August 2001, verheiratet, zwei Töchter (4 und 7 Jahre), Verwaltungsangestellte

TNM-Klassifikation: ypT0, pN0/14, M0
Diagnose: niedrig differenziertes, invasiv-duktales Adenokarzinom, Östrogenrezeptoren und Progesteronrezeptoren positiv, c-erb-B2 pos. (Score 3+), hyporeflektiver Herd mit duktalen Ausläufern bis zur Mamille
Therapie: neoadjuvante Chemotherapie mit 3 Zyklen Epirubicin mono dosisintensiviert (150mg/m^2), nachfolgend 3 Zyklen Taxol mono dosisintensiviert (200mg/m^2), Brust erhaltende OP unter Mamillenresektion und autologer Rekonstruktion sowie Axilladissektion rechts
Strahlentherapie: Radiatio der Restmamma (28+4)

»Mama, warum ist Opa Erich gestorben?«
»Opa Erich hat Krebs gehabt«. Aha – Krebs – eine ganz schlimme Krankheit.

Sechs Wochen später sitze ich meinen beiden Töchtern gegenüber und versuche ihnen zu erklären, dass ich Brustkrebs habe. Ich haben einen Knoten, einen Knubbel in der Brust, der da nicht hingehört. Ganz starke Medikamente bekomme ich, damit »der böse Knubbel aus Mamas Körper« verschwindet. Ich sage ihnen, dass es mir vielleicht ganz schlecht gehen wird und ich mich vielleicht nicht um sie kümmern kann, wie ich es sonst immer tue, dass sie mehr bei ihrem Papa oder bei Oma und Opa sein werden. Mein Mann und ich leben zu diesem Zeitpunkt seit eineinhalb Jahren getrennt. »Stirbst Du jetzt auch?« Vier große Kinderaugen schauen mich an und wollen hören, dass ICH natürlich nicht daran sterbe. Ich sage ihnen, dass viele schon daran gestorben sind, aber dass es auch ganz viele Frauen gibt, denen es wieder gut geht. Ich verspreche ihnen, dass ich kämpfen werde, dass ich zu denjenigen gehöre, die wieder gesund werden.

»31 Jahre? Das ist nur ein Drüsenpaket!«

Bei Rotwein und ausgelassener Stimmung erzählt meine Schwägerin, dass sie einen gutartigen Knoten in der Brust hat. In der nächsten Woche werde sie operiert. Nebenbei ermahnt sie alle anwesenden Frauen, sich doch immer wieder selbst nach Knoten in der Brust abzutasten. Gesagt – getan. Zuerst in der Art und Weise, wie mein Gynäkologe es immer tut. Nichts zu tasten! Dann quetsche ich meine rechte Brust mit der Hand, wie ich es in der Stillzeit immer getan habe, um die Restmilch herauszupressen. Da war was – ein ziemlich großer »Brocken« sogar. Ich bin schon immer eine »Meisterin der Einbildung« gewesen. Ich beruhige mich damit, dass das jetzt nur zu fühlen ist, weil wir ein paar Stunden zuvor darüber geredet haben, doch es lässt mir keine Ruhe. Am nächsten Tag taste ich erneut. ES ist noch da. Ich rufe bei meinem Gynäkologen an und bekomme sofort einen Termin. »Soso, Sie haben etwas in Ihrer Brust getastet, aber Sie waren doch erst vor einigen Monaten zur Krebsvorsorge. Wir tasten zur Sicherheit noch mal ab«. Mit den Standardgriffen tastet er überhaupt nichts. Erst nachdem ich ihm zeige, wie ich den Knoten getastet habe, fühlt er es auch. »Das ist zu 99 Prozent ein Drüsenpaket. Warten sie Ihre nächste Regelblutung ab. Danach müsste es weg sein. Außerdem, Sie sind doch erst 31 ...!!«

Auch nach der Regelblutung ist nichts wieder weg. Ich habe für mich das Gefühl, eine innere Stimme, die mir sagt, dass in meiner Brust nichts »Gutes« ist. Der nächste Besuch bei meinem Arzt bringt mir eine Überweisung zur Mammographie. »Zur Beruhigung, dass alles in Ordnung ist«, kommentiert der Arzt. Ich komme mir fast vor wie eine Simulantin.

Die Radiologin betritt nach der Mammographie den Raum, und ich sehe es ihr an. Ich sehe ihr an, dass sie gar nicht so recht weiß, was sie mir sagen soll oder wie sie es mir sagen soll. »Das muss raus!«, höre ich. Mit meinen Röntgenbildern und dem Befund »hochgradig suspekt« bekomme ich einen Vorstellungstermin in der Klinik. Mein Gynäkologe rät, in die Uni-Klinik zu gehen, doch ich scheue die Uni, habe Angst, unpersönlich behandelt zu werden, mich wie eine Nummer zu fühlen. So stelle ich mich in einer anderen, mir vertrauteren Klinik vor. Dort wird eine Stanzbiopsie vorgenommen und ich werde mit dem Hinweis »Wir melden uns« nach Hause geschickt.
Nach unzumutbaren acht Tagen Ungewissheit werde ich wieder in die Klinik bestellt. »Sie konnten es sich ja schon denken – es ist bösartig!« Meine Güte – ist der Arzt einfühlsam. Er geht kein bisschen auf mich ein und schleudert mir gleich medizinische Fakten an den Kopf, mit denen ich in diesem Moment gar nichts anzufangen weiß bzw. mich auch gar nicht auseinandersetzen will.

Wie geht's weiter?

Mit ungefähr drei mal vier Zentimetern ist der Tumor schon sehr groß. Mir wird zu einer neo-adjuvanten Chemotherapie im Rahmen einer Studie geraten, eine Chemotherapie vor der Operation also, um den Tumor zu verkleinern und vielleicht eine Brust erhaltende Operation möglich zu machen. Es soll eine Hochdosis-Chemotherapie sein, und ich brauche dafür einen Port. Alles lasse ich mit mir geschehen, denke nur »macht ihr mal – Hauptsache ich werde wieder gesund«. Trotzdem habe ich wahnsinnige Angst vor dieser OP unter örtlicher Betäubung. Die Ärzte versuchen über eine Stunde lang, eine große Vene ein Stückchen unter dem Schlüsselbein zu finden, doch es gelingt überhaupt nicht. Ich komme mir wie auf der Schlachtbank vor, weine, bin dennoch nicht in der Lage, zu protestieren. Insgesamt haben sie 15-mal gestochen, beim letzten Mal haben sie die Lunge getroffen – Pneumothorax heißt das medizinisch, ein Loch in der Lunge. Ich werde an eine Bülaudrainage gehängt, mit deren Hilfe sich mein Lungenflügel wieder aufrichtet.

Warum auch das noch? In meiner Verzweiflung stelle ich mir immer wieder diese Frage. Reicht die Diagnose Brustkrebs nicht aus? Einmal besuchen mich meine Kinder. Ich kann kaum reden, das Gerät neben mir macht einen Höllenlärm. Es ist beängstigend für alle. Die Kinder sind in der Zeit meines Krankenhausaufenthalts bei meinen Eltern gut versorgt. Das Wochenende verbringen sie bei ihrem Papa.

Dass ich in diesem Krankenhaus nicht bleiben kann, wird für mich jetzt klar. Ich weiß, dass in jedem Krankenhaus etwas schief gehen kann, aber ich habe das Vertrauen verloren und entscheide mich nun doch für die Uniklinik.

...zu viel Zeit verstrichen

Mit Befunden und Bildern stelle ich mich dort vor und habe gleich beim ersten Gespräch mit Oberarzt und Stationsärztin ein sehr gutes Gefühl. Ich fühle mich besser aufgehoben, was mir sehr wichtig ist. Diagnose und Vorgehensweise unterscheiden sich zunächst nicht, jedoch teilt der Oberarzt mir gleich mit, dass auch die Milchgänge sehr verdächtig aussehen und die Brustwarze auf jeden Fall mit entfernt werden müsse. Da ich eine sehr kleine Brust habe, solle ich mich schon mal mit dem Gedanken anfreunden, dass die Brust vielleicht nicht erhalten werden könne. Wenn die Brust sowieso abgenommen werden muss, wieso dann eine Chemotherapie vor der Operation? Warum nicht gleich operieren, und der Krebs ist raus aus meinem Körper?

»Es ist schon zu viel Zeit vergangen«, sagen sie. Vier Wochen sind seit der Stanzbiopsie vergangen. Also schnellstmöglich mit der Chemotherapie beginnen, um die kleinsten Krebszellen, wo immer sie auch sind, zu vernichten, lautet die Empfehlung.

Da die Anlage des Ports fehlgeschlagen ist, wird mir zu einem Groschong-Katheter geraten und unter örtlicher Betäubung eingesetzt. Alles geht jetzt glatt. Unterhalb meines Brustkorbes hängen zwei Schläuche, die ich in meinem BH verstecke. Die erste Chemo kann kommen.

Epirubicin

Drei Zyklen Epirubicin und dann drei Zyklen Taxol jeweils im Abstand von zwei Wochen. Ich habe wahnsinnige Angst vor der ersten Chemo. Von der Klinik erhalte ich eine Liste der möglichen Nebenwirkungen.

Die Schwester kommt mit drei überdimensional großen Spritzen, gefüllt mit roter Flüssigkeit. Ob ich es sofort spüre, wenn es gespritzt wird? Ob es in meinen Venen brennen wird? Ich sehe nur diese Spritzen, schon geht es mir schlecht. »Frau Doktor kommt gleich.« Ich bin zu nervös, um den Erklärungen der Ärztin folgen zu können und will es endlich hinter mich bringen. Tatsächlich kommen Glücksgefühle hoch, als die rote Flüssigkeit gespritzt wird und ich rein gar nichts merke. Ich bin so erleichtert, dass ich die Ärztin umarmen könnte.

Zu Hause

Ich bin so froh, wieder zu Hause zu sein und versuche irgend etwas zu tun, mich abzulenken, weiterzuleben. Aber ich kann mich auf nichts konzentrieren – weder auf ein Buch noch einen Film oder ein Gespräch mit einer Freundin. Ich warte regelrecht darauf, dass es mir schlecht geht, und die Übelkeit lässt auch nicht lange auf sich warten. Ich muss mich nicht übergeben, aber es geht mir schlecht, 24 Stunden am Tag: gleichzeitig müde und total aufgedreht. Ich könnte die Wände hochgehen und die innere Unruhe ist unerträglich. Ich habe keine Geduld für meine Kinder. Sie sind so froh, dass ich wieder daheim bin, lassen mich aber keine Sekunde aus den Augen, aus Angst, dass ich im nächsten Moment wieder weg bin. Ob ich jetzt wieder gesund bin, fragen sie. Wie soll ich den Kindern erklären, dass ich zwar im Krankenhaus war, aber noch lange nicht wieder gesund bin?

In der ersten Woche nach der Entlassung kann ich nichts essen. Es steigert sich so, dass ich nicht in der Lage bin, den Kindern morgens Frühstück für Kindergarten und Schule zu machen. Auch acht Tage nach der Chemo stehe ich noch völlig neben mir. Unter Tränen telefoniere ich mit der Ärztin im Krankenhaus. Sie bestellt mich sofort in die Klinik, jetzt gibt es Flüssignahrung. Meine Töchter sind verzweifelt. Wieder allein – wieder zur Oma. Und ich kann nicht einmal sagen, für wie lange. In ihren Augen sehe ich die Angst, und sie sehen die gleiche Angst in meinen.

Nach zwei Tagen intravenöser Ernährung werde ich trotz niedriger Leukozyten wieder entlassen, mit einem Hinweis: Massenveranstaltungen und kleine Kinder meiden. Meine Töchter kann ich doch nicht ausquartieren, ich brauche sie und sie brauchen mich.
Aber die Warnung hat ihre Berechtigung, am nächsten Morgen wache ich mit Hals- und Ohrenschmerzen auf. Meine jüngste Tochter ist in der Nacht zu mir ins Bett gekrochen, und wir haben ganz eng beieinander geschlafen. Ich versuche, die Halsschmerzen zu ignorieren und obwohl es mir weder körperlich noch seelisch gut geht, lebe ich von Tag zu Tag. Meine Kinder können nicht verstehen, dass ich nicht mehr mit ihnen kuscheln kann, nur weil sie so erkältet sind.

Chemo & Schüttelfrost

Eine Freundin begleitet mich zur zweiten Chemo. Zwar bin ich nun ein bisschen verschnupft, doch guter Dinge. Während ich auf die aktuellen Blutwerte warte, bekomme ich von einer Minute auf die nächste Schüttelfrost, Schüttelfrost wie nie zuvor im Leben. Mein ganzer Körper ist in Bewegung. Die Schwestern versuchen, mich mit heißem Tee und Wärmflasche zu beruhigen und zu wärmen. Die Ärzte vermuten zunächst, dass ich Angst vor der zweiten Chemo habe und geben mir ein starkes Beruhigungsmittel – ich schwebe zwischen Tiefschlaf und Wachphase. Zum Ultraschall werde ich im Rollstuhl gefahren und dämmere vor mich hin. Ich schaffe es, den Ärzten zu klarzumachen, dass mein Schüttelfrost nicht psychisch ist. Die Chemo wird zwei Tage verschoben, und am nächsten Tag geht es wieder nach Hause.
Es macht mir Angst, wieder allein mit den Kindern zu sein. Ich fühle mich überfordert und entschließe mich, für eine Weile zu meinen Eltern zu ziehen. Jede von uns hat ein Zimmer für sich, und ich fühle mich sicherer, weil jemand für die Kinder und mich da ist, wenn es mir nicht gut geht.
Meine Mutter kocht die tollsten Gerichte, und ich setze mich zumindest mit an den Tisch. Ab und zu kann ich sogar etwas essen. Abends bin ich froh, wenn die Kinder im Bett sind, ohne dass mir schon vorher die Augen zufallen. Ich bin froh, abends nicht allein zu sein. Es ist immer jemand da, allein dieses Gefühl hilft schon. Meine Eltern übernehmen die Verantwortung für

meine Töchter, denn ich bin teilweise nicht mal in der Lage, mir anzuhören, wie der Morgen in der Schule oder im Kindergarten war. Mein Hausarzt hilft mir mit Gesprächen, die Zeit weiter zu überstehen. Ich muss es wollen, vermittelt er mir, ich muss gesund werden wollen. Keiner kann mir helfen – Freunde und Familie können nur beistehen und »da sein«, aber ich muss den Krebs besiegen, und das ist Schwerstarbeit! Wenn es mir nicht gut geht, versuche ich, an das Wesentliche zu denken: Die Chemo soll den Krebs vernichten. Und, das Allerwichtigste: Die erste Chemo hat den Tumor um einen Millimeter verkleinert. Warum kann ich mich nicht freuen? Warum bin ich fast lebensmüde? Ich frage mich auch: Warum lasse ich alles um mich herum und mit mir geschehen?

Ich habe Angst vor Veränderung. Ich denke über mich nach und mir wird klar, dass ich als Mutter eine »Über«-Mutter sein will: Kumpel und Autorität in einer Person. Und nicht nur das: im Berufsleben 150% Karrierefrau, das schaffe ich auch noch nebenbei. Die Frau, die es jedem recht machen will, immer gutgelaunt, fröhlich, freundlich, die hilfsbereite Freundin und Nachbarin. Hauptsache, den anderen geht es gut. Auf die Meinung anderer legte ich bisher sehr viel Wert, und meine eigenen Bedürfnisse habe ich einfach vergessen. Für mich selbst hatte ich vor allem extrem hohe Anforderungen.

Meine Blutwerte werden lebensbedrohlich, 230 Leukozyten[1] sind viel zu wenig. Wieder Krankenhaus, diesmal »Isolierzimmer«!
Es tut mir im Herzen weh, den Kindern sagen zu müssen, dass ich schon wieder ins Krankenhaus muss und dass sie mich nicht mal besuchen dürfen. Wir weinen zusammen und mir fällt der Spruch von »Bob, der Baumeister« ein: »Können wir es schaffen? Yoh, wir schaffen das!!!« Das wird zu unserem Leit- und Leidspruch. Richtig gesund bin ich hoffentlich nächstes Jahr im Sommer, erkläre ich den beiden. Auch meine Haare fangen dann wieder an zu wachsen, die Blumen blühen, die Bäume werden grün, und Mama ist wieder gesund. Mit meiner Glatze sind die zwei anfangs auch gar nicht klar gekommen. »Das sieht echt eklig aus, Mama«. Aber schon nach einer Woche finden sie es voll klasse, mir über die Glatze zu streicheln und sich meine Perücke auf die eigenen Haare zu setzen.

Isoliert!

Weinend und nervlich am Ende lande ich im Isolierzimmer. Schwestern und Ärzte kommen und gehen im Kittel und mit Mundschutz. Mein Selbstmitleid ist nicht mehr zu übertreffen. Der Stationsarzt, mein »Chemo-Arzt«, nimmt sich Zeit für mich, trotz Personalmangel und Stress auf der Station. Er macht mir klar, dass es nicht nur mir schlecht geht, sondern auch dem Tumor, und dass ich jetzt mit aller Kraft, die ich habe, versuchen muss, mitzuhelfen. Und irgendwie macht es durch diese Gespräche »klick« in meinem Kopf. Ja! Ich will diesen Weg gehen und den Krebs besiegen. Ich will weiterleben und beschließe: Der Tumor schafft es auf keinen Fall, mich unterzukriegen! In der Nacht bekomme ich zwei Blutkonserven. Ich weiß zwar, dass sie streng kontrolliert werden, aber ich habe schreckliche Beklemmungen, während das Blut in mich hineintropft.

In der Nacht träume ich zum ersten Mal vom Tod. Ich träume von meiner eigenen Beerdigung. Der Posaunenchor, in dem ich Trompeterin bin, spielt ganz traurige Lieder und jeder weint.

Die Blutwerte erholen sich sehr schnell, und ich darf nach drei Tagen das Krankenhaus verlassen. Am nächsten Tag bekomme ich beim Hausarzt erneut Schüttelfrost, nachdem der Katheter gespült wurde. Mein Arzt schließt nicht auf ein psychisches Problem, er diagnostiziert, dass der Groschong-Katheter infiziert ist. Das heißt: am nächsten Tag wieder ins Krankenhaus. Der Katheter wird wegen der Infektion entfernt, und die Ärzte sind ratlos. Erneut soll ein Port unter örtlichen Betäubung eingesetzt werden und ich habe Angst. Die Erinnerung an den ersten Versuch kommt sofort wieder hoch, wieder muss ich unterschreiben, dass ich die Risiken in Kauf nehme. Ich versuche, mich zu beruhigen, rein statistisch gesehen, hoffe ich, dass doch jetzt nicht schon wieder ICH dran bin, oder? Erneuter Versuch: erneut misslungen. Diesmal ist die Vene verstopft, so die Information des Arztes. Für die dritte Chemo wird mir also kurzfristig ein Zentraler Venenkatheter (ZVK)[2] gelegt. Niemand kann mir sagen, wie es weitergeht. Einen ZVK kann man nicht noch drei Mal legen. In einer OP unter Vollnarkose unternehmen die Chirurgen einen letzten Versuch. Es gelingt! Später gestehen sie mir, dass sie sich gar nicht mehr trauten, in mein Zimmer zu kommen, da sie völlig ratlos waren.

Beim Ultraschall vor der dritten Chemo ist der Tumor wieder um fünf Millimeter kleiner geworden. Das ist für mich wie eine Aufmunterung zum Durchhalten. Die Chemo wirkt! Die Ärztin beim Ultraschall freut sich immer wahnsinnig mit mir. Jedes Mal weine ich vor Dankbarkeit für jeden Millimeter weniger. Ich taste zwischendurch auch immer wieder meine Brust ab, merke zwar nicht, dass es weniger wird, aber ich spüre eine Veränderung. Irgendwie verändert sich auch die Form. Ich habe in dieser Zeit auch in meiner anderen Brust Schmerzen. Ultraschall und eine Mammographie werden gemacht, doch es ist alles in Ordnung.
Auch nach dieser Chemo bin ich wieder Gast im Isolierzimmer. Inzwischen weiß ich, es geht vorüber. Die Blutwerte erholen sich, und ich hoffe, dass mit dem vierten Zyklus eine Wende kommt.

Taxol – das ist ziemlich heftig

Ab dem vierten Zyklus wird das Medikament gewechselt, jetzt soll mir Taxol verabreicht werden. Ein Assistenzarzt versetzt mich in Panik, als er mir schildert, welche extremen Nebenwirkungen Taxol hat. Als er das Zimmer verlässt, denke ich, dass er sich das wirklich hätte sparen können und das sage ich ihm später auch. Inzwischen bin ich zu der Ansicht gekommen, dass ich viel mit meinem Kopf und meiner Einstellung steuern kann. Manchmal bin ich der Meinung, dass es gar nicht mehr schlimmer kommen kann. Aber psychisch habe ich mich gefangen.

Das Medikament wird beim ersten Mal unter Intensivüberwachung gegeben, um Herz- und Kreislauf genau zu kontrollieren. Ich bekomme wieder ein Beruhigungsmittel, weil ich schon vorher das Gefühl habe, mein Herz kollabiert und der Kreislauf bricht zusammen. Ich bestehe darauf, dass mein Chemo-Arzt und nicht der Assistenzarzt mir die Chemo verabreicht. Allein die Anwesenheit eines Arztes, dem ich vertraue, hilft. Bevor es losgeht, bin ich auf einmal völlig gelassen – oder habe ich abgeschaltet? Herz- und Kreislauf bleiben normal. Mir wird nicht übel, ich habe Appetit und kann in der Nacht gut schlafen.

Wieder bei meinen Eltern, spüre ich eine Veränderung in mir. Ich weiß plötzlich, es geht bergauf. Und so ist es auch. Übelkeit und Müdigkeit bleiben aus. Ich habe von morgens bis abends einen Bärenhunger. Am vierten Tag bekomme ich plötzlich Schmerzen in Beinen und Füßen. Am Abend kann ich nicht mehr laufen. Schmerztabletten bleiben wirkungslos. Kalte Umschläge oder kalte Beinduschen sollen helfen, bringen aber keine Linderung. Die Schmerzen kommen auch bei der zweiten und dritten Chemo mit Taxol, jedes Mal extrem stark. Zum Glück halten sie nur ungefähr anderthalb Tage an. Und: Der Tumor verkleinert sich unter Taxol immer mehr. Der OP-Termin wird für den 8. Januar angesetzt.

Ich bin glücklich und von Tag zu Tag geht es mir besser. Ich ziehe mit meinen Kindern wieder in unsere Wohnung und kann den Tagesablauf gut meistern. Ich spüre wieder Leben in mir. Kurz vor Weihnachten stürze ich auf der Schlittenbahn und kugele mir das Knie aus. Punktion – Kniespiegelung – Krücken – Schmerzen. Wieder schaffe ich es, aus einem seelischen Tief heraus zu kommen und mein nächstes nahe liegendes Ziel ist, ohne Gehhilfen zu meiner OP gehen zu können. Ich schaffe es!

OP

Der letzte Ultraschall vor der Operation ist für alle Beteiligten fast wie ein Wunder. Bis auf einen stecknadelgroßen Kern ist nichts mehr zu sehen. Der Oberarzt gibt mir im Vorbereitungsgespräch neue Hoffnung: Es ist vielleicht doch möglich, die Brust zu erhalten. Er malt mir auf, wie er operieren will. Die Brustwarze müsse zwar entfernt werden, aber aus dem Warzenhof könne eine neue geformt werden. Er könne mir nur vorab keine 100-prozentige Sicherheit geben, die histologische Untersuchung des entfernten Gewebes würde den Ausschlag geben. Ich gehe das Risiko ein. Ich bin mir sicher, dass ich es seelisch verkraften kann, wenn eine weitere Operation notwendig wird.

Der noch sichtbare Kern wird unter Ultraschall vor der OP mit einer Nadel markiert. Die Operation verläuft gut und das lange Warten auf den Befund beginnt. Die bange Frage, ob die Lymphknoten befallen sind, steht noch im Raum. Die Brustwarze wurde sicherheitshalber entfernt und mit Eigengewebe wieder rekonstruiert. Durch die vollständige Rückbildung des Tumors unter der Chemotherapie konnte meine Brust sogar erhalten werden.
Endlich Entwarnung: Die Ärzte stehen an meinem Bett und teilen mir mit, dass in dem entfernten Gewebe und dem verbliebenen Tumorrest keine einzige Krebszelle enthalten ist. Auch die Lymphknoten sind nicht befallen. Es wurde mir nur gesundes Gewebe entnommen. Ich kann es erst gar nicht fassen und auch die Ärzte können es kaum glauben. Das geht so weit, dass sie erneut die Gewebeproben der Stanzbiopsie aus der anderen Klinik anfordern und untersuchen. Ein Irrtum? Falsche Diagnose? Nein, ich hatte Krebs. Der Tumor ist zu 100 Prozent zurückgegangen. Ich traue mich nicht, meine Familie, meine Freunde zu informieren. Zu groß ist die Angst vor dem nächsten Rückschlag, den ich in nächster Nähe vermute. Nur langsam kann ich mich mit dem Gedanken vertraut machen, dass ich keinen Krebs mehr in mir habe. Dass ich es geschafft habe!

Strahlentherapie

28+4 Bestrahlungen werden verordnet. Das erste Mal gehe ich mit meiner Freundin in die Strahlenabteilung der Uniklinik. Allein hätte ich es nicht so gut verkraftet: dunkle Flure und drückende Stimmung, sich anschweigende Patienten im Wartezimmer und kein Tageslicht. Ich bekomme eine Karte, auf der in den nächsten sechs Wochen täglich außer Samstag und Sonntag ein Termin eingetragen und abstempelt wird. Wieder liegt ein Riesenberg vor mir.

Ich lerne andere Frauen kennen, die ich immer wieder treffe und ab der zweiten Woche bin ich nicht mehr ganz so fremd. Ich entschließe mich, die 30 Kilometer zur Klinik mit meinem Auto selbst zu fahren und mich nicht, wie geplant, mit einem ambulanten Krankenfahrzeug bringen zu lassen. Ich versuche, mich nicht beeindrucken zu lassen durch die Erzählungen über Müdigkeit nach der Bestrahlung, Brandblasen und offene Stellen an der bestrahlten Brust. Ich rede mir ein, dass ich die Bestrahlungen gut überstehe und nach 32 Bestrahlungen ist meine Brust leicht gerötet: von Brandblasen oder offenen Stellen keine Spur. Die OP-Narben sind ein wenig härter geworden und schmerzen etwas.

Anschlussheilbehandlung

Noch während der Strahlentherapie beantrage ich gemeinsam mit der Sozialarbeiterin der Klinik die »Abschlussheilbehandlung«, kurz, »AHB«. Die Rehaklinik soll höchstens 200 bis 300 Kilometer vom Heimatort entfernt sein, doch damit will ich mich nicht zufrieden geben. Ich will auf jeden Fall ans Meer. Dank meiner akuten Bronchitis, meinem inzwischen fast verheilten Loch in der Lunge und dem Einsatz meines Hausarztes darf ich tatsächlich ans Meer.
Meine Kinder bleiben abwechselnd bei meinen Eltern und ihrem Papa, und ich will die Zeit nur für mich nutzen. Wieder plagen mich Ängste: Wie schaffe ich drei Wochen alleine? Sind wenigstens in dieser Klink mal jüngere Frauen mit Brustkrebs? Mit 31 bin ich überall das Küken. Die Ärztin in der Klinik nimmt sich sehr lange Zeit für mein Aufnahmegespräch. Sie gibt mir mit auf den Weg, dass ich alle Stimmungen, ob gut oder schlecht, einfach zulassen soll. In den ersten zehn Tagen wandere ich zwischen meinen Anwendungen stundenlang am Strand entlang – zwischen tieftraurigem Weinen und hochjauchzender Fröhlichkeit. Ich sehe im Sand die Spuren des Meeres und vergleiche sie mit den Spuren, die die Krankheit bei mir hinterlassen hat. Ich beginne endlich, mich mit mir auseinander zu setzen. Und ich lerne endlich eine junge Frau mit Brustkrebs kennen. Wir führen lange Gespräche, und das hilft mir mehr als die Gruppengespräche in der Klinik. Auch die Ergotherapie ist für mich sehr entspannend. Ich genieße die drei Wochen und merke, dass der Frühsport am Strand, das Aqua-Jogging und das Walking mich körperlich wieder fit machen.

Zurück im Alltag

An meinem 32. Geburtstag fahre ich nach Hause. Ein symbolisch sehr wichtiger. Ein neuer Anfang – eine zweite Chance?

Mein erster Arbeitstag und die ersten Nachsorge-Termine liegen hinter mir. Ich versuche, nicht von 0 auf 100 durchzustarten, sondern alles gemütlicher anzugehen. Stressfrei ist nicht möglich, aber ich lasse keinen negativen Stress mehr zu. Ich denke mehr an mich und setze mich mehr für meine Bedürfnisse ein. Ich liebe meine Kinder und bin Gott dankbar, dass ich sie weiter aufwachsen sehen darf.

Meine operierte Brust gefällt mir gut, und der Unterschied zu der gesunden ist im »angezogenen« Zustand sehr gering, auch wenn ich keinen BH trage. Ob ich die gesunde Brust noch angleichen lasse oder die geformte Brustwarze mit ein paar Stichen verschönern lasse, darüber mache ich mir momentan keine Gedanken. Mit dem Arm habe ich leichtere Probleme. Ich werde es schaffen, das gesunde Mittelmaß zu finden.

Die Kinder

Rückblickend betrachtet haben die schweren Zeiten meine Kinder gestärkt. Sie sind beide selbst-

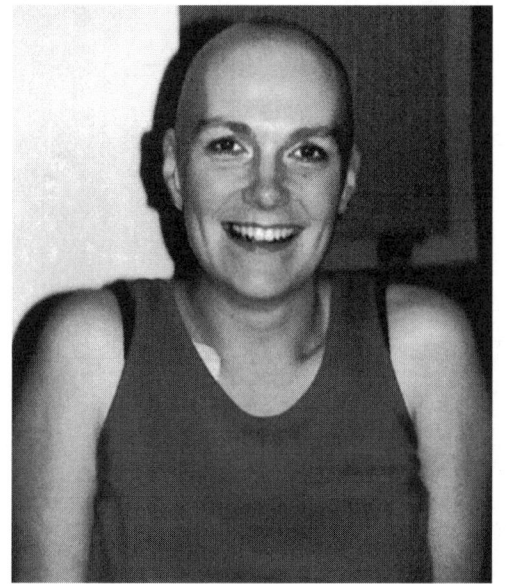

ständiger geworden, obwohl sie viel Leid und Hilflosigkeit miterlebt haben. Manchmal suche ich immer noch einen Sinn, frage mich, warum zwei Kinderseelen schon so viel mitmachen müssen: Unsere Trennung war schon schwer für sie, der Vater ist nicht mehr selbstverständlich bei uns, und dann auch noch die Erkrankung der Mutter. Sie hatten immer Angst, dass ich schon wieder ins Krankenhaus muss und nie die Sicherheit, dass ich jetzt bei ihnen bleiben kann. Meine Töchter sind im Alltag sehr offen mit meiner Krankheit umgegangen. Die Jüngere hat im Kindergarten »Mutter-Vater-Kind« gespielt und die Mutter hatte einen Knubbel in der Brust. Sie strahlte im Rewe-Markt jeden Mann mit Glatze an und verriet ihm, dass ihre Mama auch so eine Frisur hat.

Meine achtjährige Tochter hat viel gefragt. Sie stellte mir manchmal Fragen, auf die ich keine Antwort wusste und ich sprach mit ihr wie mit einer Erwachsenen. Auch sie sprach im Morgenkreis in ihrer Klasse oft über mich und ihre Angst. Ich stand im ständigen Kontakt mit der Klassenlehrerin, die mir mitteilte, dass meine Tochter manchmal weinte, während sie erzählte. Das machte mich froh. Froh, dass sie darüber reden kann, dass sie nicht alles mit sich selbst ausmacht. Als meine Haare im Januar wieder anfingen zu wachsen, fragte mich meine Kleine: »Mama, ist jetzt schon Sommer?«

Das war unser Ziel gewesen, der nächste Sommer. Meine Töchter fühlen sich bei meinem Mann und seinen Eltern genauso zu Hause wie bei meinen Eltern. Sie fühlen sich nicht hin- und hergeschoben. Weil sie so unterstützt werden von allen, fühlen sie sich überall wohl, geliebt und verstanden.

Meine Weggefährten

Mein Mann war – trotz Trennung – immer für die Kinder da und hat sich, so oft es ging, Urlaub genommen. Sie besuchten mich gemeinsam im Krankenhaus, und ich habe das Gefühl, die Beziehung zwischen den dreien ist viel tiefer geworden. Papa ist greifbar, gesund und einfach nur da. Während der Krankheit haben wir gelernt, wieder mehr miteinander zu sprechen, was uns nach der Trennung schwer fiel.

Meine Freunde und Freundinnen und mein Bruder haben mir mehr geholfen, als ihnen vielleicht bewusst ist. Ich wusste, ich kann Tag und Nacht anrufen, und sie kommen vorbei.

Die unterschiedlichen Charaktere meiner Freundinnen konnte ich sehr gut einsetzen. Brauchte ich Trost und Streicheleinheiten, rief ich bei der einen an, brauchte ich jemand, der mir mal sagt, es langt mit dem Selbstmitleid, rief ich die andere Freundin an. Mich einfach nur mal ausheulen zu können oder mal einen Abend mit einem Gläschen Wein und ein paar Frauen verbringen und viel lachen, das gab mir in meinen schlimmen Stunden Lebensqualität. Nach meinem Schüttelfrost im Krankenhaus saß meine Freundin die ganz Nacht an meinem Bett, weil ich nicht allein sein konnte. Meine Freunde und Freundinnen haben in dieser Zeit sogar Geld für mich gesammelt, damit ich an einem Entspannungskurs teilnehmen kann.

Ohne meine Eltern hätte ich es nicht geschafft. Als ich bei ihnen wohnte, konnte ich mich fallen lassen. Ich konnte viel mehr an mich denken und musste mich nicht mit kochen, waschen und den alltäglichen Arbeiten belasten. Es war manchmal schmerzlich für mich, als meine Töchter ihre Oma phasenweise mehr mit einbezogen als mich, ich bekam ein wenig das Gefühl, meine Töchter entgleiten mir. Doch als es mir wieder besser ging, schalteten sie wieder auf »Mama« um.

Mein neuer Partner

Er war am Anfang meiner Krankheit der »erfahrene Pol«. Seine Schwester war zwei Jahre zuvor an Brustkrebs erkrankt und er berichtete mir von ihr. Die Diagnose traf auch ihn hart. Er riet mir gleich zu einer anderen Klinik. Das machte mich anfänglich wütend. Es war ganz allein meine Entscheidung, aber ich wusste, dass er es gut meinte, mir helfen wollte. Trotzdem verunsicherte es mich, und ich schaltete auf stur. Ich bekam ein Gefühl, als wolle er mich bevormunden oder als traue er mir nicht zu, die richtigen Entscheidungen zu treffen. Er war immer für mich da, hielt sich aber mit dem Rat geben zurück und akzeptierte meine Entscheidungen. Wir machten einen Event daraus, als er meine Haare vollständig abrasierte, während sie anfingen, auszufallen. Er gab mir das Gefühl, auch ohne Haare schön zu sein, und ich brauchte diese Bestätigung. Meine Perücke mochte er eigentlich nie. Er fand das selbst gestrickte Käppi meiner Freundin am schönsten. Ich persönlich hatte Phasen, in denen ich ohne Perücke nicht sein konnte. Manchmal hasste ich dieses Teil und kleidete mich im Piraten-Look. Meine Zweifel an meiner Weiblichkeit durch die Brust-OP verlor ich ganz schnell wieder. Er half mir sehr dabei. Er liebt mich so wie ich bin – ob da nun Haare auf meinem Kopf sind oder die Brust anders aussieht – was ändert das? Bin ich dadurch eine andere? Er hielt meine Launen aus, die unvorhersehbar waren und manchmal über Tage andauerten. Für mich war nicht nur wichtig, dass sich jemand um mich kümmert. Es war das Gefühl, begehrt zu werden, trotz Krankheit. Ich bin ihm sehr dankbar für seine Liebe, denn ohne Liebe im Herzen – Liebe nehmen und geben – hätte ich diese Zeit nicht überstanden.

Mein persönliches Fazit ist, dass der Kopf und der Geist eine große Rolle in der Krankheit spielen. Es ist wichtig, dass frau den Kampf gegen Krebs aufnimmt und Chemotherapie und/oder Bestrahlungen als Verbündete sieht. Erst als ICH den Kampf aufgenommen habe, hat der Tumor aufgegeben…

Anmerkungen

1   *Bei Werten unter 1 000 ist das Infektionsrisiko extrem hoch und die Körperabwehr nicht mehr in der Lage, Infektionen abzuwehren.*
2   *Für den ZVK wird ein Schlauch, über den Medikamente verabreicht werden, in eine Hohlvene eingeführt. Die Hohlvenen sind die Sammelvenen in der unteren und oberen Körperhälfte, die das venöse Blut zum rechten Herzvorhof transportieren.*

E-mail for you

Kontakt: Sigrid1405@web.de

E-Mail
Datum: 01.06.2000
To: Freundinnen

Liebe Freundinnen!

Nachdem letzte Woche kurzfristig unsere große Einweihungs- und Geburtstagsparty ausfallen musste, möchte ich Euch jetzt (zwei Stunden bevor ich zum Krankenhaus los muss) mitteilen, dass ich länger krank sein werde. Leider ist kein Irrtum mehr möglich. Schon vor unserem Urlaub hatte ich einen Knoten in der Brust gefunden. Eine Odyssee durch die Welt der Ärzte begann. Leider ist es wahr: Ich habe Brustkrebs. Morgen, am Freitag, werde ich

Sigrid: 30 Jahre bei Diagnose 05/2000, Dipl.-Betriebswirtin (FH), Sachbearbeiterin in der Personalabteilung einer Krankenkasse, Heirat im Mai 2001

TNM-Klassifikation: T1, N1, M0, G3, wenig Östrogen-Rezeptoren (IRS 3) und mäßig Progesteron-Rezeptoren (IRS 6), HER2/neu: Score 3, Tumormarker vor der Operation leicht erhöht

Diagnose: Invasiv-duktales Mammakarzinom (1,7 cm), 4 von 24 Lymphknoten befallen

Therapie: Brust erhaltende Therapie (BET)

Chemotherapie: im Rahmen einer Studie nach Ulmer Protokoll (Epirubicin, Taxol, Cyclophosphamid)

Strahlentherapie: 30x

Hormontherapie: Zoladex

Unterstützende Therapien: Selen und hochdosierte Vitamine (Orthomol Vital F)

operiert. Danach geht es los mit Strahlen- und Chemotherapie, das muss wohl sein, da das Ding schon etwas größer ist. Wahrscheinlich kann aber die Brust erhalten bleiben und muss nicht amputiert werden... Das Ding will ich nur noch raus haben und mein Ziel heißt: LEBEN. Eigentlich wollte ich es euch persönlich sagen, aber die letzten beiden Wochen waren so anstrengend, dass ich froh bin, wenn die OP (vor der ich eine Scheiß-Angst habe) endlich vorbei ist.

Drückt mir alle großen Zehen und Daumen am Freitag!

Hallo!

Die OP-Ergebnisse sind da. Der Tumor wurde anscheinend vollständig entfernt. Leider sind 4 von 24 Lymphknoten schon befallen. Das heißt im Klartext, die Krebszellen wandern wahrscheinlich schon herum... Wo auch immer...

Morgen fahren Gert und ich zur Klinik, da wir noch ein weiteres Gespräch haben und am 3. Juli habe ich einen Vorstellungstermin in der Radiologie. Also, wer möchte, kann schon mal anfangen, eine Mütze für mich zu häkeln bzw. das Garn zu bestellen, denn um eine »große« Chemo komme ich jetzt nicht mehr rum...

Hi,

wenn es denn so sein soll, werde ich mir eben ein Handarbeitsbuch kaufen und dir ein Mützchen häkeln, das die Welt noch nicht gesehen hat... mir schwebt da schon etwas mit bunten Bommeln vor, so 'ne Art Elchgeweih ist vielleicht auch ganz nett... da muss ich dann mal sehen, was technisch machbar ist (Dabei fällt mir ein: Was ist eigentlich aus der Wollsocke geworden, die du mir damals für meinen Gipsfuß versprochen hattest??? Auf die warte ich bis heute).

Ich kann sicher nur ansatzweise nachfühlen, wie es dir jetzt geht – wahrscheinlich mein Scheißgefühl multipliziert mit hundert – aber trotzdem bin ich weiterhin ganz sicher, dass du das alles mit Bravour überstehen wirst. Jetzt muss eben mit harten Bandagen gekämpft werden – und dann kannst du wirklich nur gewinnen. Versprochen!

Jetzt versuchst du, in den nächsten Tagen erst mal diesen neuen Schock zu verdauen. Lass dich ein paar Tage total fallen – und dann stehst du auf und wirst dem Übel kühn entgegentreten... Und du meldest dich, wenn dir danach ist, so lange werde ich dich gnadenlos mit Mails zuschütten, und wenn es nur die kleinen Verbands-Anekdoten sind (die sind ja in ihrer Absurdität relativ erheiternd).

Dass ich da bin, wenn du mal mit jemand anderem reden willst, muss ich hoffentlich nicht extra erwähnen...

Alles Liebe und noch mal die Parole: ALLES WIRD GUT!!!!!

Hallo!

Wo wir gerade bei wilden Geschichten sind: Laut meinem Krankheitsbild wird mir von der Uni-Klinik vorgeschlagen, nicht an der »Klassischen Chemo«, sondern an einem europaweiten Projekt teilzunehmen... Zuerst war ich ganz Feuer und Flamme, aber je länger ich darüber nachdenke, umso mehr denke ich, ich werde ein Versuchskaninchen für die Pharma... Es ist eine neue Kombination der üblichen Stoffe, nur in anderer Reihenfolge und zusätzlich gibt es ein Mittel zur Steigerung der Leukozyten plus das neue »Taxol«. Die Therapie ist sehr intensiv, hat höhere Nebenwirkungen, und infolge der Einnahme des neuen Medikaments ist eine Frau (in K. nehmen 13 Frauen teil) schon in der Nervenklinik gelandet (weil es unter der Haut – an den Nervenenden – immer so stark kribbelte... auch ein Jahr nach der Chemo noch!!!). Bedenklich finde ich, dass sie die Therapie nicht an die Patientin anpassen, sondern nach dem Losverfahren arbeiten. Die Ärztin hat mir erzählt, dass sie Taxol für DEN Stoff der Zukunft hält. Ein paar Minuten später hat sie mir erzählt, dass die Pharma ihren Flug inklusive Nebenkosten für einen Trip zum Ärztekongress übernommen hat... Jetzt werde ich erst mal das Internet zu Taxol befragen.

Hi,

ich hoffe, es geht dir ein bisschen besser – und du hast wenigstens schon mal wieder festen Boden unter den Füßen.

Aus der Ferne betrachtet klingt diese Studie erst mal ganz gut, finde ich. Ich lese mich gerade erst in die Materie ein. Und wenn es auch Klüngel, Seilschaften und Korruption zwi-

Info zur Studie

Die Teilnehmerinnen der Studie werden (nach dem Zufallsprinzip) in 2 Gruppen (»2 Arme«) eingeteilt. Alle Teilnehmer erhalten die Stoffe Epirubicin (Farmorubicin), Paclitaxel (Taxol) und Cyclophosphamid (Endoxan). Im Standardarm der Studie werden den Teilnehmerinnen zunächst 4 Zyklen einer Kombinationschemotherapie (Epirubicin und Cyclophosphamid) verabreicht. Im Anschluss daran erhält man vier weitere Zyklen Paclitaxel. Der Abstand zwischen den Zyklen beträgt 21 Tage. Bei Bedarf erhalten die Teilnehmerinnen noch Neupogen. Im anderen, dem experimentellen Therapiearm, erhalten sie auch die drei Medikamente, aber in anderer Reihenfolge. Therapieplan: 1. bis 3. Zyklus: Epirubicin, 4. bis 6. Zyklus: Paclitaxel und 7. bis 9. Zyklus: Cyclophosphamid, jeweils im Abstand von 14 Tagen. Die Dosis der Stoffe ist im »experimentellen Arm« doppelt so hoch wie in dem Standardarm. Zusätzlich gibt es vom 3. bis 10. Tag Neupogen, damit die weißen Blutkörperchen nicht zu weit absinken.

schen Pharmaindustrie und Ärzteschaft gibt – so what? Hauptsache, du wirst leben. Und was diese Auslosung angeht: Schön den kleinen roten Elefanten beschwören und schon wird es dein Glückslos werden...

Im Internet gibt es wirklich super viele Informationen. Am besten, du bist so umfassend wie möglich informiert, wägst die persönlichen Vorteile gegen die möglichen Nachteile ab und entscheidest dann.

Viele Grüße von meiner Mum – sie ist übrigens nicht davon abzubringen, dir den einzigen von Pauls Welpenzähnen, den sie gefunden hat, zukommen zu lassen – natürlich gesäubert. Gilt unter Hundefreunden als 1a-Glücksbringer.

Kopf hoch!!!!! Viele Grüße
m.tina

1. Zyklus (29.06.00)

E-Mail
Datum: 29.06.00
To: M.Tina

Danke, dass Du heute mit zur ersten Chemo warst. Komisch, die rote Flüssigkeit so durch die Schläuche rinnen zu sehen. Bis jetzt merke ich nichts weiter, ich bin nur müde...

2. Zyklus (13.07.00)

E-Mail
Datum: 17.07.2000
To: M.Tina

Sad news: Schamhaare und Kopfhaare sind jetzt nach der 2. Chemo schon zu 90 Prozent ausgefallen. Beinhaare sind noch bombenfest. Glücklicherweise sind auch Wimpern und Augenbrauen noch fest. Ironie des Schicksals: Ich, die immer glaubte, mir würden keine Kurzhaarfrisuren stehen, bin eines Besseren belehrt worden. Momentan ist mein Restkopfhaar auf einen Zentimeter Länge gestutzt und sieht gar nicht so schlimm aus. Eine Mischung aus Annie Lennox und Frauenknast!!! Na ja, nicht mehr lange. Leider fallen auch diese Rest-Härchen aus, das grenzt an Verschwörung! Manchmal glaube ich, es ist ein Test, wie viel ich ertragen kann, ohne durchzudrehen.

E-Mail
Datum: 18.07.2000
From: M.Tina

Hi,

eine knappe Woche hast du noch Zeit, dir ein paar Tour-de-France-Etappen anzugucken. Warum? Weil da der lebende Beweis dafür, dass alles gut wird, im gelben Trikot in unglaublicher Form durch Frankreich radelt und spätestens in diesem Jahr mein großer Tour-Held geworden ist: Lance Armstrong. Vor ein paar Jahren bekam er die Diagnose Hodenkrebs[1] mit Metastasen in der Lunge und sonst wo. Prognose (sehr wohlwollend): 40 Prozent Überlebenschancen. Operation, Chemotherapie, und jetzt gewinnt er zum zweiten Mal die Tour. Was lernen wir daraus? Alles ist möglich, und alles wird gut.
In diesem Sinne alles Liebe m.tina

E-Mail
Datum: 19.07.2000
To: M.Tina

Hallo!

Vielen Dank für den »Beweis«. Das muntert gleich ein bisschen auf. Dass Radfahrer ein erhöhtes Risiko haben, an Hodenkrebs zu erkranken, ist mir spätestens seit der Mountain-Bike-Tour auf Kreta klar geworden! Diese Sättel sind eine Zumutung und selbst mit Radler-Höschen nicht länger als 1-2 Minuten zu ertragen.
Die größten Nebenwirkungen sind überstanden. Allerdings ist mir immer noch etwas schwindelig und ich brauche extrem viel Schlaf und Ruhe. Nachts nicht unter 10 Stunden und mindestens ein einstündiges Nachmittagsschläfchen! Ich habe immer so eine Art »Schneckenschleim« im Mund (anstatt Speichel). Bäh! Auch nach Zähneputzen und Mundspülung ist 10 Minuten später alles wieder beim Alten. So, jetzt muss ich aber erst mal wieder auf mein Sofa!

3. Zyklus (27.07.2000)

E-Mail
Datum: 01.08.2000
To: M.Tina

Hallo!

ENDLICH ANSPRUCH AUF EINEN SITZPLATZ IM BUS! (Das sollte nur ein Witz sein.) »Leider« stimmt es nämlich gar nicht. Heute, eine Woche nach der dritten Chemo ist mein Schwerbehindertenausweis gekommen. Ich glaube es immer noch nicht. Im Mai noch auf Kreta Mountain-Bike-Tour gefahren und jetzt 60 Prozent schwerbehindert. Manchmal glaube ich immer noch, das Ganze ist ein Albtraum, aus dem ich jeden Moment aufwache.

Heute fühle ich mich ganz o.k. Das Blutabnehmen war allerdings wieder mal ne Tortur. Als allererstes habe ich den Hausarzt aufgefordert, einen Abstrich aus meinem Mund zu nehmen, denn Monika (die an Krebs erkrankte Freundin von Gerts Bruder) hatte auch so einen Schleim im Mund, der sich dann als Pilz entpuppte! X-mal habe ich auf den Belag hingewiesen! Und heute meinte der Doc zu mir: »Wenn Sie unbedingt wollen, mache ich einen Abstrich – aber für mich sieht das nicht nach einem Pilz aus.« Na, warten wir doch mal ab. Freitag muss ich wieder hin. Dann wissen wir mehr.

E-Mail
Datum: 03.08.2000
From: M.Tina

Hallo,

dieser Pilz-Alarm ist ja unglaublich. Da stellt sich wieder die Frage, welchem Arzt man auch nur für fünf Pfennig über den Weg trauen kann bzw. wessen Kompetenz man nicht zu 100 Prozent anzweifeln muss. Was ist das? Dienst nach Vorschrift? Größenwahn? Oder einfach Unfähigkeit? Ich will das gar nicht wissen, aber aufregen muss ich mich über so was ja wohl maßlos. Ich hoffe nur wirklich, dass sich da kein Pilz angesiedelt hat, das wäre ja superfies (und vor allem hätte man den wohl zeitig bekämpfen können). Als wäre das alles nicht auch so schon genug...

Heute morgen habe ich übrigens »die Frau mit dem Hütchen« getroffen. Sie hat die Unterlagen über die Misteltherapie bekommen, ihr fehlt aber irgendwie noch eine Information (kriegt sie von ihrer Tochter) und wenn sie die hat, ruft sie dich an.

Immer dran denken: Auch der schlimmste Alptraum ist irgendwann vorbei. Und überleg mal: Was kann dich dann noch schocken?

Mal wieder alles sehr schmerzhaft zugeschwollen (seit gestern): Mund, Zahnfleisch, Backenta-schen, Zunge, Hals, Ohr. Ich sehe aus und fühle mich wie ein Hamster mit Zahnweh. Der eine Arzt meint, dass es Nebenwirkungen sind, der nächste vermutet einen Infekt... Ist mir ehrlich gesagt egal, was das nun ist, Fakt ist, es gibt angeblich nix, was ein Abschwellen bewirken kann. Dazu kommt, dass ich Unmengen süßlichen zähen Schleim im Mund habe. Ich gurgele den Tag über, das ist das Einzige, was ich machen kann. Ansonsten warte ich ab. Reden kann ich nur schlecht, wie gesagt, weil meine Zunge so dick und schmerzhaft angeschwollen ist. Ich versu-che so viel wie möglich zu schlafen, damit dieser Albtraum baldigst zu Ende ist.

1. Es ist ein Pilz.
2. Mein Arm ist immer noch voll angeschwollen (Venen sind zu schwach).
3. Ich fühle mich wie ein Hamster.
4. Habe totalen Kohldampf, kann aber nix essen, weil mein Mund und meine Zunge so schmer-zen. Es tut alles sehr weh, aber es ist nicht ganz so schlimm wie beim letzten Mal, denn jetzt habe ich keine Grippesymptome. D.h. ich habe einen klaren Kopf.
5. Bin voll aggressiv. Gert kriegt das alles ab. Hat aber auch selber schuld. Ich habe ihm tausend Mal gesagt, dass er mir nur Fragen stellen soll, die ich mit ja oder nein beantworten kann! Jedes Wort schmerzt mich so sehr, außerdem geht das auch voll auf die Stimmbänder.
6. Seit Montag habe ich wie die »Hütchen-Frau« Schaum vorm Mund. Wenn mich keiner beob-achtet, mache ich kleine Blasen (so wie mit Kaugummi). Könnte mich kaputt lachen. Wenn mich ein Jäger sähe, würde ich glatt erschossen: Tollwutgefahr.
7. Mittwoch plane ich trotz allem erst mal ein. Man weiß ja nie...
8. Ansonsten: Danke, dass du Donnerstag eingeplant hast. Alleine schaffe ich es nicht, den Ter-ror dort auszuhalten.

4. Zyklus (21.08.2000)

E-Mail
Datum: 17.08.2000
To. M.Tina

Hallo!
Wollte mich noch mal kurz melden. Morgen geht es los, mein Port wird gelegt. Angeblich soll das schnell und schmerzlos sein. Die Tage im Krankenhaus mit total entzündeten und geschwollenen Mundschleimhäuten waren wirklich der Horror. Die 4. Chemo wurde übrigens auf den 21. August verschoben. Hoffe, dass du Zeit hast, mitzukommen. Geteiltes Leid ist doch halbes Leid. Danke für alles!

5. Zyklus (04.09.2000)

E-Mail
Datum: 04.09.2000
To: M.Tina

So, das ist die letzte Mail für heute. War wieder ein paar Stunden online. Na ja.
Es ist jetzt 19.38 h MEZ, und die Nebenwirkungen sind immer noch nicht da. Merkwürdig. Letztes Mal (1. Paclitaxel-Chemo – 4. Chemo-Sitzung gesamt) hatte ich doch Dienstagnachmittag schon Muskelkater-ähnliche Schmerzen. Und jetzt nix? Kommt das dicke Ende noch? Ich sitze hier mit meinen Zäpfchen, und nix passiert. Ist das eher gut oder eher schlecht? Horche in mich hinein, kann aber nur ein paar Phantomschmerzen, die immer da sind, ausmachen. Vielleicht wurde ich vergessen – wäre mir recht. Halt, ein Stechen im rechten Knie! Das könnte was sein – mal weiter beobachten. Tschüs erst mal!

Hi,

vielen Dank für die diversen Mails. Insbesondere die Statistik und den Tumormarker-Bericht werde ich gleich mal ausdrucken und den heutigen Abend der medizinischen Fortbildung widmen: Erst die beiden Artikel lesen und dann »OP ruft Dr. Bruckner« gucken, und dazu gibt's Broccoli und grünen Tee.

Schon Nebenwirkungen aufgetaucht? Oder schon wieder verschwunden? Nachdem ich heute Morgen leichte Knochenschmerzen (wie Muskelkater – aber wovon?) festgestellt habe, dachte ich schon, ich hätte vielleicht auf telepathischem Wege etwas von den Nebenwirkungen abbekommen. Komisch, komisch. Höchstwahrscheinlich liegt das an meiner hypochondrischen Ader. Du kannst mir aber ruhig weiterhin was rüberschicken, ich würde dir gerne ein bisschen was abnehmen und ich könnte mich dann erst mal krankschreiben lassen.

Hi! Leider haben mich die Nebenwirkungen heute Nacht doch erwischt und werden langsam immer stärker. Bis jetzt aber nur totale Kälteschübe (kann man echt nicht beschreiben) und Knochen- und Muskelschmerzen, ich würde sagen Stufe 3 (auf einer Skala von 1-10), also Kinderkram, da wird noch nicht gejammert. Ich muss jetzt erst mal in die Wanne und mich aufwärmen. Melde mich morgen.

Aua, aua, aua, aua... Melde mich, wenn das hier endlich abklingt!

E-Mail
Datum: 08.09.2000
From: M.Tina

Hallo,
scheinbar ist die telepathische Verbindung zur Übertragung von Nebenwirkungen abgebrochen, ich habe nämlich keine Symptome mehr. Und dabei würde ich dir liebend gerne 50 Prozent abnehmen – geteiltes Leid wäre dann ja buchstäblich halbes Leid...
Die Begründung für diese »Prüfung« kann doch nur eine sein: Du musst da jetzt durch, damit alles gut werden kann. Immer daran denken und felsenfest davon überzeugt sein, vielleicht hilft das ein bisschen. Ich denk an dich und hoffe, dass das Wochenende erträglich wird. Meins wird wahrscheinlich furchtbar: Geplant ist Möbelhaus-Alarm mit meiner Mum auf der Suche nach einem schönen blauen Sofa.
Durchhalten!

E-Mail
Datum: 09.09.2000
To: M.Tina

Hi! Hoffe, dass du trotz Möbelhäuser ein erholsames Wochenende hattest! Jetzt ist Samstag – bin total erschöpft, aber die Nebenwirkungen lassen langsam nach. War diesmal nicht so lange und nicht so stark – trotzdem hat mich das voll geschafft. Freitag war ich zum Blut abzapfen: 33 860 Leukos. Das sind ne Menge. Ich werde weiterspritzen und am Montag noch mal testen lassen. Dann habe ich bestimmt 60 000 und dann lasse ich die letzten zwei bis drei Spritzen einfach weg. Schwupp! Na so was – einfach vergessen. Vielleicht können wir ja nächste Woche mal einen gemeinsamen Mittagstisch einschieben.

E-Mail
Datum: 17.09.2000
To: M.Tina

Ich bin irgendwie in Jammerlaune! Hier eine kurze Bestandsaufnahme:
- Hände und Füße (insbesondere Zehen und Finger) geschwollen und extrem temperatur- und tastempfindlich. Zum Beispiel: Joghurt aus dem Kühlschrank nehmen, tut richtig weh an den Fingerkuppen! Toll!
- Große Hornhautfetzen lösen sich von den Fußsohlen (Nebenwirkung?)

- Gerötete Augen (80% Wimpernverlust...)
- Entzündete juckende Stelle unterm Arm (operierte Seite, neben der Narbe), Durchmesser 2 cm.
- Immer noch großflächiger Ausschlag im Gesicht – sehr schlecht abzudecken (und auch kein Bock drauf, auch wenn da schon was dazugehört)
- Mund voller Schleim
- Kälte- und Hitzewellen (auch tagsüber)

Toll. Ich freue mich natürlich, dass ich keine richtigen Schmerzen habe, aber meine Laune ist total im Keller. Außerdem hatte ich bei der Hochzeit meines Cousins schon solche Hass- und Neidgefühle auf alle, die lange Haare haben (wird demnächst verboten!). Und dann noch die »strahlende Braut«: 1,65 m groß, 50 kg schwer, braungebrannt, mindestens einen Meter lange Haare. Kotz. Glücklicherweise hat mich keiner gefragt, wie es mir geht. Schwanke dann immer zwischen »bestens« und einem gezieltem Schlag in die Fresse.

P.S. Du kommst doch morgen mit zur 6. Chemo, oder? Ohne dich halt ich das nicht aus...

E-Mail
Datum: 19.09.2000
To: M.Tina

So'n Mist! Warum immer ich? Kann nicht mal irgendwas glatt gehen? Jetzt wird die 6. Chemo verschoben, weil die nicht in der Lage sind, ein Port-System zu implantieren, das länger als 4 Wochen hält! Das kann doch nicht sein! Eben wurde ich angerufen: Der Austausch des Port-Systems ist am 20.09.00. Kannst du bitte mitkommen? Gert ist nicht da und ich kann da nicht alleine hin. Ich hab ANGST.

E-Mail
Datum: 21.09.2000
To: M.Tina

Ich war so froh als ich dich gestern hinter der OP-Schleuse wieder sah! Da ich gestern kaum noch in der Lage war zu sprechen, hier ein kurzer Bericht vom Austausch des defekten Port-systems: Mir ist nicht klar, ob es keine bessere Betäubung gab, oder ob die es nicht besser konnten. Nach meinen Erfahrungen mit der modernen Medizin neige ich leider zur zweiten Annahme. Meine Heulkrämpfe, Schreie und wilde Proteste nützten da gar nichts. Das nur, um dir einen Eindruck zu vermitteln – mit Details werde ich dich größtenteils verschonen. Du würdest mir nicht glauben – jedenfalls würde ich es an deiner Stelle nicht. Als ich rausgeschoben wurde, fühlte ich mich um ein Jahrzehnt gealtert.

Und heute: Keine Visite bis 10 Uhr, jedenfalls nicht für mich. Als Gert kam, gingen wir gemeinsam auf die Station 10, und ich fragte dort Schwester Elke: »Ist ein Arzt da? Bevor ich nach Hause gehe, sollte doch ein Arzt noch mal auf die Wunde gucken!« Da sagt Schwester Elke: »Zeigen Sie mal!« Ich zeige, und sie sagt: »Das sieht doch gut aus. Sie können so nach Haus. Wenn was ist, anrufen oder kommen«. DANKE, Dr. Elke! Ein Arzt war wohl nicht da – und Goldkettchen (wenn er denn da gewesen wäre) hätte ich die Wunde sowieso nicht gezeigt.

7. Zyklus (10.10.00)

E-Mail
Datum: 11.10.2000
To: M.Tina

Danke, dass du gestern bei der 7. Chemo wieder dabei warst. Ohne dich würde ich da durchdrehen. Komische Leute sind da. Zwei Mal habe ich jetzt noch nach. Fühle mich sehr sehr schlapp. Freue mich schon sehr auf unseren Kurs "Autogenes Training". Bis bald!

8. Zyklus (24.10.00)

E-Mail
Datum: 25.10.2000
To: M.Tina

Ich habe von 11.45 bis 17.15 Uhr gepennt. Allerdings bin ich im stündlichen Rhythmus (immer um viertel vor!!) aufgewacht und musste dringend meine Blase entleeren. Dabei habe ich hier nur noch zwei Becher Tee getrunken. Die haben mich anscheinend richtig durchgewässert. Kurz bevor es dunkel wurde, bin ich wieder aufgestanden, aber nur weil ich keinen Bock habe, die kommende Nacht wieder wach zu liegen. Sonst wäre ich liegengeblieben. Meine Magensituation ist etwas angespannt. Mehr als Zwieback geht nicht, beim Gedanken an Essen wird mir echt übel. Diese Hitzewellen (immerhin lange schon keine Kältewellen mehr gehabt) treiben mich noch in den Wahnsinn!

Würde gerne mal meine Temperatur am Kopf wissen, wenn so eine Welle kommt! 45 Grad? Aber wie soll ich das anstellen? Thermometer am Kopf festkleben? Vielleicht klemme ich mir aus reiner Neugier das Thermometer das nächste Mal untern Arm. Mal sehen, was dabei herauskommt.

Ein Phänomen ist übrigens auch, dass ich jedes Mal einen Tag nach der Chemo einen kleinen Heul-Depri-Anfall bekomme. Das geht ungefähr eine Stunde und ist dann wieder vorbei. WAS geben die mir da bloß?

E-Mail
Datum: 09.11.2000
To: M.Tina

Hallo!

Morgen ist es endlich so weit: Die letzte Chemo. Bin ich froh! Vertragen habe ich ja alles sehr schlecht... von den ersten 3 Chemos (Epirubicin) sind meine Haare ausgefallen und sämtliche Schleimhäute schmerzhaft angeschwollen und entzündet, sodass ich sogar ins Krankenhaus musste, weil ich nicht mal mehr Wasser trinken konnte; die nächsten drei Chemos (Paclitaxel) haben meine Knochen total ruiniert! Knochenschmerzen ohne Ende! Ungefähr so, als wenn mir einer mit einem Baseballschläger die Knie zertrümmert hätte... Und dann die letzten Chemos... Nicht nur, dass meine weißen Blutkörperchen bedenklich abgesunken sind (unter 200) und ich mit einem »Michael-Jackson-Mundschutz« tagelang auf der Isolierstation hocken musste, nein, auch meine Narben an Brust und Achselhöhle mussten sich noch schmerzhaft entzünden. Morgen noch eine Chemo und dann ist gut.

9. Zyklus fällt ersatzlos aus (geplantes Datum: 10.11.00)

E-Mail
Datum: 10.11.2000
To: M.Tina

Ja, das war ein kurzer Tag auf der onkologischen Tagesstation, oder? Aber wenn die meinen, die 9. Chemo sollte lieber gestrichen werden, dann nehmen wir das mal so hin. Noch so einen

Abfall bei den weißen Blutkörperchen muss man ja auch nicht heraufbeschwören und schon wieder auf die Isolierstation will ich auch nicht.

Zu den Narben: Wunde (entzündete Achselhöhle)und das betroffene Umfeld fühlen sich besser an. Es pocht nicht mehr. Trotzdem habe ich ein bisschen Angst vor den nächsten Spülungen. Aber was nicht tötet, härtet ab. Jetzt habe ich gute Chancen, Weihnachten vielleicht schon wieder einen Flaum auf dem Kopf zu haben.

Hatte heute Nachmittag noch ein ernstes Gespräch mit Gert. Glaube, er kannte das statistische Material nicht. Ohne Worte. Schnief. Trotz allem habe ich jetzt ein gutes Gefühl. Irgendwie habe ich eine Eingebung, dass zum Schluss doch alles gut wird. Und mein Gefühl hat mich selten betrogen. Nur deshalb nehme ich auch solche Sachen wie die »Spülungen« oder die miese »Port-Geschichte« relativ gelassen hin. Ist halt Teil der Prüfung. Lecke hier ein paar Tage meine Wunden und bin wieder halbwegs da.

E-Mail
Datum: 13.11.00
From: M.Tina

Hi,

hier mein Traum aus der Vollmondnacht von Samstag auf Sonntag (Vollmondnächte sind doch magisch, oder?): Bei mir wurde ein kleiner Knoten gefunden, der aber nicht bösartig war. Zur Sicherheit wollte der behandelnde Arzt, der netterweise genauso aussah wie George Clooney, aber eine kleine Chemo (3 Ladungen) machen. Also saßen wir beide nebeneinander in einem Krankenzimmer in den schönen Sesseln. Ich hatte zwei ganz kleine Schläuche in der Brust und habe immer heimlich geraucht (in dem Krankenzimmer – und habe dann den Aschenbecher im Nachttisch versteckt) und du hast immer gesagt: »Du darfst nicht mehr rauchen«. Außerdem kamen immer nette, gutaussehende Jungs mit Dosenbier (!!!) auf Besuch. Das haben wir dann aber beide vernünftigerweise nicht getrunken. Irgendwann kam wieder der George-Clooney-Doppelgänger vorbei und sagte, wir könnten jetzt nach Hause, denn wir wären beide kerngesund... Noch irgendwelche Zweifel?

Alles wird gut! M.Tina

E-Mail
Datum: 14.11.2000
To: M.Tina

... nee, Fragen werfen sich nach so einem Traum wirklich nicht mehr auf. Habe mich eben mit meinem Frühstückskakao gekrümmt vor Lachen, tat ganz schön weh, weil ich mich heute Nacht so »verlegen« habe. Schön finde ich das mit dem Aschenbecher... Sehr gute Idee. Stelle mir gerade vor, was die auf der »Elf« wohl dazu gesagt hätten...

Aus der Rubrik »Immer was Neues«: Meiner Narbe geht es richtig gut. Allerdings hat sich meine Achselhöhle und die Haut drumherum voll entzündet. Total rot mit kleinen Pickeln. Und juckt wie Teufel! Pflasterallergie. Habe ich nicht immer, aber oft. Nehme eigentlich nur Spezialpflaster, gestern hatte ich kurz einmal ein anderes, das hat gereicht. Mist. Jetzt trage ich erst mal alle alten T-Shirts auf, da die braune Salbe alles vollschmiert (und ich keine Pflaster mehr nehmen kann). Erhole dich weiter schön! Alles wird gut.

E-Mail
Datum: 15.11.00
To: M.Tina

In der Nacht von Freitag auf Samstag sollen wieder ganz viele Sternschnuppen auf die Erde rieseln bzw. durch den Nachthimmel. Trifft sich gut, denn ich habe noch ne Menge Wünsche! Hoffe, dir geht es etwas besser, gleich mache ich mal einen Kontrollanruf!

E-Mail
Datum: 15.11.2000
From: M.Tina

... dann wollen wir mal die Augen offen halten für ganz viele Sternschnuppen und ganz, ganz viele Wünsche. Ich habe eigentlich »nur« den Wunsch, dass der Krebs wieder genauso schnell aus unserem Leben verschwindet, wie er gekommen ist. Und dass wir beide an unserem 50. und allen weiteren runden Geburtstagen uns noch mal dieses Horrorjahr vor Augen halten (mit einem kleinen Tequila? Oder sind wir dann schon im »Likörchen-Alter«?). Mit Abstand werden wir höchstwahrscheinlich über alle UFK-Pleiten, über Goldkettchen und die anderen Kinder in Kitteln nur noch ungläubig den Kopf schütteln. Und kaputtlachen werden wir uns wahrscheinlich über meinen unvergesslichen Auftritt in deiner »Isolationshaft«. Und ich werde dann immer noch nicht wissen, wie man einen Mundschutz umtüttelt... (wozu auch?). So wird es kommen – immer an meinen Traum denken!

E-Mail
Datum: 15.11.2000
To: M.Tina

...ja, das wäre schön. Unvergesslich ist und bleibt auch der Auftritt von Oberarzt P.: »Ich komme grad von Professor Kastenfrosch.«
Bis morgen.
P.S. Habe schnell noch einen italienischen Marmorkuchen gebacken, um dich etwas aufzuheitern. Ist ja Winter, da kann man sich ne kleine Schwarte anfressen.

E-Mail
01.12.2000
To: M.Tina

Hallo!
Heute wurde ich in der Radiologie »eingezeichnet«. Fast hätte ich mich in den Katakomben verlaufen. Na ja. Habe ja wieder rausgefunden! Am Dienstag, den 05.12.00 beginnen meine Bestrahlungen. Hauptsache keine Chemo mehr. Kommst du am Dienstag mit?

E-Mail
Datum: 20.12.2000
To: M.Tina

...was ich schon ahnte, wird jetzt leider zu Gewissheit! Meine Narben haben sich unter den täglichen Bestrahlungen entzündet. Die Achselhöhle schmerzt sehr. Und das kurz vor Weihnachten. Habe Tabletten bekommen. Die Bestrahlungen werden erst mal ausgesetzt... Am Freitag (22.12.00) wird die Wunde punktiert!!!! Mir schlottern jetzt schon vor Angst die Knie!

E-Mail
Datum: 22.12.2000
To: M.tina

Hier schnell noch eine Mail bevor ich wieder ins Krankenhaus muss. Leider konnte ich dich telefonisch nicht erreichen, deshalb hier eine kurze Mail, damit du Bescheid weißt: In 2 Stunden werde ich operiert... Die Achselhöhle ist total vereitert. Wann ich wieder rauskomme ist noch nicht klar. »Frohe Weihnachten«

28. Bestrahlung

E-Mail
Datum: 31.01.2001
To: M.Tina

Hatte heute die 28. Bestrahlung. Termin 9.20 Uhr, und zu diesem Anlass habe ich mir – wie immer – ein Taxi bestellt. Würde auch selber hinbrausen, aber man bekommt im Umkreis von zwei Kilometern der Radiologie einfach keinen Parkplatz – noch nicht einmal im Halteverbot. Um kurz nach halb neun habe ich mir ein Taxi vorbestellt, für punkt neun Uhr. Um fünf vor neun ging ich raus (frau ist ja pünktlich), das Taxi kam um neun Uhr acht. Ich stieg ein, und damit beginnt dieser nette Dialog:

Ich: Morgen! Zur Radiologie, bitte!

Fahrer: Mmmmmh.

Ich: Ich muss um neun Uhr zwanzig da sein.

Fahrer: Ja, und?

Ich: Vielleicht können Sie ja ein bisschen auf die Tube drücken.

Fahrer: Hier ist 30.

Ich: Also, ich habe extra ne halbe Stunde vorher ein Taxi vorbestellt und muss um neun Uhr zwanzig in der Radiologie sein. Wenn ich nicht (Fahrer stellt das Radio lauter) um neun Uhr zwanzig da bin, komme ich nicht pünktlich dran. Ich habe keine Lust, dort bis zwölf zu sitzen.

Fahrer überprüft, wann der Auftrag herein kam, Display der Taxe zeigt 8.37 Uhr an.

Fahrer: Wollen Sie sich jetzt mit mir streiten oder was? Mein Vater war da 60-mal. Sie kommen schon rechtzeitig dran.

Ich: Vorher hat immer alles gut mit den Taxen geklappt. Die Fahrer waren immer zur vereinbarten Zeit da.

Fahrer: Wenn Sie das nächste Mal fahren und nicht von mir gefahren werden wollen, dann sagen Sie doch einfach, wenn Sie ein Taxi bestellen: Nicht die Nummer 168.

Bis zur Kreuzung vor der Uniklinik wird nicht mehr gesprochen.

Um 9.16 Uhr stehen wir an der Kreuzung vor der Uniklinik. Ich hatte mich gerade wieder beruhigt und mir vorgenommen, beim Ausstieg zu sagen: »Wie schön, dass wir doch noch rechtzeitig sind, ich war wohl etwas angespannt, Entschuldigung – tschüß!« Leider kam ich nicht mehr dazu, denn der Fahrer meckerte mich erneut von der Seite an: »Na, dann kommen wir ja doch noch rechtzeitig an – sollte man doch lieber erst mal abwarten, bevor man so eine Welle macht!« Ich bin sprachlos.

Als ich bei der Radiologie aussteige, zeigt die Uhr 9.18. Glück gehabt, denke ich. Wortlos steige ich aus.

(Für den Rückweg bestelle ich mir ein Taxi und sage der Frau am anderen Ende des Telefons, dass ich auf keinen Fall das Taxi Nummer 168 möchte.)

Na gut, mit diesem Unternehmen fahre ich noch genau vier Mal, also diese Woche und dann nie wieder. Das Ganze hätte mich vielleicht weniger getroffen, wenn ich nicht die halbe Nacht wach gewesen wäre und nicht seit fünf Uhr früh bis einschließlich jetzt (!) stechende Kopfschmerzen (Gehirntumor?) hätte.

Epilog
Zurück ins normale Leben oder »Was ist eigentlich normal?«

Nach der Anschlussheilbehandlung bin ich zunächst noch krankgeschrieben. Meine Wiedereingliederung im Job beginnt mit täglich vier Stunden (vier Wochen lang) und wird dann auf sechs Stunden täglich aufgestockt (zwei Wochen lang).

Nach den sechs Wochen Wiedereingliederungsphase beschließe ich, meine Arbeit auf 30 Stunden pro Woche zu verkürzen, sodass ich jetzt jeden Tag nur noch sechs Stunden arbeiten muss. Zu mehr bin ich nicht in der Lage. Zum Glück ist mein Arbeitgeber einverstanden und es wird auch ein bisschen Rücksicht genommen.

Ich habe eine Reihe von gesundheitlichen Beschwerden, die mich ständig begleiten: Knochenschmerzen, Hitzewallungen, Konzentrationsstörungen, Stiche, Müdigkeit, eine Reizblase, um nur einiges zu nennen. Es fällt mir sehr schwer, so viel wie früher zu leisten. Ich bin ständig erschöpft, muss mich immer wieder »ausruhen«. Wenn ich unterwegs bin, suche ich alles nach Toiletten und Ruhebänken ab. Auch mein Halsweh nervt mich ganz schön. Seit der Bestrahlung habe ich Halsschmerzen. Damit haben sich bereits mein Hausarzt, drei HNO-Ärzte, mehrere Klinikärzte und eine Psychologin beschäftigt. Leider konnte mir bis heute niemand helfen.

Im Mai 2001 habe ich mich entschlossen, der Uniklinik den Rücken zu kehren. Seitdem kümmert sich ein auf Onkologie spezialisierter Frauenarzt, dem ich vertrauen kann, um meine gesamte Nachsorge. In die Uniklinik gehe ich nur noch ein letztes Mal um meine Patientenakte einmal »durchzukopieren«. Ich gehe, ohne mich noch mal umzudrehen.

Im Mai 2003 sind seit meiner OP drei Jahre vergangen. Der Schrecken ist verblasst, aber die Angst ist immer noch da. Gerne würde ich glauben, dass ich dem Tod noch mal von der Schippe gesprungen bin, aber bin ich es wirklich?

Anmerkungen
1 Unterschied: fortgeschrittener (=metastasierender) Hodenkrebs ist zu einem großen Prozentsatz immer noch heilbar. Metastasierender Brustkrebs ist bisher unheilbar.

Lou-Andreas T.

Diagnose Brustkrebs – Beginn einer Heilung

Kontakt: LouAndreas-T@gmx.de

Meine Geschichte beginnt mit einer Fehldiagnose.

Am 19.8.1999, 24 Stunden nach meiner ersten OP, sagt mir der Chirurg, dass ich Brustkrebs habe. Da der Tumor bereits in die Lymphbahnen eingebrochen sei und Lymphknoten auch befallen sind, müsste die EC-Chemo sofort am nächsten Tag beginnen. Ich habe damals keine Ahnung. Über die Behandlung und die Nebenwirkungen werde ich nicht näher aufgeklärt. Stattdessen teilt mir ein Onkologe mit, dass bei meiner Tumorklassifikation mit Lymphangiosis carcinomatosa, einem Einbruch der Krebszellen in die Lymphbahnen

47 Jahre bei Diagnose 1999, verheiratet, zwei Söhne (16 und 18 Jahre), Sozialversicherungsfachangestellte, zur Zeit Erwerbsunfähigkeits-Rente

TNM-Klassifikation: pT2, N1bi (2/9), R0, M0, G III, L1, Östrogenrezeptor negativ, Progesteronrezeptor leicht positiv, HER2-neu negativ

Diagnose: Szirrhöses, invasiv-duktales Mammakarzinom mit Lymphbahneinbrüchen (Lymphangiosis carcinomatosa)

Therapie: Entfernung von zwei Quadranten der linken Brust, Entfernung der axillären Lymphknoten

Chemotherapie: EC

Strahlentherapie: 28 Bestrahlungen mit insgesamt 56 Gy

Hormontherapie: Nolvadex 20 mg (Januar 2000 bis Juli 2001, dann wegen Nebenwirkungen abgesetzt), Bisphosphonatherapie, naturheilkundliche Begleittherapie, Lymphdrainage

also, keine Aussicht auf Heilung bestehe, da ich wahrscheinlich Mikrometastasen im Körper habe. Eine weitergehende Untersuchung, zum Beispiel des Knochenmarks, erfolgt nicht.

Nach diesem Gespräch bekomme ich eine Spritze zur Beruhigung. Ich bin gar nicht aufgeregt, stehe eher unter Schock, will es nicht wahrhaben. Das kann nicht sein. Vor vier Monaten war ich doch erst zur Mammographieuntersuchung. Entdeckt wurden zwei Knoten (1 cm und 1,5 cm) und zwei Zysten (3 cm und 1 cm), die die Radiologin eindeutig als gutartig diagnostizierte – Kontrolle in sechs Monaten. Nur auf Drängen meiner Frauenärztin, die nach zwei Monaten auf einer Kontrolle besteht, ging ich eher zur Nachuntersuchung. Zwischendurch war ich bei meinem Hausarzt und klagte über starke Müdigkeit und Abgeschlagenheit und teilte auch ihm den Befund der ersten Mammographie mit. Nach einer ganz üblichen Blutuntersuchung (großes Blutbild, ohne Tumormarker) meinte er, die Knoten seien in jedem Fall gutartig, wahrscheinlich hätte ich mit meinen nun 47 Jahren mit dem Klimakterium zu tun. Ich war beruhigt und wartete *deswegen* vier Monate.

Mein Mann ruft mich morgens nach der ersten OP an und will das Ergebnis wissen. Ich sage ganz ruhig, dass ich es noch nicht wisse. Ich habe einfach Angst, zusammenzubrechen, wenn ich »es« ausspreche. Die Stationsärztin erkennt meine Notlage und bietet mir an, bei dem Gespräch mit meiner Familie dabei zu sein.

Um 14 Uhr kommen mein Mann und meine beiden Söhne, zu diesem Zeitpunkt 16 und 18 Jahre alt. Die Ärztin erklärt kurz die Diagnose und die geplanten Behandlungen. Meinen Söhnen sagt sie: »Vielleicht schafft es eure Mutti, vielleicht auch nicht.«
Diesen Satz begreife ich erst später. Obwohl wir darüber in unserer Familie zuerst nicht sprechen, ist diese Angst zwischen uns. Die Angst vor der Krankheit, sie zu benennen und die damit verbundenen Emotionen zu tragen, verhindert ein offenes Gespräch. Aber gerade auch weil nichts wirklich ausgesprochen wird, machen wir uns, jeder für sich, große Sorgen.

Bei einer zweiten Operation werden der untere und obere Quadrant der linken Brust entfernt. Aus dem Krankenhaus entlassen werde ich mit dem Satz: »Jetzt müssen Sie kämpfen.«
Mir ist ganz und gar unklar, wie ich um mein Leben kämpfen soll. Es verunsicherte mich. Ich habe damit gar keine Erfahrung. Bei einem langen Gespräch mit meiner Frauenärztin wird mir klar, dass mein Wille, am leben zu bleiben, schon genug Kampf ist. Es gelingt ihr, die für mich beängstigenden Sätze des Onkologen und der Stationsärztin etwas abzumildern. Sie rät mir, auf Statistiken nichts zu geben, man bzw. frau wisse nie, auf welcher Seite sie stehe. Wichtig sei, dass ich mein Leben in die Hand nehme.

Vielseitige Unterstützung

Meine Familie, Freunde und Freundinnen stehen mir in dieser Zeit bei. Die intensive medizinische und menschliche Betreuung meiner Frauenärztin hilft mir ebenfalls, die ganzen Strapazen der Chemo und Bestrahlung recht gut zu überstehen.

Meine Frauenärztin verordnet mir zur Unterstützung unterschiedliche naturheilkundliche Mittel, die sie mit dem Vega-Gerät austestet. Die Vega-Farb- und Klangtherapie gehören auch zur Behandlung. Ich fühle, dass diese Methoden mir helfen, mich zu stabilisieren und dass sie die schulmedizinischen Therapien erträglicher machen.

Durch eine Freundin bekomme ich Kontakt zu einer Therapeutin aus der Krebsberatung. Das Gespräch mit ihr gibt mir Mut, sodass ich danach fast zwei Jahre lang eine Therapie bei einer Psychoonkologin mache. Die Gespräche bringen mich immer wieder auf den Boden der Tatsachen, nehmen mir die Angst und geben mir Lebensmut.

Während der Akuttherapie bin ich meistens zuversichtlich, doch manchmal habe ich einfach Angst, sterben zu müssen. Darüber kann ich mit meinem Mann und meinen Söhnen nicht reden. Die Angst vor dem Tod steht zwischen uns. Wir reißen uns zusammen.

Bei einem Familiengespräch mit der Therapeutin beginnen wir endlich, über unsere Ängste zu reden, was für uns alle sehr entlastend ist. Wir können seitdem offen miteinander umgehen.

Während der akuten Phase bekomme ich viel Unterstützung, während meine Familie mit ihren Sorgen ziemlich allein ist. Die Hilfe von Freund/innen konzentriert sich mehr auf mich. Ich glaube, es ist ganz wichtig, dass Kinder von Krebspatientinnen, speziell auch Jugendliche in dieser Zeit Ansprechpartner außerhalb der Familie haben, denn die betroffene Mutter und auch der Vater haben ganz viel mit sich selbst zu tun.

Heikles Thema

Die Tatsache, dass die Erkrankung trotz Mammographie erst recht spät entdeckt wurde, hat mein Vertrauen in meinen Körper und auch in die Medizin erschüttert. Es gab auch immer wieder Verdachtsmomente auf eine erneute Krebserkrankung, die mich nicht zur Ruhe kommen ließen. Bereits sechs Monate nach der ersten OP ergibt sich bei der ersten Nachsorge ein Verdacht auf ein Rezidiv. Er bestätigt sich glücklicherweise nicht. Doch habe ich eine Wundinfektion, die sich vier Monate lang hinzieht, sodass ich in dieser Zeit viele Antibiotika nehmen muss.

Im November 2001 werden drei unklare Herde, zwei in der erkrankten, einer in der gesunden Brust, gefunden. Das lange Warten auf Untersuchungen und Ergebnisse und die leisen Befürchtungen während dieser langen Zeit, es könne wieder etwas sein, sind zermürbend. Aber ich habe erneut Glück, das Ergebnis ist gutartig.

Im Februar und im März werden erneut Auffälligkeiten an meinem Körper festgestellt. Wieder ist die histologische[1] Abklärung unumgänglich und zwei, wenn auch kleine, chirurgische Eingriffe müssen durchgeführt werden. Wieder Verunsicherung, erneutes sorgenvolles Warten, aber schließlich: Entwarnung.

Auch psychisch kommen neue Belastungen auf mich zu: Jetzt werde ich mit der Feststellung konfrontiert, dass bei Lymphangiosis carcinomatosa die Lymphknoten unter der Achsel und am Hals auch hätten bestrahlt werden müssen. Meine Frage, ob ich das noch nachholen könne, verneint der Onkologe. Es ist als Patientin schwer zu ertragen, wenn ein von Spezialisten aufgestelltes Therapiekonzept im Nachhinein als falsch oder unzureichend bewertet wird, besonders wenn es nicht mehr zu ändern ist.

Da fallen mir die Worte meines ersten Onkologen im August 1999 wieder ein, der mir eröffnete, geheilt würde ich bei dieser Klassifikation nie sein. Ob manche Ärzte eigentlich wissen, was sie mit solchen Aussagen anrichten? Ich möchte schon die Wahrheit über meine Erkrankung wissen und kenne mich viel zu gut aus, als dass sie mir verheimlicht werden könnte. Aber ich hielte es für besser, wenn Ärzte Brustkrebspatientinnen mehr Fragen beantworten und nicht Dinge vorhersehen, die sie selbst definitiv gar nicht wissen können. Ich selbst weiß genau, was ich wissen will und was ich aushalte.

Die Hautärztin erklärt mir, dass viele ihrer Kollegen mit der Erkrankung nicht umgehen können, weil Krebs und der Umgang mit an Krebs erkrankten Menschen während des Studiums kein Thema sei. Inzwischen weiß ich, dass ich mich nur von Ärztinnen und Ärzten behandeln lassen kann, die keine Angst vor meiner Krankheit haben.
Ich habe ganz großes Glück, dass ich bei einer Frauenärztin in Behandlung bin, die sowohl schulmedizinisch als auch naturheilkundlich-ganzheitlich behandelt und mit der Erkrankung gut umgehen kann. Für mich ist diese komplementäre Behandlung sehr wichtig. Außerdem hat sie immer Zeit, wenn ich Sorgen habe. Bei einer so komplexen Erkrankung wie Brustkrebs muss die Therapie verschiedene Heilansätze aus Schulmedizin, natürlichen Heilweisen und Psychologie verbinden.

Warum werden wir krank?

Nach meiner Einschätzung gibt es unterschiedliche Gründe, warum eine Frau an Brustkrebs erkrankt. Das Wissen um die Gründe für unsere Erkrankung tragen wir vielleicht in uns selbst. Wichtig erscheint mir, die Verknüpfung von *Krebs und Schuld* zu lösen. Niemand hat Schuld, wenn frau erkrankt. Jede von uns sollte ihren eigenen Weg der Gesundung gehen.

Da ich mein ganzes Leben auf der Suche nach Zusammenhängen in meinem Leben war, glaube ich auch an psychische Ursachen, die mich krank gemacht haben.

Die ersten fünf Monte meines Lebens musste ich wegen Keuchhustens in der Kinderklinik bleiben. 1951 gab es noch kein Antibiotikum, und die Erkrankung war für einen Säugling sehr gefährlich.

Meine Eltern haben mir früh vermittelt, dass sie auf keinen Fall ein Mädchen wollten. Ursprünglich hatten sie vor, sollten sie ein Mädchen bekommen, dieses kinderlosen Freunden zur Adoption zu geben. Aber ein krankes Kind wollten die Freunde auch nicht. Das war der Beginn meines Kampfes.

Meine Eltern waren Flüchtlinge, und wir waren sehr arm. Ich habe noch einen vier Jahre älteren Bruder. Er durfte aufs Gymnasium, was mir, obwohl ich begabt war und bettelte, verwehrt wurde. Es hieß: Das ist nichts für Mädchen. Als ich 11 Jahre alt war, bekam ich noch einen Bruder, der aufgrund seiner zu frühen Geburt zu 100 Prozent behindert ist.

Mit Beginn der Pubertät hatte ich sehr große Probleme, bekam aber nie Hilfe.

Während meines bis jetzt 50 Jahre währenden Lebens wurde mir viel weggeschnitten. Meine gesundheitlichen Probleme begannen sehr früh. Mit 16 Jahren hatte ich zwei sehr große Zysten an den Eierstöcken. Bereits mit 23 und 24 Jahren wurden mir zwei Fibroadenome aus der Brust entfernt, mit 25 Jahren die Galle. Als ich 42 Jahre alt war, wurde ich an der Gebärmutter operiert. Damals dachte ich das erste Mal, jetzt kann man mir nichts mehr wegschneiden. Vielleicht sollte ich doch etwas in meinem Leben ändern. Aber es kam noch mehr. Drei Jahre später hatte ich ein tomatengroßes Lipom[2] am Rücken. Und dann kam der Brustkrebs.

In meiner Familie haben Frauen nichts gezählt, sie waren Dienerinnen. Ich habe die mittlere Reife auf der Abendschule nachgeholt und eine Ausbildung zur Bürokauffrau und Sozialversicherungsfachangestellten abgeschlossen. Ich wollte aus unserem Familiensystem ausbrechen, und bis zur Geburt meiner beiden Söhne 1981 und 1983 habe ich beruflich Karriere gemacht. Wegen der Kindererziehung blieb ich 11 Jahre lang zu Hause. Danach habe ich den Anschluss nicht mehr geschafft.

Um unser Haushaltsgeld aufzubessern – vier Personen, Hund, Haus und Garten – habe ich begonnen, als Arzthelferin bei einem Kinderarzt zu arbeiten. Für mich waren soziale Tätigkeiten, bei denen ich mich um andere kümmern konnte, immer sehr wichtig. Schon in ganz jungen Jahren war ich bei der Gewerkschaft und bei der SPD aktiv. Mit 39 Jahren habe ich mit sechs anderen Frauen zusammen ein Frauen- und Mütterzentrum in R. gegründet. Dort berate ich –

gemeinsam mit einer ebenfalls von Brustkrebs betroffenen Ärztin – an Brustkrebs erkrankte Frauen.

Ich möchte auch heute noch sozial Schwächeren helfen. Aber ich kann nicht mehr vor meiner eigenen Geschichte und mir selbst davonlaufen. Ich muss und will inzwischen endlich auch mir selbst helfen.

Jede von uns hat die Geschichte ihrer Herkunftsfamilie auf dem Rücken. Von meiner Mutter fühlte ich mich nie geliebt, sie hat mich immer als Konkurrenz gesehen. Zum Glück habe ich einen mich liebenden Mann, phantastische Kinder und gute Freunde und Freundinnen. In meinem Leben hatte ich auch viele gute Zeiten. Für Außenstehende waren wir – mein Ehemann, meine beiden Söhne, die beide Abitur gemacht haben und jetzt studieren – fast die »Ramafamilie«. Heute merke ich, dass das sehr anstrengend für mich war.

Jede geht ihren Weg

Erst nach und nach habe ich annehmen können, genau so viel wert zu sein wie andere. Ich habe das erste Mal in meinem Leben das Gefühl, dass ich nach dem Tod meines Vaters vor sechs Monaten auf einem gesunden Weg bin. Erst seit einiger Zeit fühle ich mich frei und kann das Leben in einer mir bis dahin unvorstellbaren Fülle erfahren. Manchmal bin ganz euphorisch und möchte es der ganzen Welt mitteilen.

Für mich waren der offensive Umgang mit der Erkrankung und die Annahme der Hilfe anderer sicherlich der richtige Weg. Auf diesem Weg möchte ich weitergehen.

Zur Zeit nehme ich Tamoxifen und erhalte alle vier Wochen Infusionen mit Bisphosphonaten. Außerdem lasse ich mich naturheilkundlich behandeln. Eigentlich haben sich alle ganz gut an meinen Krebs gewöhnt, nur ich nicht. Ich ermüde viel schneller, bin nicht mehr so belastbar. Die Hitzewallungen, ausgelöst durch die Hormontherapie mit Tamoxifen, machen mir besonders in den Sommermonaten zu schaffen. Manchmal habe ich Angst vor einem Rezidiv.

Durch meine Krebserkrankung hat sich mein Leben verändert. Ich habe andere Wichtigkeiten im Leben entdeckt und bin auch egoistischer geworden. Ich übe gerade, mehr meinen eigenen Wahrnehmungen zu trauen.
Doch die Meinung, dass der Krebs mein Leben positiv verändert habe, vertrete ich nicht und kann es auch nicht mehr hören. Ich versuche, das Beste daraus zu machen. Mein Leben wurde

nicht durch die Erkrankung wertvoller, aber mir wurde der Wert des Lebens bewusster.

Heute höre ich nicht nur auf meinen Kopf, sondern auf meinen Bauch und versuche einen guten Kontakt zu meinem Körper zu haben. Eigentlich habe ich mehr in meinem Körper und über meinen Krankheitszustand und meine Gesundheit gewusst bzw. gefühlt. Ich versuche heute, die Signale zu erkennen.

Ich bedanke mich bei allen, die mich bisher begleitet haben. Es gab viele, die immer gerade zum richtigen Zeitpunkt da waren.

Anmerkungen

1 Feingewebliche Untersuchung, bei der festgestellt werden kann, ob gutartige oder bösartige Zellen vorliegen.
2 Gutartige sog. Fettgeschwulst

Rose-Marie & Johan (von Johan erzählt)

April, April

Kontakt: hoeksejo@hotmail.com

> 53 Jahre bei Diagnose 04/2001, verheiratet, 2 Söhne (29 und 32 Jahre), Diplom-Sozialpädagogin, Berufsbetreuerin
>
> <u>TNM-Klassifikation:</u> pT1c(1,3cm), pNo(0/25), G2, Ro cMo, Hormonrezeptoren ER und PR mäßig positiv, HER2-neu negativ
> <u>Diagnose:</u> mäßiggradig differenziertes, duktal-invasives Mammakarzinom
> <u>Therapie:</u> Brust erhaltende Operation
> Strahlentherapie
> <u>Hormontherapie:</u> Tamoxifen

Ich werde diesen Tag mein Leben lang nicht vergessen, den 1. April 2001. Es war eigentlich ein ganz normaler Sonntag: Wir frühstückten ausgiebig, gingen spazieren, ließen uns das Mittagessen schmecken (Hähnchen mit Rotkohl und Apfelmus – eine Spezialität von Rose-Marie!), machten ein Mittagsschläfchen, tranken Kaffee und schmiedeten Pläne. Letzteres taten wir schon seit Anfang März, dem Beginn meines Vorruhestands. Es machte Spaß, darüber nachzudenken, was wir so alles mit der neu gewonnenen Zeit machen könnten. Wir hatten uns fest vorgenommen, das Leben noch mal so richtig zu genießen. Ganz oben auf meiner Wunschliste stand eine Segeltour über die friesische Seenplatte im Norden der Niederlande. Das Schöne an meinem Vorruhestand war ja, dass wir Urlaub machen konnten, wann wir wollten, ohne vorher jemanden fragen zu müssen.

Die Zukunft sah also toll aus: Wer kann schließlich heutzutage mit 55 aussteigen, zwar mit finanziellen Abstrichen, aber doch mit genug Geld, um gut über die Runden zu kommen?
Und dann kam der 1. April. Abends gegen elf Uhr stellte sich Rose-Marie vor den Spiegel im Schlafzimmer und fing an, ihre Brüste abzutasten. Das machte sie regelmäßig. Die Krebsvorsorge hatte sie immer schon ernst genommen, das Abtasten der Brüste war bei ihr längst Rou-

tine. Oft bekam ich es gar nicht mit, aber meistens erzählte sie mir hinterher, dass alles okay war.

Diesmal jedoch war es nicht okay! Ich war schon eingeschlafen, als sie mich rief und meinen Zeigefinger auf ihre rechte Brust legte. Tatsächlich, unten rechts fühlte ich einen Knoten, nicht groß, aber groß genug um einen Schreck zu bekommen, auch, weil die Haut über dem Knoten ein bisschen verschrumpelt aussah. Wir fielen uns in die Arme und ich hatte Mühe meine Tränen zu unterdrücken. Irgendwie hatte ich sofort das Gefühl, es kommt was Schlimmes auf uns zu. Rose-Marie blieb aber ganz ruhig: »Morgen rufe ich sofort meinen Frauenarzt an und lasse mir noch für den selben Tag einen Termin geben.« Den Termin bekam sie auch, nachmittags um drei. Sie wollte nicht, dass ich sie begleite, es wäre bestimmt nur ein gutartiger Knoten.

Es dauerte Stunden, bis sie wieder nach Hause kam. Beim Abtasten hatte der Arzt ein nachdenkliches Gesicht gemacht und sie für eine Mammographie und Ultraschall-Untersuchung zum Radiologen geschickt. Im Röntgeninstitut begrüßte die Dame an der Rezeption Rose-Marie mit der strengen Frage: »Haben Sie einen Termin?« Es wäre schon längst vier Uhr und ohne Termin könnten die Untersuchungen heute nicht mehr durchgeführt werden, sie solle sich doch bitte schön für morgen einen Termin geben lassen.

Rose-Marie ließ sich jedoch nicht abwimmeln. Ruhig und gefasst erzählte sie vom Tastergebnis ihres Frauenarztes. Er hatte versprochen, Rose-Marie telefonisch anzumelden, ob er dies noch nicht getan hätte? »Ach so. Sie sind das«, kam darauf die Antwort. »Setzen Sie sich ins Wartezimmer, Sie werden aufgerufen«, ein Satz den wir inzwischen schon unzählige Male gehört haben.

Kurz vor Feierabend ist aber offensichtlich eine ungünstige Zeit für eine Mammographie. Wer um diese Zeit noch kommt, ist selber Schuld. »Wenn Sie es nicht mehr aushalten können, sagen Sie Bescheid«, brummte die Assistentin. Es tat weh und als Rose-Marie es nicht mehr aushalten konnte, sagte sie auch sofort Bescheid. Trotzdem drehte die Assistentin ihr Folterinstrument noch etwas weiter, bis die Brust fast so platt wie ein Pfannkuchen war, und erklärte dazu, nur so seien die Röntgenbilder verwertbar. Zurück im Wartezimmer überlegte Rose-Marie sich, was sie eigentlich verbrochen hatte, dass sie auf so eine Art und Weise behandelt wurde. Ungefähr 20 Minuten später erschien ein Arzt. Kurz angebunden bat er Rose-Marie mitzukommen und im Behandlungszimmer Platz zu nehmen, die Bilder würden ihm gleich gebracht. Tatsächlich, die Bilder kamen sofort und als der Arzt sie gegen das Licht hielt, war ganz deutlich in der rechten Brust unten rechts ein kleiner runder Fleck zu erkennen, er hatte einen Durchmesser von 8 bis 9 Millimetern.

Schlagartig änderte sich der Ton des Arztes. Sehr freundlich teilte er Rose-Marie mit, dass er selbstverständlich auch noch den Ultraschall machen würde (obwohl es vorher geheißen hatte, das ginge an diesem Tag nicht mehr). Dabei zeigte er ihr den Knoten auf dem Bildschirm, der auf jeden Fall entfernt werden müsste, um zu klären, ob er bösartig wäre.

Danach schickte er Rose-Marie nach Hause. Er würde ihrem Frauenarzt den Befund zuschicken, von ihm würde sie dann morgen alles erfahren. Niedergeschlagen und aufgewühlt kam Rose-Marie gegen halb sechs nach Hause. Der Frauenarzt war noch in der Praxis, als sie ihn anrief. Sie bekam von ihm für Dienstagvormittag, halb zwölf einen Termin. Vorher sollte sie doch bitte noch die Bilder beim Röntgeninstitut abholen, sie wären sonst noch nicht da. Wir holten sie gemeinsam ab und machten den Briefumschlag im Auto auf. Sogar für uns als Laien war offensichtlich, dass sich ein Knoten in der rechten Brust befand. Und, so konnten wir nachlesen, er war mit großer Wahrscheinlichkeit bösartig!

Rose-Marie bestand darauf, wiederum allein zum Frauenarzt zu gehen. Als ich sie kurz darauf abholte, hatte sie Tränen in den Augen. Ihr Arzt hatte das niederschmetternde Ergebnis nur bestätigen können: Es handele sich um einen schnell wachsenden, wahrscheinlich bösartigen Tumor in der rechten Brust. Wir sollten uns jetzt überlegen, wann und in welchem Krankenhaus wir einen OP-Termin haben wollten. Wir schauten uns an und kamen gleichzeitig zu demselben Entschluss: wenn schon eine Operation, dann so schnell wie möglich. Als wir das dem Frauenarzt mitteilten, griff er gleich zum Telefon und rief bei verschiedenen Krankenhäusern an. Leider, sagte er, wäre der früheste Aufnahmetermin erst in einer Woche. Das fanden wir entschieden zu spät. Die Vorstellung, eine Woche lang mit dem Gedanken herumzulaufen, dass der Krebstumor ungehindert weiter wuchs, das schien uns unzumutbar. Daraufhin rief der Frauenarzt bei einem befreundeten Kollegen in einem Krankenhaus an, in dem er früher selbst gearbeitet hatte – und siehe da, es klappte! Speziell für Rose-Marie würde jetzt eine weniger eilige Operation verschoben. Das hieß: Aufnahme am Donnerstag, gerade noch genug Zeit also, um den Koffer zu packen.

Ab ins Krankenhaus

Irgendwie erleichtert gingen wir nach Hause. Wir waren ja noch so unbedarft. Was wussten wir schon vom Brustkrebs? Wir hatten uns mit der Krankheit noch nie befasst. Erst allmählich wurde uns bewusst, wie sehr diese Krankheit unser Leben verändern würde.

In der Nacht von Dienstag auf Mittwoch konnten wir kaum schlafen. Rose-Marie fühlte sich furchtbar verantwortlich, sie wollte mich und unseren Sohn nicht einfach so zurücklassen. Unser Sohn war schon längst erwachsen und zu zweit ist die Hausarbeit überhaupt kein Problem, argumentierte ich. Sie bestand aber darauf, alles gut vorzubereiten und durchzusprechen.

Am Donnerstagmorgen um neun ging es dann ab ins Krankenhaus, wo wir sehr freundlich empfangen wurden. Die freundliche Atmosphäre änderte sich auch in den Tagen danach nicht, abgesehen von einer Nachtschwester, die uns zeigte, dass sie und nur sie in dieser Abteilung etwas zu sagen hatte.

Mittags kam der Arzt vorbei, um Rose-Marie den Ablauf der Operation zu erläutern. Zuerst machte er jedoch eine Stanzbiopsie, deren Ergebnis sehr verwirrend war. Die Untersuchung der Proben, so der Arzt, wies darauf hin, dass der Tumor nicht bösartig war.

Trotzdem hielt er an der geplanten Operation fest: brusterhaltend, und falls das Laborergebnis doch bösartig sein sollte, mit Entfernung der Lymphknoten im Achselbereich. Bei Rose-Marie keimte wieder Hoffnung auf, wir beteuerten uns jedoch gegenseitig, nach wie vor von einem bösartigen Tumor auszugehen.

Damals kannte ich das Buch von Lilo Berg, *Brustkrebs: Wissen gegen Angst*, noch nicht. Sie schreibt, dass bei der Stanzbiopsie, sofern sie professionell ausgeführt wird, die Diagnose ebenso zuverlässig gemacht werden könne wie bei einer offenen Operation. Im Nachhinein bin ich froh, das Buch erst später gekauft zu haben.

Auf dem Gebiet der Stanzbiopsie war unser Arzt wohl kein Spezialist. Bei der Operation am Freitag stellte sich heraus, dass der Tumor doch bösartig war. So gesehen hatte Rose-Marie also Glück im Unglück. Denn ich darf nicht daran denken, was alles passiert wäre, wenn die Operation auf Grund des guten Ergebnisses der Stanzbiopsie unterlassen worden wäre!

Am Freitagmorgen war ich schon um 8 Uhr im Krankenhaus. Eine Viertelstunde später wurde Rose-Marie in ihrem Bett zur OP gefahren. Ich hatte das Gefühl, als ob mir ein Stein quer im Magen läge. Wie hilflos man in solchen Situationen doch ist! In der Cafeteria bekam ich das Brötchen, das ich bestellt hatte, nicht herunter, ich ließ die zweite Hälfte auf dem Teller liegen.

Um halb zehn stand ich schon wieder vor der Tür des OP-Saals und wartete. Eine Viertelstunde später kam der Narkosearzt vorbei. Alles wäre in Ordnung, jetzt würde eine Gewebeprobe untersucht. Rose-Marie bliebe so lange in einer leichten Narkose, bis das Ergebnis feststünde. Wie gesagt war das Ergebnis leider bösartig, sodass weiter operiert werden musste. Auch die Lymphknoten im Achselbereich wurden entfernt, 25 an der Zahl. Sie waren, so teilte der Arzt uns später strahlend mit, alle nicht befallen. Aber nun waren sie weg und dieser Eingriff verursachte Rose-Marie auch Monate später immer noch mehr Schmerzen als die eigentliche Brustoperation. Letztere hatte der Arzt wesentlich besser hingekriegt als die Stanzbiopsie. An der rechten Brust ist kaum noch etwas zu sehen, sie ist jetzt nur unwesentlich kleiner als die linke.

Als Rose-Marie aus dem Operationssaal in das Aufwachzimmer gefahren wurde, konnte ich sie kurz sehen. Sie war noch nicht einmal richtig aus der Narkose aufgewacht, da hob sie schon das Bettlaken, um nachzusehen, ob die Brust noch da war. Offensichtlich beruhigt, deckte sie sich mit dem Laken wieder zu. Mir schossen die Tränen in die Augen, Tränen der Erleichterung. Rose-Marie hatte ja zugestimmt, dass gegebenenfalls die ganze Brust entfernt werden sollte, falls bei der OP mehr als der schon entdeckte Tumor gefunden würde. Diesen kurzen Moment werde ich ebenfalls nie vergessen.

Fast wieder normaler Alltag

Mehr als fünf Monate später ist fast wieder normaler Alltag bei uns eingekehrt. Nachdem Rose-Marie aus dem Krankenhaus entlassen wurde, bekam sie sieben Wochen lang insgesamt 33 Bestrahlungen. Danach unterzog sie sich einer Anschlussheilbehandlung in einer Kurklinik. Ende August 2001 war sie das erste Mal wieder bei ihrem Frauenarzt. Mitte September wurde eine Mammographie gemacht. Alle Untersuchungsergebnisse waren bisher okay. Aber wir haben beide noch im Ohr, was der Arzt im Krankenhaus auf Rose-Maries Frage, nach wie vielen Jahren Brustkrebs als geheilt betrachtet werden kann, antwortete: Nach 15 Jahren. Bis dahin müssen wir lernen mit einer Zeitbombe zu leben, von der wir nicht wissen, ob ihre Zündschnur noch brennt.

Worüber wir uns immer wieder aufregen, sind Freunde, Bekannte und Verwandte, die sich nach Rose-Maries Befinden erkundigen, dann ihre Antwort kaum zur Kenntnis nehmen und umgehend feststellen: »Du siehst aber gut aus!« Es mag zwar gut gemeint sein, klingt aber irgendwie so, als ob das mit dem Krebs doch halb so schlimm ist.
Seit Jahren hängt bei uns in der Küche eine niederländische Weisheit an der Wand. Es ist zwar auch nur eine Floskel, aber ich habe mich in den letzten Wochen ertappt, sie mir immer wieder vor Augen zu führen: »Pieker niet, het komt toch anders« – »grübele nicht, es kommt doch anders – und zwar besser als du denkst«. Das letzte habe ich selbst dazu gedichtet.

Rose-Marie heute

Ich habe nach dem Schock »Diagnose Brustkrebs« eine ziemliche Panik gehabt und wollte so rasch wie möglich von dem »Feind in meinem Körper« befreit werden. Dies würde ich so nicht noch einmal machen. Ich glaube es wäre gut, sich in einer Beratungsstelle eine gute Brustkrebsklinik empfehlen zu lassen. Das Gespräch hilft glaube ich auch, den Schock ein Stück weit zu verarbeiten und die Panik und Unsicherheit einzugrenzen. Der Krebs ist schon längere Zeit in unserem Körper.

Ich habe nach der Krebsoperation aus meiner Erkrankung kein Geheimnis gemacht. In allen wichtigen Beziehungen (auch Nachbarn) habe ich gesagt, was ich habe, damit Freunde und Umfeld verstehen, was los ist und nicht hinter meinem Rücken gerätselt wird. Ich wollte damit auch aufrütteln, ein Beispiel für andere Frauen sein, sodass auch sie sich regelmäßig selbst untersuchen und zur Krebsvorsorge gehen. Außerdem wollte ich zeigen, dass es auch bei dieser Diagnose keinen Grund gibt, sich zu schämen und zu schweigen. Diese Erfahrung war für mich sehr befreiend und ich würde es immer wieder so machen.

Bubulina

Es geschah am 21. April

Kontakt: elevtheria@z.zgs.de

54 Jahre bei Diagnose 04/1999, verheiratet, MTA und Fremdsprachenkorrespondentin

<u>TNM-Klassifikation:</u> T1c N0 MX G3,
<u>Östrogenrezeptor:</u> 65 fmol/mg positiv,
<u>Progesteronrezeptor:</u> 100 fmol/mg positiv, Tumormarker zum Zeitpunkt der Diagnose: Ca 15-3 11,1 und CEA 0,52 ng/ml.
<u>Diagnose:</u> Wenig differenziertes, invasives, lobuläres Mammakarzinom (1,5 cm), kleinherdiges intraduktales Carcinom in situ der Randzonen
<u>Therapie:</u> Brust erhaltende Operation und Axilladissektion links
<u>Strahlentherapie:</u> Telekobaltgammastrahlung 1,8 Gy (28 + 5 x Boosten)
<u>Hormontherapie:</u> Tamoxifen für 5 Jahre
<u>Unterstützende Therapie:</u> Magnesium mit Vitamin C und E, Vivit Q-10, Jarsin forte (Johanniskraut).

Es gibt Tage, die das Leben ganzer Nationen verändern und irgendwann zum Gedenktag werden. Es gibt aber auch Schicksalstage im Leben eines einzelnen Menschen. So ein Tag ist der 21. April. Am 21. April 1967 erfuhr das griechische Volk die so bittere und niederschmetternde Diagnose: Krebs. Panzer besetzten die Straßen von Athen, die Junta der Obristen übernahm die Macht. Sieben Jahre dauerte der von schweren Rückschlägen gekennzeichnete Kampf vieler Griechen gegen ihr Krebsleiden, die Militärdiktatur.

Am 21. April 1999 wurde ich aufgrund der gleichen Diagnose operiert, es war Krebs, genauer: Brustkrebs an der linken Brust. In der Fachliteratur wird einhellig die Meinung vertreten, dass der Körper, wenn er einmal vom Krebs angegriffen wurde, ständig der Gefahr einer erneuten Machtübernahme der Krebszellen ausgesetzt ist.

Zwei Jahre sind seit jenem 21. April vergangen. Ich sitze jetzt, wie damals 10 Tage nach der Operation, auf der Terrasse unseres Häuschens in Griechenland, schaue aufs Meer und horche den schwatzhaften Schwalben zu, glücklich und dankbar dafür, gesund zu sein. Eine Narbe und die tiefe, leere Achselhöhle sind die einzigen sichtbaren Erinnerungen an den Brustkrebs – ich wurde brusterhaltend operiert. Und trotzdem werde ich jeden Tag durch die Einnahme verschiedener Medikamente an den Krebs erinnert: Meine »Musstabletten« sind das antiöstrogen wirkende Tamoxifen und das blutdrucksenkende Lorzaar plus, meine »Kanntabletten« antidepressiv wirkendes Johanniskraut, Vivit® Q10 zur Stärkung des Immunsystems und zu guter Letzt Magnesium C + E, um die nächtlichen Wadenkrämpfe zu stoppen.

Was aber ist anders geworden? Lebe ich bewusster? Wie sieht mein Leben jetzt aus? Wie konnte es zu diesem Brustkrebs kommen? Um diese Fragen zu beantworten, gehe ich ins geistige Archiv und lasse die letzten zwei Jahre an mir vorüberziehen.

Kirschkerngroß

Nach mehr als 10-jähriger Tätigkeit in gynäkologischen Praxen gehört das wöchentliche Abtasten der Brüste und Achselhöhlen bei mir zur Körperpflege. So auch in der Woche vor unserer geplanten Abreise nach Griechenland. Da, auf der linken Seite, ein Knoten, ungefähr kirschgroß, rau, beweglich. Eine Zyste, eine Verhärtung durch einen Stoß? Jeden Abend der gleiche Befund. Nach drei Tagen melde ich mich beim Gynäkologen an. Ich will vor unserer Abreise sicher sein, dass sich dort nichts Bösartiges entwickelt hat. Bereits am andern Tag bekomme ich einen Untersuchungstermin. Im Ultraschall ist der Knoten sehr deutlich zu sehen – keine Zyste, das ist auch mir klar.

Mein Gynäkologe rät, den Knoten entfernen zu lassen. Es müsse aber nicht unbedingt vor meiner Abreise nach Griechenland sein. Nachdenklich, mit der inneren Gewissheit, Brustkrebs zu haben, fahre ich in die Klinik zurück, wo ich als Sekretärin arbeite. Meine Kollegin, die von der Untersuchung weiß, fragt im Beisein von Dr. Ilias: »Und was ist?« Da kann ich nur noch losheulen. Und Dr. Ilias schreitet zur Tat. In unsere Klinik ist ein anerkanntes Mammazentrum integriert und durch die Intervention von Dr. Ilias geht alles blitzschnell. Er begleitet mich den ganzen Tag über. Zuerst ins Mammazentrum zu Mammographie, Ultraschall und Biopsie. Befund: mit an Sicherheit grenzender Wahrscheinlichkeit ein Mammakarzinom, das brusterhaltend operiert werden kann. Anschließend Computertomographie, hier ist der Knoten noch deutlicher zu sehen und als Brustkrebs zu erkennen. Schließlich Operationsvorgespräch beim Gynäkologen. Dort nochmals Untersuchung und Ultraschall sowie die endgültige Beurteilung aller Befunde und Festlegung des Operationstermins: morgen als Erste um acht Uhr früh. Ich werde eingehend über die Brust erhaltende Operation sowie die immer noch notwendige Entfernung der axillären Lymphknoten informiert. Leider, so der Gynäkologe, seien die wissenschaftlichen Erkenntnisse bei den Wächterlymphknoten noch nicht so sicher, dass man guten Gewissens diese schonende Operation empfehlen könne.

Daraufhin das Narkosevorgespräch und die entsprechenden Blutentnahmen zur Operationsvorbereitung bei Dr. Ilias. Jetzt endlich, nachmittags um vier komme ich dazu, Prometheus anzurufen und ihm zu sagen, dass ich morgen früh um acht operiert werde. Schnell noch ein paar dringende Sachen im Büro erledigt und dann mit Prometheus einen schicken Trainingsanzug kaufen – weiß –, denn ich habe nicht die geringste Lust schon auf den ersten Blick als Patientin erkannt zu werden. Dr. Ilias gibt mir noch eine Beruhigungstablette für die Nacht mit und gesteht mir auf meine Bitte sogar ein Glas Nemea (griechischen Rotwein) zu, sodass das »Seelentrösterchen« bis heute ein Andenken an die Nacht davor geblieben ist.

Morgens um sieben Umziehen in der Klinik, gynäkologische Station G3k, weiße enge Strümpfe – sollen zusammen mit der Heparinspritze Thrombosen verhindern – weites, weißes Nachhemd, offen, somit kein Hindernis für sämtliche Zugänge zum Körper. Dann die Dormicum-Tablette, um ins Nirgendwo abzuleiten. Mein letzter Eindruck: grelles Licht, »guten Morgen, ich bin Prof. Ikaros«, nebenan Dr. Ilias, der Narkosearzt, alle vermummt, im Narkoseeinleitungsraum.

Dann ein brennender Schmerz, der wie ein Lanzenstich meine linke Brust durchbohrt, Stimmen, »schnell Dipidolor«. Du musst im Aufwachraum sein, denke ich, spüre, wie jemand mit einem feuchten Lappen meine Stirn kühlt, tut gut, ich bin schmerzfrei und gleich wieder weg.
Von ganz weit weg höre ich meinen Namen, eine Stimme: »Ich glaube sie braucht jetzt Ruhe, wir fahren sie in ihr Zimmer.« Irgendwann lösen sich die Vorhänge vor meinen Augen auf, ich suche nach der Uhr. Halb drei, die Türe geht auf: Dr. Ilias. »Möchten Sie einen Früchtetee, ich lasse Ihnen einen bringen.« Tasten nach der Brust, alles noch da, zwei dünne Schläuche, einer aus der Achselhöhle, der andere aus der Brust, an deren Enden zwei Flaschen angeschlossen sind. Das sind meine »treuen Begleiter« in den nächsten Tagen, die Drainageflaschen, in denen das Wundsekret aufgefangen und gemessen wird. Langsam werde ich immer wacher, mit dem Gedanken »Krebs, entfernt? Was nun?« Ich fühle mich soweit gut, außer dass mir Tee und Kaffee gleich wieder hochkommen, und freue mich über die Besuche – bekannte Gesichter aus der Abteilung.
Es tut unbeschreiblich gut, nicht allein zu sein. Sich an den Händen genommen zu fühlen, zu spüren, dass du die Gratwanderung, die dir bevorsteht, nicht alleine gehen musst, dass jemand da ist, bereit deinen Sturz in die Tiefe zu verhindern. Angenehm auch das Einzelzimmer, die Ruhe rundum, geeignet zum Nachdenken, zum Verarbeiten, zum Planen. Was gibt es da zu planen, so kurz nach der Operation? Da haben erst einmal die Ärzte das Sagen oder etwa nicht? Es ist doch dein Leben, also bist du gefordert, eine eigene Strategie gegen deinen Krebs zu entwickeln, denke ich mir. Den Stier bei den Hörnern packen – kommt aus der griechischen Mythologie, wo zu Zeiten des Minotaurus junge Kreter über den Stier sprangen und während sie sich

an den Hörnern aufstützten, einen Salto über ihn machten. Aber wo hat der Krebs seine Hörner? Hat er überhaupt Hörner, die man packen kann? Was willst du tun? Drei Wochen Klinik, eventuell Chemo, Bestrahlungen, Kur als Ersatz für Griechenland?

»Nein, mit mir nicht!« Das wird mir klar, je mehr ich über meine Situation nachdenke. Ich werde so schnell wie möglich nach Griechenland fahren. Dort wird mir niemand Vorschriften machen. Nur da kann ich mich in den kommenden vier Wochen von der Operation erholen und mir Klarheit über die weitere Strategie in Sachen Krebs verschaffen. Eines allerdings steht für mich jetzt schon fest: So wie damals viele Griechen gegen die Junta kämpften – und sie schlussendlich besiegten – so werde auch ich dem Krebs keine Chance geben.

Abends Besuch von Prometheus. »Wann geht die nächste Fähre von Venedig nach Patras? Mehr als eine Woche bleibe ich nämlich nicht hier!« Leichte Verlegenheit, »Ich ruf dich nachher an«, schließlich kennt er mich nun 30 Jahre und weiß nur zu gut, dass alles, was einmal in meinem Dickschädel Platz genommen hat, kaum noch zu vertreiben ist.

Anruf Prometheus: »Am kommenden Dienstag um 18 Uhr.« »Gut, da sind wir drauf.« Ich werde es morgen früh Prof. Ikaros bei der Visite sagen. Gegen 21 Uhr letzter Besuch von Dr. Ilias: »Ich fahre am kommenden Dienstag um 18 Uhr von Venedig aus nach Griechenland!« Schließlich hat man mir beim Aufklärungsgespräch versichert, dass – wenn alles gut geht – ich in einer Woche fahren könnte und das wäre dann ja so einigermaßen in der Zeit. »Ich kann's wohl nicht verhindern, das ist mir klar. Aber überlegen Sie es sich nochmals«, ist seine eher besorgte Antwort. Inzwischen bin ich bereits aus dem Bett gestiegen und habe mich »nachtfertig« gemacht.

Donnerstag, der Morgen dämmert, die Vögel beginnen zu pfeifen. Auf dem Baum vor dem Fenster Kohlmeisen bei ihrer Morgentoilette und in meinem Kopf schwirren die Gedanken wie ein Bienenschwarm – Schlaf ade. Bilder flimmern an meinem inneren Auge vorbei: Vor acht Jahren, meine Mutter, erst 62, als sie starb, Bauchspeicheldrüsenkrebs. Vor sechs Monaten eine junge Frau aus dem Bekanntenkreis, Ende 30, der Sohn gerade 9 Jahre alt, Brustkrebs, fünf Jahre Kampf, ohne Erfolg. Kurze Zeit später verstarb plötzlich ihr Mann, Metastasen im ganzen Körper, Primärtumor nicht zu lokalisieren und das Kind nun eine Waise.

Ich fühle mich nicht krank, nur die Drainagen, aus denen fleischfarbene Flüssigkeit abfließt – Flüssigkeit aus meinem Körper, angereichert mit Krebszellen vielleicht, wie ein Bach beladen mit Abwasser. Nein, ich fühle mich nicht krank und ich bin nicht krank. Chemo, Bestrahlen, Szintigramm, keine Haare mehr, danach Kur im kalten, regnerischen Mitteleuropa, mit andern Kranken, das soll den Krebs heilen? Ich werde keine Chemo machen. Dafür so schnell wie möglich nach Griechenland, der Sonne entgegen, das Meer, die salzhaltige Luft, die unkomplizierten Menschen... Zeit gewinnen, Zeit zum Nachdenken, Zeit, mich mit dem Krebs auseinander zu setzen. Zeit, eigene Entschlüsse zu fassen, was mit mir geschehen soll.

Visite von Prof. Ikaros: »Der Schnellschnitt war eindeutig, Mammakarzinom. Der Histologiebefund der Lymphknoten wird in acht Tagen vorliegen, ebenso die Ergebnisse der Blutuntersuchungen, Tumormarker, und Hormonrezeptoren.« – »Herr Professor, ich werde am kommenden Dienstagabend in Venedig sein und von dort aus weiter mit der Fähre nach Griechenland fahren.« – »Wenn Sie mir morgen bei der Visite sagen können, welcher Arzt Sie zum Szintigramm, zur Radiotherapie und den ganzen Screenings überweist – normalerweise wird das hier im Krankenhaus während des stationären Aufenthalts gemacht – dann kann ich wohl nichts mehr dagegen sagen. Überlegen Sie es aber nochmals in Ruhe. Ich möchte, dass Sie noch oft nach Griechenland fahren können, Sie Hyperaktive.«

Es folgt ein eingehendes Gespräch, Aufklärung über die weitere Vorgehensweise, Abwägen ob drei Prozent mehr Sicherheit bei einer Chemo es wirklich bringen. Die Notwendigkeit der Radiotherapie ist unumstößlich. Ich verspreche ihm ganz fest, nach meiner Rückkehr aus Griechenland seinen Therapieempfehlungen – außer Chemo – zu folgen.
Mit einer Ausnahme, schüttelten alle Schwestern verständnislos den Kopf. Aber was macht man mit einer Patientin, die sich nicht krank, nicht als Patientin fühlt, die ihre eigene Vorstellung von Genesung hat?

Mein Hausarzt wird die ganzen Überweisungen ausschreiben, bei der Krankenkasse meinen Griechenlandaufenthalt befürworten und mich für diese Zeit arbeitsunfähig schreiben, die Blutentnahmen machen etc. Ich habe für Montag einen Termin in seiner Sprechstunde vereinbart.
Am Abend besucht mich Prometheus. Wie versprochen wartet unsere Hündin Niki im Auto. Gut eingepackt gehen wir mit ihr spazieren. Herrlich, die frische Luft, die Ruhe und dabei ungestört die nächsten Tage zu planen, die Umbuchung auf Dienstag habe ich bereits am Vormittag telefonisch erledigt. Das Laufen strengte mich überhaupt nicht an und Bewegung soll Thrombosebildung verhindern. Glücklich und entspannt komme ich von meiner »Schwänztour« zurück, den Kopf frei von quälenden Gedanken. GRIECHENLAND = ZUKUNFT ist die Zauberformel, die mir Flügel verleiht.

Die nächsten Tage vergehen wie im Flug. Freitag wieder Visite von Prof. Ikaros. Er hat mir Tamoxifen 20 für einen Monat mitgebracht. Ich habe ihm versprochen, mich von Griechenland aus nach den Hormonrezeptoren zu erkundigen und dann – falls notwendig – gleich mit der Einnahme zu beginnen.
Samstag, Freigang nach der Visite, dann ins Reisebüro Tickets holen. Letzte Einkäufe – auch Sekt zur Feier des Tages – großer Spaziergang mit Niki, kleine Siesta, Sekt mit meinem Mann auf die Gesundheit, um 20 Uhr wieder brav in die Klinik, glücklich.
Am Sonntagmorgen warten, warten und immer noch warten, bis endlich um 11 Uhr der Ober-

arzt zur Visite kommt und die zweite Drainage zieht. Aus seinem Gesichtsausdruck lese ich deutlich: »Verrücktes Weib«. Bedenken hat er bezüglich der erheblichen Flüssigkeitsmenge aus der Drainage. Doch letztendlich entlässt er mich nach Hause. Endlich f r e i!! Herrliches Gefühl, ich könnte die Welt umarmen, dass es mir so gut geht.

Der Hausarzt hat bei der Krankenkasse alles geregelt und gibt mir den Auslandskrankenschein mit. Dr. Ilias hat neben einem handschriftlichen Zettel mit meinen »Hausaufgaben« ein Päckchen und einen Brief für mich – beides soll ich erst auf dem Schiff öffnen.

Voller Vorfreude fahre ich selber Auto, um letzte Einkäufe zu tätigen – erst da merke ich, dass mein linker Arm nicht so begeistert von meiner Autofahrerei ist. Aber nach Venedig fährt schließlich Prometheus und ich werde mich dabei ausruhen. Wenn nur die Packerei nicht wäre und das Aufstehen morgens um vier. Auch als gesunder Mensch immer ein Horror für mich. »Werde ich es schaffen? Vielleicht habe ich mir doch zu viel zugemutet?« Es waren allerdings nur kurze Augenblicke des Zweifelns.

Das erste – und hoffentlich auch das allerletzte Mal – sehe ich Prometheus beim Packen zu.

Nach einer problemlosen Fahrt, die für mich wortwörtlich im Schlaf vorüberging, kommen wir in Venedig vor der Fähre an. In der Schiffskabine lese ich den Brief von einem väterlichen Freund mit ärztlichem Wissen für die Powerfrau geschrieben. Dabei das Buch von Eva-Maria Sanders *Ich hatte Krebs und wurde geheilt*, mit ein paar kritischen Anmerkungen dazu in seinem Brief.

Mit dem Turbolader auf Vollgas

Patras, Griechenland, ein (krebs)freies Griechenland, heute, 30 Jahre nach jenem schicksalhaften 21. April. Ein gesundes Griechenland, demokratisch regiert, wirtschaftlich im Aufschwung, Austragungsort der Olympischen Spiele 2004.

2004 wären für mich sechs Jahre ohne Rezidiv, (m)ein Ziel. Ich will und ich werde alles dafür tun, dieses Ziel und weit mehr zu erreichen. Eva-Maria Sanders bestätigte in vielen Passagen mein Denken und instinktives Handeln, das Denken und Handeln einer mündigen Patientin.

Wieder und wieder denke ich über die Ursachen nach. Gefahr erkannt – Gefahr gebannt, so die Plakate auf der Autobahn. Das gilt meines Erachtens auch größtenteils für den Krebs. Welche Gefahrenzeichen habe ich nicht erkannt oder nicht erkennen wollen?

An erster Stelle mein eigener, hausgemachter Stress. Jede Woche drei bis vier Abende Sitzungen, Ausschüsse, Gremien, Griechischunterricht, Sport mit dem Hund, meine Tätigkeit als Ausbildungsleiterin, Fortbildungen. Wenn meine Kollegin fehlte, habe ich ihre Arbeit mit übernommen. Kurz gesagt, mein Motor fuhr die letzten Jahre immer mit dem Turbolader auf Vollgas. Dazu noch ein gewisser Hang zum Perfektionismus, zu Hause Wutausbrüche, wenn etwas nicht meinen Vorstellungen entsprach.

Erste Anzeichen, dass mein Körper nicht mehr bereit war, mitzuspielen, zeichneten sich sechs Monate vor meinem Brustkrebs ab: Schwindel, Kopfschmerzen, Augenflimmern. Das Gefühl, den Körper nicht mehr zu spüren. Als Dr. Ilias meinen Blutdruck maß: 200/110. Der Blutdruck wurde gut eingestellt und ich konnte mein Leben in alter Hektik weiterführen, beruhigt, dass ja der Blutdruck jetzt im normalen Bereich sei. Gefahr nicht erkannt, Gefahr nicht gebannt.

Dann kam der bekannte »Schuss vor den Bug« im Sinne des Wortes, der Knoten in der Brust. Gefahr erkannt, aber wie gebannt? Wie den Turbo runterfahren? »Ganz einfach, Gas weg, schonender fahren, den Kühler nicht zum Überkochen bringen, den Motor abkühlen lassen und nicht zuletzt ein guter Rundumservice erhöht die Lebensdauer« sagte Prometheus, der Ingenieur. Auf mein Leben übertragen bedeutete das: drei bis vier Abende zu Hause erholen, keine Sitzungen mehr, dafür Rundumservice für Körper und Seele.

Nach vier Wochen Griechenland wieder in Deutschland. Ich nehme die Arbeit wieder auf, stelle mich auf unbestimmte Zeit von allen Sitzungen frei. Später ziehe ich mich so langsam aus allen Gremien und Institutionen zurück. Ich lasse die Kontrolluntersuchungen, Szintigramm, Röntgen, Blutentnahmen machen. Melde mich zur Radiotherapie an. Die vier Wochen Wartezeit nutze ich, um autogenes Training zu erlernen, kaufe das Buch von Simonton und lerne das Visualisieren. Jeden Abend praktiziere ich autogenes Training, bis ich mich vollkommen entspannen kann. Das autogene Training und die Visualisierung sind mir eine große Hilfe bei der Strahlentherapie:

Ein Baum mit vielen kräftigen, frischen, grünen Blättern belaubt
Dazwischen, bei näherem Hinsehen, Blätter mit hässlichen Rostflecken, gekräuselt
Mit Krebszellen behaftet
Der Baum wird von Sonne mit ihrer ganzen Kraft angestrahlt
Die kranken Blätter werden dürr
Ein kräftiger Windstoß bläst diese dürren Blätter vom Baum
Fort, auf Nimmerwiedersehen!
Neue gesunde, saftig grüne Blätter (Zellen), voller Kraft, können nun entstehen.

Die Betreuung in der Strahlentherapie ist ausgezeichnet. Während der ganzen Zeit darf ich sogar duschen – besonders im Sommer bedeutete das ein gutes Stück Lebensqualität. Ich kann während dieser Zeit problemlos arbeiten und fahre natürlich auch selber Auto. Keine Ödeme, keine Müdigkeit, täglich anderthalb Stunden Spaziergang mit Niki und fast bis zum Schluss, als mein Busen wie eine Infrarotlampe leuchtete, keine Beschwerden.

Mitte August, morgens um halb acht die letzte Bestrahlung und am Nachmittag – wie soll es anders sein – zur Erholung auf dem Weg nach Griechenland. Nach drei Tagen, die Blasen waren etwas kleiner geworden, halte ich es nicht mehr aus. Ich ziehe eine leichte Bluse über und ab geht's ins Meer zum Schwimmen. Nach 14 Tagen ist das knallrote Leuchten verschwunden. Ich bin gut erholt, beschwerdefrei und kann die restlichen Wochen Urlaub so richtig genießen.

Bilanz

Heute, vier Jahre später, bin ich dankbar, dass ich mich gesund fühle und die bisherigen Kontrolluntersuchungen dieses Gefühl auch bestätigt haben. Die nicht funktionierenden Thermostatventile der körpereigenen Heizung – Tamoxifen verursacht Hitzewallungen – sind durch autogenes Training aber zum Aushalten.
Viel schlimmer sind die Angstgefühle, die immer wieder auf die Kehle drücken, kalt an dir hoch kriechen. Die Angst und das Wissen, dass immer noch viel zu viele Frauen dieser heimtückischen Krankheit zum Opfer fallen, dass immer noch kein Kraut gewachsen, kein Medikament gefunden ist, Brustkrebs zu heilen. Dieser Schatten, der Angst heißt, begleitet uns immer und überall.

Penelope

Odyssee – das zweite Mal

34 Jahre bei Diagnose 1998, verheiratet, 1 Kind (12 Jahre), Diplom-Betriebswirtin

<u>TNM-Klassifikation:</u> pT1c(1,1 cm) pN1bi (1/10), Mo L1 Ro G3 ER PR Score 0, bei Zweiterkrankung ER Score 1, PR Score 6, Herz neu 3+

<u>Diagnose Ersterkrankung:</u> schlecht differenziertes duktalinvasives Mammakarzinom mit herdförmigem intraduktalen und intralymphangischen Krebswachstum, im Durchmesser bis 1,1 cm groß, minimal 0,2 cm vom ventrokaudalen Absetzungsrand entfernt.

<u>Therapie:</u> zunächst Brust erhaltende OP, danach Ablatio

<u>Chemotherapie:</u> 4 x nach dem EC-Schema

Diagnose Zweiterkrankung 08/2000: metastasiertes Mammakarzinom rechts supraclavikulär, Lymphknoten- und Weichgewebsmetastasen mit tumoröser Nervenscheideninfiltration und Angioinvasion, Knochenmetastase 3. Brustwirbelknochen

<u>Chemotherapie:</u> 9 x Taxotere, Herceptin, Aredia, anschließend Zoladex und Arimidex sowie weiterhin Herceptin und Aredia, jetzt Zometa

Die Sonne scheint gerade in mein Arbeitszimmer und ich überlege, wer sich diese Geschichte wohl durchlesen soll. Wer wird sich freiwillig mit solchen Sachen auseinandersetzen. Doch da fällt mir ein, dass ich selbst krampfhaft versucht habe, solche Geschichten zu finden und doch immer nur auf diese tollen positiven Berichte von Spontanheilung oder Motivation traf. Ich möchte anderen Frauen die Möglichkeit geben, Fehlern in der Behandlung vorzubeugen. Wichtig empfinde ich, die eigene Einstellung den Medizinern gegenüber zu verändern. Es sind nicht die allwissenden Superärzte – es sind Menschen wie du und ich, die genauso schlechte Tage haben können wie jeder, die auch teilweise genauso unwissend sind wie wir, die psychologisch manchmal eine glatte 6 verdienen, nur dass leider nicht sie selbst, sondern Patient/innen die Folgen ihres Handelns zu tragen haben. Es gibt so viele Möglichkeiten, Krankheit erträglicher zu gestalten.

Die Odyssee der Zweiterkrankung beginnt

August 2000 – mitten im schönsten Sommer spüre ich unterhalb des rechten Oberarmes in unregelmäßigen Abständen einen stechenden Schmerz. Der Arm sieht ganz normal aus, keine Schwellung. Was kann das sein? Ich versuche herauszufinden, wann es weh tut. Nach ein paar Tagen merke ich, dass es vorwiegend dann passiert, wenn ich gehe, stehe oder auf der Seite liege. Mein erster Gedanke, ab zur Untersuchung – ist das ein Rezidiv? Bei meiner Ersterkrankung wurde erst brusterhaltend operiert, dann wurde mir auf Grund der Aggressivität des Tumors (G3) und der geringen Abgrenzungsränder zur Ablatio geraten. Es war ein Lymphknoten befallen, die Kapsel aber nicht durchbrochen. Seither hatte ich nie Probleme mit meinem Arm, keine Schmerzen, auch nicht im OP-Gebiet. Mittlerweile hatte ich auch die Angst vor den Nachuntersuchungen verloren, dachte nicht mehr groß an die Krankheit, wollte nur mein Leben so normal wie möglich weiterführen. Und jetzt dieser Schmerz. Ich betete, dass es doch bitte, bitte nicht wieder von vorn anfangen würde. Alle schlimmen Gedanken und Ängste kamen wieder.

Frauenärztin, Physiotherapeut, Angiologe

Mein erster Weg führt zur Frauenärztin. Tumormarker sind normal. Keine Veränderungen am Armumfang. Mittlerweile zieht der Schmerz schon in den operierten Bereich der rechten Brust. Die Frauenärztin verordnet Lymphdrainage. Brauchte ich bisher noch nie, da seit meiner OP nie Probleme mit dem Arm auftraten. Ich habe immer alles damit tun können. Also gehe ich zur Lymphdrainage. Der Physiotherapeut gibt sich redlich Mühe mir zu helfen, nur leider verstärken sich unter der Behandlung die Schmerzen immer mehr. Ich kann dort selbst die leichtesten Berührungen nicht aushalten. Ich breche ab.
Der Hausarzt überweist mich zur Sonographie. Dort kann außer ein paar kleinen, nicht auffälligen Lymphknoten nichts Verdächtiges festgestellt werden. Meine Schmerzen belasten mich sehr. Jeder Spaziergang wird zur Tortur, nicht mal das Ausführen des Hundes macht mehr Spaß, da ich nur noch mit angewinkeltem Arm laufen kann und selbst dann sind die Schmerzen nur gemindert.
Einen Monat später wird eine Magnetresonanztomografie (MRT) der Halsregion/Thorax/rechte Axilla gemacht. Wieder kein auffälliger Befund. Ich werde bald wahnsinnig. Einerseits bin ich beruhigt, aber woher kommen die Schmerzen? Meine Frauenärztin empfiehlt mir einen Heilpraktiker. Ihrer Meinung nach seien es wohl psychosomatische Schmerzen. Ich bin wütend auf sie. Drei Jahre hatte ich nichts, und die Welt war nach der OP und der Chemo und allem, was

dann kam, wieder in Ordnung, und nun glaubt sie mir meine Schmerzen nicht.
Was soll ich tun? Ich suche mir einen neuen Frauenarzt. Dieser schickt mich zum Angiologen.
Der meint, dass sich dort durch Neubildung von Gewebe vielleicht Gefäße eingeklemmt haben.
Gut, denke ich, klingt logisch. Der Befund beim Angiologen ist negativ.

Zum Tumorzentrum

Mittlerweile ist es Oktober, drei Monate sind vergangen und ich bin immer noch nicht weiter.
Nur haben mich die Schmerzen mittlerweile dermaßen eingeschränkt, dass ich heulen könnte,
was ich natürlich auch des Öfteren tue.
Im November überweist mich mein neuer Frauenarzt in das Tumorzentrum zur interdisziplinären Konferenz der Frauenklinik. Dort werden nach seinen Worten alle Fälle vorgestellt, bei denen
die behandelnden Ärzte nicht weiter wissen.
Dort sitze ich also, schmerzgeplagt und angsterfüllt. Was wird passieren? Ich werde untersucht
und nach Abtasten, Mammographie, Ultraschall und Bildauswertung der vorangegangenen
Untersuchungen wird mir folgende Herangehensweise empfohlen: neurologische Untersuchung, dann eventuell PET (Positronenemissionstherapie), danach Wiedervorstellung im
Tumorzentrum.
Der Termin bei der Neurologin, mein Hausarzt hatte sie mir als Spezialistin empfohlen, verläuft
überhaupt nicht nach meinen Vorstellungen. Ich habe sie wohl am falschen Tag erwischt. Sie
ist unfreundlich, ruppig und hört gar nicht richtig zu. Den Vorschlag der Frauenklinik, eine Ner-
venleitgeschwindigkeitsmessung zu machen, wiegelt sie ab: »Im OP-Gebiet geht das gar nicht
– da kann man nichts messen«. Trotzdem macht sie diese Messung – jedoch am Handgelenk.
Ich frage mich zwar, was das soll, denn dort habe ich keine Schmerzen, aber sie wird schon wissen, was sie tut. Nach mehreren Klopftests bemerkt sie dann ebenfalls, das es nur psychoso-
matisch sein könnte. Sie könne nichts anderes feststellen.

Alles Einbildung?

So da stehe ich wieder – ich eingebildete Kranke! Meine Wut wird immer größer. Wer kann mir
noch helfen? Ich gehe wieder zum Frauenarzt und berate mich noch einmal mit ihm. Er meint,
bevor das PET gemacht wird, was die Krankenkassen meist ohne Befund ablehnen, könnte ich
es noch bei einem Orthopäden versuchen. Ich stelle mich auch dort vor.

Der Orthopäde ist super. Er nimmt sich sehr viel Zeit für mich, wir sprechen ausgiebig und lange über Brustkrebs, denn er hat früher in einer Tumorklinik gearbeitet. Ich fühle mich in meiner Not verstanden und ernstgenommen – aber einen erklärenden Befund hat auch er nicht für mich. Als letzten Hinweis empfiehlt er mir dann Physiotherapie, um eventuelle Verspannungen oder Einklemmungen zu lösen. Ich habe zwar nicht viel Hoffnung, aber ich will alles probieren, um den Schmerz loszuwerden.

Also Physiotherapie. Ich halte nur zwei Behandlungen aus, dann ist der Schmerz nicht mehr zu ertragen. Ich breche wieder ab und lasse mir nun endlich vom Frauenarzt eine Überweisung zum PET geben. Diese Maßnahme muss aber vorher bei der Krankenkasse genehmigt werden, weil sie 2 500 Mark kostet. Der medizinische Dienst bekommt Kopien aller Untersuchungen und Befunde, die zu diesem Zeitpunkt bereits einen Ordner füllen. Wie erwartet und befürchtet wird das PET abgelehnt. Begründung der Kasse: kein ersichtlicher Grund, fehlender Befund und es müsste noch ein Knochenszintigramm gemacht werden, um alle möglichen Untersuchungen durchlaufen zu haben. Ich glaube meinen Augen nicht zu trauen. Wenn ein Befund da wäre, hätte ich doch kein PET gebraucht! Die Schmerzen sind auch nicht im Knochen, sondern in den Gewebeteilen am Unterarm und in der Brust. Ich bin ratlos und verzweifelt.

Ein Jahr später

Mittlerweile ist es Juli 2001, also fast ein Jahr mit ständigem Schmerz ist vergangen. Ich denke daran, meinen verdienten Urlaub anzutreten. Ich habe schließlich trotz der Schmerzen tapfer weiter gearbeitet. Ich bin auch dringend erholungsbedürftig. Also wird ein Relax-Urlaub geplant und gebucht.

Drei Tage vor Urlaubsantritt spüre ich beim Duschen einen stark angeschwollenen Lymphknoten am Schlüsselbein. SCHOCK, PANIK, ANGST – alle möglichen Gedanken gehen durch meinen Kopf. Nach Rücksprache mit Hausarzt und Frauenarzt, der einen Ultraschall macht, beschließe ich die 14 Tage Urlaub doch zu machen. Ich will meinem Kind die Ferien nicht verderben.

Natürlich ist es für mich kein Urlaub. Immer denke ich an das, was jetzt kommen wird. Im Urlaub schwillt dann auch der Arm an. Irgendwie habe ich das Gefühl – es geht wieder los.

Wieder zu Hause führt mein erster Weg zum Radiologen. Dieser bewertet den Lymphknoten als suspekt und empfiehlt eine sofortige Entfernung und histologische Überprüfung. Für ihn sieht er tumorös aus. Also lasse ich mich vom Frauenarzt wieder ins Tumorzentrum überweisen. Wir haben jetzt August 2001, und im Nachhinein mag ich nicht daran denken, was passiert wäre, wenn der vergrößerte Lymphknoten nicht »gekommen« wäre.

PET, CT, MRT, OP

Der Oberarzt vereinbart für mich gleich einen Termin zur Lymphknotenentnahme. Dazu muss ich in die Hals-Nasen-Ohren-Klinik, da der Bereich am Schlüsselbein von vielen Nerven und Muskeln durchzogen ist, den die Frauenärzte nicht operieren dürfen. Gleichzeitig habe ich mit dem Frauenarzt noch einmal einen Antrag an die Krankenkasse zwecks PET fertiggestellt, denn jetzt habe ich ja den »gewünschten« Befund.

Prompt erhalte ich auch eine Zusage des medizinischen Dienstes. Zwei Tage vor dem OP-Termin wird ein PET in der Uni-Klinik gemacht. Ich liege 90 Minuten unter dem Gerät und muss plötzlich weinen. Irgendwie scheine ich das Ergebnis zu ahnen. Eine Ärztin setzt sich neben mich und versucht beruhigend auf mich einzureden. Wir unterhalten uns über die Vorerkrankung.

Aus dem Befund wird ein Geheimnis gemacht. Ich bin es von meinem bisherigen Radiologen gewohnt, dass im Anschluss an jedes CT oder MRT die Auswertung erfolgt und man nicht endlos warten muss. Meine Hoffnung wird nicht erfüllt. Erst am Tag der OP soll ich meinen Befund holen. Heute weiß ich, dass man es mir absichtlich nicht bekannt gegeben hat. Also gehe ich zwei Tage später in die Klinik.

Um 7.00 Uhr muss ich erscheinen, werde in ein Hemdchen und diese tollen Thrombosestrümpfe gekleidet und muss mich ins Bett legen. Keine Angabe zu Zeitpunkt und Verlauf der OP. Gegen 14 Uhr werde ich abgeholt und erhalte eine Beruhigungstablette. In den Stunden vorher haben mein Mann und ich alle Ärzte, die wir greifen konnten nach dem PET-Befund gefragt. Keiner konnte uns helfen. In der PET-Abteilung hieß es, der Befund sei schon oben auf der Station, wo es hieß, der Befund sei nicht da. Also geht es zur OP. Ich liege im Bett vor dem OP-Saal und alles Mögliche geht mir durch den Kopf. Plötzlich bemerke ich, dass meine Krankenakte am Fußende des Bettes liegt. Da ich eine Beruhigungstablette bekommen habe, schaue ich einfach hinein.

Da ist er, der zwei Tage alte Befund vom PET. Mein Herz schlägt gleich doppelt so schnell. Ich lese mir das Blatt durch und mir stockt der Atem. Was ich da lese, kann doch nicht mein Befund sein. Ich habe doch nur einen angeschwollenen Lymphknoten! Aber ich muss es dann doch irgendwie verdauen, was dort steht: Lymphknotenmetastasen am Schilddrüsenrand, Speicherherde rechts supraclavikulär (am Schlüsselbein), multiple mediastinale Speicherherde (Mitte Oberkörper), Speicherherd rechte Axilla, wobei es eine Lymphknotenmetastase oder eine Rippenmetastase sein könne, sowie die Betonung der gesamten Wirbelsäule als Hinweis auf eine Knochenmarksaktivierung.

Ich liege nun wie in Trance und weiß nicht mehr, was um mich herum geschieht. Ich erlebe die OP so nebenbei, habe mich auch noch mit den Ärzten über alles Mögliche unterhalten. Die Ärzte sind sehr nett und freundlich und nach zwei Stunden bin ich wieder draußen. Durch die Beruhigungstablette ging das alles an mir vorbei. Dann werde ich wieder aufs Zimmer gefahren. Dort wartet bereits mein Mann auf mich. Als ich in sein erwartungsvolles Gesicht sehe, öffnen sich bei mir alle Schleusen. Schluchzend erzähle ich ihm in kurzen Worten von dem Befund und dann ist auch er nicht mehr in der Lage ruhig zu bleiben. Wir beide weinen lange und sind nicht in der Lage zu reden. Es scheint alles so sinn- und aussichtslos. Auch wenn ich wusste, dass es ein Rezidiv ist, so dachte ich doch nicht, dass schon mehre Regionen befallen sind.

Endlich schmerzfrei

In den folgenden Tagen passieren zwei bemerkenswerte Dinge. Erstens kann ich mich keine Sekunde von meinem Mann trennen. Ich gehe überall mit ihm hin, wohin er geht, ich versuche ständig Körperkontakt zu halten und in seiner Nähe zu sein, so, als ob ich ihn verlieren könnte. Ich denke viel über das Sterben, den Tod usw. nach. Als Zweites gibt es auch etwas positives nach der OP. Ich bin meine Schmerzen los. Ich kann es kaum glauben. Bei der Histologie wird sich herausstellen, warum ich die Schmerzen hatte.
Der Tumor war nicht nur im Lymphknoten, sondern hatte sich in die Blutgefäße und die Nerven »hineingefressen«. Die beschädigten Nerven hatten mich die ganze Zeit gequält. Also ist meine Odyssee wenigstens in Bezug auf die Schmerzen im Arm beendet.

Tumormarker: 42,6

Ein paar Tage später wird der Tumormarker Ca 15-3 bestimmt. Er liegt bei 42,6 trotz des entnommenen Lymphknotens. Im Tumorzentrum wird die Therapie auf Grund der Histologie festgelegt.
Der Ersttumor war hormonnegativ, diesmal ist er leicht positiv. Ich wusste bisher noch nicht, dass sich die Hormonabhängigkeit ändern kann. Der Plan des Arztes klingt für mich wie ein Gerichtsurteil: Zuerst Bestrahlung des Lymphbereichs, dann 6 besser 9 x Chemotherapie mit Taxotere. Danach Therapie mit Zoladex und Tamoxifen. Später stellt sich noch heraus, dass der Tumor Her2 3+ war, sodass ich seither wöchentlich Herceptin bekomme.
So, da stehe ich nun und muss das erst einmal schlucken. Alles wieder von vorn. Meine schö-

nen Haare, gerade hatte ich sie wieder lang wachsen lassen. Dann der Gedanke an die Nebenwirkungen der Chemotherapie, die mir noch so gut in Erinnerung waren vom ersten Mal. Ich
hatte früher immer so dahin gesagt: »Ich weiß nicht, wie ich reagieren würde, wenn es mich
noch mal trifft«.
Jetzt wusste ich es. Es ist wie ein Weltuntergang für mich.

Keine Therapiestrategie?

Ich bekomme einen Termin zur Beratung in der Strahlentherapie. Der Arzt klärt mich über
Nebenwirkungen und Verhaltensweisen auf, aber was habe ich für Alternativen? Er möchte
noch ein Thorax-CT von mir machen, damit er die Bestrahlungen besser vorbereiten kann.
Der Arzt eröffnet mir, dass jetzt bereits nicht nur die linke Schlüsselbeinseite befallen ist, sondern auch die Lymphknoten der rechten Seite. Also ist der Tumor ziemlich schnell gewachsen.
Der Arzt teilt mir mit, dass er jetzt die Bestrahlungsberechnungen durchführen lassen und mich
in zirka eineinhalb Wochen anrufen werde.

Ich fahre nach Hause und habe ein schlechtes Gefühl. Nach so kurzer Zeit ist schon die andere Seite befallen. Und dann ist es noch so lang bis zu den Bestrahlungen. Wie schnell würde
es weiterwachsen? Er hat mir auch gesagt, dass sie den Brustkorb sowieso nicht bestrahlen können, weil das zu viel wäre. Wozu dann die Bestrahlungen, wenn doch nicht alles getroffen werden kann? So viele Fragen und keine Antworten.
Ich beschließe, wieder in das Tumorzentrum zu fahren und noch einmal mit dem Oberarzt zu
sprechen. So langsam wird mir klar, wie wichtig es ist, selbst mitzudenken. Der Oberarzt stellt
die Therapie auch sofort um, denn auch der Tumormarker ist schon auf 65 angestiegen. Er
meint, der Tumor sei wohl doch recht aggressiv. Das war doch aber eigentlich klar bei Grading
3 und Her2-Überexpression 3+. Es folgt Umstellung auf Chemotherapie. Dazu muss erst ein
Port gelegt werden, eine weitere schwere Station auf meiner Odyssee.

Noch eine Panne

Zwei Tage später ruft mich die Strahlenklinik an, der Termin der ersten Bestrahlung stehe jetzt
fest. Ich glaube meinen Ohren nicht zu trauen, wieso Bestrahlung? Es war doch vom Tumorzentrum festgelegt worden, mit der Chemo anzufangen. Als ich das dem Arzt am Telefon sage,

merke ich, dass zwischen beiden Abteilungen keinerlei Rücksprache geführt worden ist. Also kläre ich den Arzt auf und verspreche mich zu melden, sobald die Chemo vorbei ist.
Eigentlich habe ich erwartet, dass die einzelnen Abteilungen des Tumorzentrums ihre Befunde und Behandlungen untereinander absprechen, um eine optimale Therapie zu finden.
Deswegen heißt es doch Tumorzentrum, oder?

Eine weitere Untersuchung steht an, das Knochenszintigramm. Auf dem ist nur eine degenerative Abnutzung am Halswirbel zu sehen, sonst nichts. Ich bin total erleichtert, habe aber bei dem Gedanken daran, dass diese Abnutzung im OP-Gebiet liegt, doch ein komisches Gefühl.
Mein Radiologe, der mich sonst betreut, ist immer supernett zu mir und man kann ihn jederzeit anrufen. Also frage ich ihn, was ich tun soll. Er meint, dass man sicherheitshalber und zu meiner Beruhigung ein MRT vom Hals und den Wirbeln machen kann. Das finde ich klasse und liege zwei Tage später schon in der von mir so verhassten »Röhre«.

Noch eine Metastase

Die Stelle mit der Abnutzung stellt sich zwar wirklich als harmlos heraus, aber dafür ist ein Brustwirbel mit auf dem Bild, der eindeutig dunkel ausgefüllt aussieht. Der Arzt erklärt mir, dass dies eine Knochenmetastase ist.
Das ist der Hammer für mich, denn ein paar Tage vorher hatte ich doch das Knochenszintigramm in der Strahlenklinik. Warum konnte man es dort nicht sehen? Auf welche Untersuchung ist überhaupt noch Verlass?
Im Internet finde ich dann die Erklärung dazu. Auf dem Knochenszintigramm können Metastasen erst entdeckt werden, wenn mindestens 30 Prozent des Knochens befallen sind. Nach Rücksprache mit dem Tumorzentrum bekomme ich nun zur Bekämpfung bzw. zum Aufhalten dieser Metastase ein Bisphosphonat verordnet. Bestrahlt werden soll die Knochenmetastase erst bei Bruchgefahr oder starken Schmerzen. Da die Knochenmetastase laut Beurteilung nicht bruchgefährdet ist, frage ich nach dem weiteren Vorgehen. Der Satz des Arztes wird mir immer im Gedächtnis bleiben: »Das ist im Grunde genommen egal, denn Sie haben Läuse und Flöhe!«
– Das sitzt!

Chemotherapie

Der Beginn der Chemotherapie ist da. Ich bin wieder im Tumorzentrum. Ich frage, wo ich mich melden soll, da ich nicht weiß, wo die Station ist.

Eine Schwester zeigt mir den Weg und ich bin entsetzt. Es geht eine schmale alte Treppe hinunter in einen dunklen Keller. Dort befindet sich in einem kleinen Raum ein dunkles Wartezimmer, in dem die Stühle nicht einmal für alle wartenden Frauen und deren Männer reichen. Erst bei Eintreffen der Patienten werden die Medikamente für die Chemo in der Zentralapotheke der Klinik bestellt. So sind lange Wartezeiten einzuplanen.

Die Betreuung der gesamten Chemostation wird von einer Ärztin im Praktikum durchgeführt. Sie ist für die Injektionen sowie Gespräche mit den Patient/innen zuständig.

Nach drei Stunden bin ich an der Reihe.

In den Behandlungszimmern stehen alte, teilweise defekte Liegesessel und Infusionsständer aus der Vorzeit. Man kommt sich vor wie in einem Entwicklungsland und nicht wie in einem Tumorzentrum. Im Vergleich zur ersten Klinik, in der ich betreut wurde, ist, was ich jetzt sehe, sehr enttäuschend. Gerade mit der Diagnose Krebs sollte auf eine angenehme Atmosphäre, in der sich die Frauen wohlfühlen, geachtet werden. Der erste Eindruck: Hier fühlt man sich wie schon zum Sterben abgestellt.

Aber auf Kompetenz und Möglichkeiten eines Tumorzentrums will ich nicht verzichten, das hat Vorrang vor akzeptablen räumlichen Verhältnissen. Später fällt mir die Umgebung nicht mehr so auf. Die Schwestern sind jedenfalls supernett und auch die Ärztin im Praktikum ist sehr hilfsbereit und für alle Fragen offen. Es ist auch schon so viel Zeit verflossen seit der LK-Entnahme. Ich wundere mich, wie viel Gelassenheit die Ärzte haben, bevor ich die erste Behandlung erhalte.

Ich bin viel ungeduldiger und möchte, dass endlich etwas getan wird. Ich habe während der ganzen Zeit seit der OP im Schlüsselbeinbereich ein Kribbeln. Es hat sich auch schon wieder ein dicker neuer Knoten gebildet, und ich habe Angst. Die Ärztin hört sich zwar meine Sorgen an, aber ich kann in ihrem Gesicht lesen, dass sie in mir die Patientin mit metastasierendem Mammakarzinom sieht, für die es statistisch sowieso keine endgültige Heilung gibt.

Die erste Chemo wirft mich dann wie erwartet um, und ich denke mir: neun Mal halte ich das nie aus. Ich bekomme dreiwöchentlich Taxotere, wöchentlich Herceptin und vierwöchentlich Aredia. Dazu eine Unmenge an Medikamenten (Mittel gegen Übelkeit, Cortison, einen Magenschutz, ein Mittel gegen die Nervenstörungen, die Nebenwirkung der Chemo sind, Vitamin-B-Komplex usw.)

Vorbeugung in Eigeninitiative

Verunsichert durch das Knochenszintigramm überrede ich die Ärzte, mir stückchenweise die Überweisungen für ein MRT der gesamten Wirbelsäule zu geben, da ich Angst vor noch mehr Metastasen habe. Nach so vielen bösen Überraschungen glaube und traue ich niemandem mehr. Ich fresse alle Informationen die ich bekommen kann, in mich hinein und versuche alles Wissen aufzusaugen, in der Hoffnung meine Therapie so optimal wie möglich zu gestalten.
Ich will meine Behandlung nicht nur anderen überlassen und selbst mithelfen, auch wenn es nur der Einfluss auf die richtigen Schritte zur richtigen Zeit ist. Die anderen Untersuchungen ergeben zum Glück nichts Negatives.

Tumormarker auf 45 gefallen

Ich warte auf die ersten Tumormarker nach der Chemo. Das ist dann auch mal wieder ein freudiges Ereignis, denn die Marker sind sofort auf 45 gefallen. Aber das ist immer noch der Startwert vor der OP. Also muss da noch einiges in meinem Körper arbeiten. Enttäuschend für mich tut sich bis zur achten Chemo nichts weiter. Der Stand der Marker bleibt unverändert. Nur habe ich plötzlich starke Schmerzen im Bereich der Knochenmetastase.

Der Onkologe schickt mich zu einer Kontrolluntersuchung der Brustwirbelsäule. Ich habe furchtbare Angst davor, das sich der Befund verschlechtert hat. Von Mitpatientinnen kenne ich die Folgen von gebrochenen Wirbeln.
Meine Angst vor Bewegungsunfähigkeit und verlorener Selbständigkeit war und ist riesengroß. Der Gedanke an Abhängigkeit von anderen ist frustrierend.
Aber es gibt auch für mich mal einen Schimmer Hoffnung. Mein Mann und ich liegen uns bei der Auswertung des MRT vor Freude in den Armen. Die Metastase ist tatsächlich nicht mehr nachweisbar. War es nun das Herceptin, Taxotere oder der frühe Einsatz vom Aredia. Jedenfalls ist bildgebend nichts mehr zu erkennen.

Bei der zyklusmäßigen Besprechung beim Oberarzt nehme ich einmal wieder einen Bericht aus dem Internet mit in die Klinik. Dort heißt es, dass die für mich festgelegte Folgetherapie Herceptin, Zoladex und Tamoxifen zusammen eher negativ wirken könne. Der Arzt tut wissend und ändert die Therapie sofort auf Herceptin, Zoladex und Arimidex. Komisch, warum muss ich als Patientin darauf hinweisen. Damit werde ich einmal mehr in meiner Einstellung zur Selbstinformation bestärkt.

Nach dem achten Zyklus gehen die Tumormarker endlich runter auf 29. Fast Normalniveau. Ich merke auch kein Kribbeln mehr im OP-Bereich des Lymphknotens. Hat die Quälerei doch etwas gebracht. Dieser ständige Wechsel zwischen Hoffnung und Angst.

Ich lasse noch einmal ein MRT vom Kopf und den Halsweichteilen machen, da ich ständig Schmerzen in Richtung Kopf habe. Ohne Befund. Der Oberarzt meint, es können Nebenwirkungen von Taxotere auf die Nervenbahnen sein.

Jetzt endlich der neunte Zyklus. Die Tumormarker sind auf Normalstand. Ich bin erleichtert. Ein Anschlussgespräch mit dem Chefarzt bringt endlich die erhoffte Nachricht. Ende der Chemo. Ich bekomme jetzt monatlich Zoladex und soll täglich Arimidex nehmen.
Herceptin und Aredia laufen weiter.
Jetzt beginnt eine Zeit des Wartens. Z.B. wie sich der Tumormarker verhält, wie es weitergeht, wann erneut Metastasen auftreten usw.
Trotzdem will ich endlich wieder am normalen Leben teilnehmen, und ich will unbedingt wieder arbeiten gehen. Ich mache meine Arbeit gern.

Den Kampf muss ich selbst führen

Was hat mir nun dieser bisherige Weg gebracht? Zuerst die Einsicht, selbst aktiv werden zu müssen. Dann der Bruch mit dem grenzenlosen Vertrauen in Ärzte, da auch sie nur von Erfahrungswerten profitieren und jeder sein eigenes Bild der Krankheit hat. Weiterhin der Umgang mit Schmerz in verschiedensten Formen.
In Bezug auf körperlichen Schmerz: Mein Körper weiß früher, als alle anderen, dass etwas nicht in Ordnung ist. Bisher hatte ich nur dann Schmerzen, wenn es auch einen Grund dafür gab. Ich muss darauf achten und für meine Lebensqualität kämpfen.
In Bezug auf psychischen Schmerz: Ich weiß einen Mann an meiner Seite, der zu mir steht und mir immer wieder Mut macht, ich habe eine Familie, deren Hilfe ich einfordern lernen muss, ich habe eine Psychologin, mit der ich über andere Probleme reden kann. Ich darf nicht aufgeben.

Ich werde und muss am Ball bleiben. Um meiner selbst Willen. Es hilft mir weiter zu überleben und gibt mir das Gefühl, alles Nötige zu tun. Ich muss gegen Widerstände ankämpfen, das kostet Kraft. Aber wenn ich nicht kämpfe, wer soll es dann für mich tun? Die Frage, die für mich offen bleibt ist − zu welchem Preis?

Angst

Ängste bestimmen immer mehr mein Leben. Angst, nicht mehr für meine Tochter dasein zu können, Angst um die Dauer der Selbstständigkeit, Angst vor starken Schmerzen, Angst vor dem raschen Fortschreiten der Krankheit, Angst vor dem Verlust lieber Menschen, Angst vor strapaziösen Behandlungen und dem Ausgeliefertsein, Angst vor Abschied und natürlich Angst vor dem Tod.

Ich werde darum kämpfen, mein Leben so weit wie möglich zu verlängern, wenn auch Heilung nicht mehr möglich ist.
Ich will leben. So lange es lebenswert ist. Ich bin doch erst 38. Ich will meine Tochter aufwachsen sehen.

Ich warte auf die weiteren Kapitel meiner persönlichen Odyssee.

Teil II

Kampfansage? Chemotherapie, Bestrahlung, Hormone

Aurica

Quo vadis?

Kontakt: Labrador40850918@aol.com

»Leben ist, was uns zustößt, während wir uns etwas ganz anderes vorgenommen haben.«

Henry Miller

Seit meinem 20. Lebensjahr gehe ich regelmäßig zur Vorsorgeuntersuchung. Ich bin ein vorsichtiger Mensch, der gerne alles unter Kontrolle hat. Auch teile ich nicht die naive Hoffnung mancher Menschen, dies oder jenes wird mir schon nicht passieren.

Ich habe sehr jung eine Familie gegründet, heiratete mit knapp 18 Jahren, bekam meinen ersten Sohn mit 19, den zweiten mit 21 Jahren. Er wurde unglücklicherweise mit einer organischen Fehlbildung geboren. Bei der ersten Operation an seinem zweiten Lebenstag wurde ein ärztlicher Kunstfehler begangen, der später zu einem Gerichtsprozess führte.

Unser Sohn verbrachte sehr viel Zeit im Krankenhaus, musste sich über Jahre vielen operativen Eingriffen unterziehen, wir wussten nicht, ob er durchkommt und ob er einmal ein weitgehend normales Leben würde führen können. 1989 wurde ich ungeplant noch einmal schwanger – mit entsprechenden Ängsten. Es ergab sich auch tatsächlich der Verdacht, dass bei dem Baby wieder eine Behinderung vorliegen könnte. Zum Glück wurde mein dritter Sohn dann doch gesund

---

36 Jahre bei Diagnose 11/1999, verheiratet, drei Söhne (9, 15, und 17 Jahre), Hausfrau

TNM-Klassifikation: pT2, pN1biii (10/20 LK), pMX, G2, Östrogen-Rezeptor: Anteil positiver Zellen: 25 %, Progesteron-Rezeptor: Anteil positiver Zellen 70 %, Herz-neu negativ

Diagnose: invasiv-duktales Mammakarzinom sowie DCIS high grade vom Comedo-Typ (Gruppe 3 nach Silverstein); 10 von 20 Lymphknoten befallen, davon 8 mit Kapseldurchbruch auf allen drei Leveln.

Therapie: BET (Brust erhaltende Therapie),

Chemotherapie: nach dem EC-Schema, Strahlentherapie

Hormontherapie: Zoladex und Tamoxifen, Bisphosphonattherapie geboren, entwickelte aber später Krupphusten und Asthma.

Das alles würde ein eigenes Buch ergeben. Die Krebsdiagnose erwischte mich zu einem Zeitpunkt, an dem ich mir dringend mehr Glück im Leben wünschte.

Am 15.11.1999 stutzt der Frauenarzt bei der Vorsorgeuntersuchung beim Abtasten meiner rechten Brust, macht einen Brustultraschall und schickt mich zur Mammographie, die noch am gleichen Tag durchgeführt wird.

Dort bekomme ich nach erfolgter Untersuchung ohne Umschweife die niederschmetternde Diagnose mitgeteilt. »Es sieht nicht gut für Sie aus, Sie haben Brustkrebs!« Ich stottere: »Und was jetzt?« Die Radiologin meint lediglich, das müsse ich mit dem Frauenarzt besprechen. Ich könne am nächsten Tag Kopien der Röntgenbilder und den schriftlichen Befund abholen, dann solle ich umgehend wieder zum Frauenarzt.

Mein Mann erwartet mich zu Hause schon im Flur, ich habe einen Zettel hingelegt, dass ich wegen eines Verdachts zur Mammographie müsse. Es bricht gleich aus mir heraus. »Ich habe Brustkrebs.« Obwohl er in seinem Zimmer ist, bekommt das leider auch mein ältester Sohn mit – und bricht in Tränen aus. Auch ich weine viel an diesem Abend, telefoniere mit meiner Schwester, die noch Zweifel an der Diagnose hat. Schließlich liegt Brustkrebs nicht in unserer Familie, ich habe nie geraucht, keinen Alkohol getrunken.

Die folgende Nacht ist mir noch in lebhafter Erinnerung. Wenn ich doch mal kurz einschlafe, sitze ich gleich darauf wieder senkrecht im Bett, ringe nach Luft und denke: »Ich habe Krebs!« Krebs führt die Hitliste der Schicksalsschläge an, vor denen sich Menschen am meisten fürchten und ich finde, vollkommen zu Recht. Auch wenn Ärzte einem heute gern vermitteln wollen, bei rechtzeitiger Diagnose wären die Heilungschancen gut. Nur wird der Krebs in der Realität selten im Frühstadium entdeckt, da gar nicht sorgfältig und umfassend genug untersucht wird. So wurde auch mein Krebs zu spät festgestellt.

Im Jahr zuvor ist von der linken Brust ein Ultraschall gemacht worden, da ich in dieser Brust seit Jahren eine Fettgeschwulst habe. Als ich dem Frauenarzt das vorhalte, weil der Krebs früher festgestellt worden wäre, wäre dies auch rechts gemacht worden, meint er: »Es hätte dafür keine Indikation gegeben, das hätte die Krankenkasse nicht gezahlt«.

Zur weiteren Diagnostik werden durchgeführt: Knochenszintigramm, Röntgen der Lunge, CT der Leber. Ich suche beide Kliniken in W. auf, in denen Brustkrebs behandelt wird.

Am 29.11.99 lasse ich mich leider überrumpeln und stimme einer Biopsie zu, ohne vorher noch einmal eine Nacht darüber zu schlafen. Meine Schwester, die mich in die Mammasprechstunde begleitet hat, ermuntert mich dazu und ich will deswegen nicht extra noch mal ins Krankenhaus kommen. Der Arzt erklärt, dass die Schnellschnittdiagnostik weniger gern gemacht werde. Entweder müsste eine Frau so lange in der Narkose bleiben oder es müsse gegebenenfalls am nächsten Tag ein zweiter Eingriff gemacht werden. So stimme ich zu und unterziehe mich der sehr schmerzhaften Stanzbiopsie. Zwei Tage später werde ich über den histologischen Befund aufgeklärt, bekomme aber erst für den 16.12. einen Operationstermin.

Am Tag der Operation verzögert sich alles erneut, so dass ich erst mittags in den OP geschoben werde. Das vorab verabreichte Beruhigungsmittel ist für die Katz, Panik pur pulsiert mir durch die Adern. Das merkt mein Operateur und drückte mir kurz die Hand, bevor ich in den Narkoseschlaf geschickt werde. Für diese menschliche Geste bin ich dankbar. Als ich wieder richtig zu mir komme, verspüre ich rasende Schmerzen. Die erste Nacht verbringe ich mit zwei anderen frisch operierten Frauen im Aufwachraum. Nur die Privatpatientin wird vom Professor noch am Abend persönlich aufgesucht, ich registriere es, aber der Ärger darüber hält sich in Grenzen. Um Ärzte reiße ich mich nicht und ich weiß, was wirklich über meine Zukunft entscheiden wird: der histologische Befund. Ich verlasse am 20.12. auf eigenen Wunsch das Krankenhaus, denn mir ist zugesagt worden, dass ich gleich angerufen werde, wenn der Befund vorliegt. Tatsächlich werde ich erst drei Tage nach Eintreffen des Befundes auf der Station informiert, am 27.12. Vielleicht wollten sie mir Weihnachten nicht verderben oder der Bereitschaftsarzt sich selbst den Feiertagsdienst nicht erschweren.

Zur Befundmitteilung fahren mein Mann und ich gemeinsam ins Krankenhaus. Es wird zum endgültigen Fall ins Bodenlose. Ich habe so inbrünstig gehofft, dass die Lymphknoten nicht befallen sind, denn dann hätte ich trotz Empfehlung eine adjuvante Chemotherapie abgelehnt. Ich habe Chemotherapie schon immer für ein Teufelszeug mit geringer Effektivität gehalten. Mir ist vermittelt worden, sie erhöhe meine Überlebenschancen um 30 Prozent. Es wird ziemlich viel gelogen, um das Zeug an die Patientin zu bringen.

Bei mir sind zehn von zwanzig entnommenen Lymphknoten auf allen drei Levels befallen, acht davon mit Kapseldurchbruch, das heißt, sie haben bereits das umliegende Gewebe infiltriert. Dieser Befund zwingt mich in die Knie und lässt mich – auch unter dem sanften Druck sowohl von meinem Mann als auch von den Ärzten – einer Chemotherapie zustimmen. Sie sagen, ich sei doch auch Mutter und stehe nicht nur in Verantwortung für mich allein.
Anfang Januar muss zuerst eine Nachresektion durchgeführt werden, da der bestehende tumorfreie Schnittrand nicht ausreicht. Die Hausärztin und der inzwischen aufgesuchte niedergelassene Onkologe sind für eine Amputation der Brust, aber der Krankenhausarzt meint: »Warum? Ihre Überlebenschance erhöht sich dadurch um keinen einzigen Prozentpunkt«. Da beschließe ich, im Zweifelsfall doch lieber mit zwei Brüsten zu sterben.
Ich bitte den Operateur nur, möglichst viel Gewebe zu entfernen, kosmetisches Ergebnis hin oder her. Er hält sich daran und ich verlasse noch am gleichen Tag wieder das Krankenhaus. Dass ich mich von der Narkose erbrechen musste, behalte ich vorsorglich für mich.

Ich hasse Krankenhäuser, kann sie einfach nicht ertragen und so ist für mich klar, die Chemo lasse ich bei einem niedergelassenen Onkologen durchführen. Allerdings ist es eine naive Hoffnung, beim Onkologen während der Chemo allein in einem Zimmer sitzen zu können. Im größten Elend wird man im medizinischen Betrieb mit völlig fremden Menschen zusammen gewürfelt – ob im Krankenhauszimmer oder der onkologischen Praxis. Mich stört das, ich bin ein sehr introvertierter und sensibler Mensch, es nimmt mich mit, mich wie Schlachtvieh aufgereiht zu fühlen und notgedrungen mitzubekommen, wie andere sich quälen.

Der Raum beim Onkologen ist zweckmäßig eingerichtet, aber er wirkt kalt und unpersönlich. Ich denke, man müsste gerade chronisch Kranken gegenüber mehr Fürsorglichkeit an den Tag legen. Paravents könnten Sichtschutz geben, ein Massagesessel, eine Duftlampe mit ätherischen Ölen und vielleicht über Kopfhörer Visualisierungsübungen oder meditative Musik wären ideal. Die Chemo dauert immer mehrere Stunden und man verspannt sich völlig.

Ich habe das Riesenglück, dass meine beste Freundin mich zu drei von den vier Chemotherapiesitzungen begleitet. Ich brauche ihren seelischen Beistand und ein bisschen Zerstreuung, auch wenn eine weitere Person die Helferinnen stört, wenn es ganz voll in der Praxis ist.

Ein Ammenmärchen, das Ärzte gerne erzählen, ist, dass die Chemotherapie heute verträglicher sei. Ich fühle mich jeweils die erste Woche nach Verabreichung immer mehr tot als lebendig. Die ersten Tage erbreche ich bis zu 16 mal am Tag, ekele mich allein vor Wasser, meine Eingeweide fühlen sich an, als ob eine Feuersbrunst drinnen tobt und jeder Knochen ist spürbar. Ich bin total schlapp und müde. Wenn ich, in der Hoffnung einen klareren Kopf zu bekommen, das erste Mal wieder an die frische Luft gehe, fühle ich mich, als würde die Teilnahme an einem Triathlon von mir verlangt. Ich bekomme eine Blasenentzündung, Hämorrhoiden, eine Venenentzündung ... die halbe Palette möglicher Nebenwirkungen. Als ich neben Zofran auch noch Cortison bekomme, um die Übelkeit zu bekämpfen, nützt das wenig. Bei der letzten Sitzung versucht der Onkologe fünf- oder sechsmal vergeblich, links noch eine intakte Vene zu finden, sodass die Infusion rechts angelegt werden muss[1].

Ein ganz eigenes Drama ist der Verlust der Haare drei Wochen nach dem ersten verabreichten Zyklus. Ich habe meine langen Haare schon vor der OP auf Schulterlänge kürzen lassen. Man weiß, was kommt, aber es ist doch entsetzlich, wenn man würgend über der Toilette hängt und sich die ersten Haarbüschel lösen. Überall hinterlässt man Spuren, die kahlen Stellen werden immer größer. Ich bin untröstlich, hasse die kratzende Perücke und kann dennoch außer Haus nicht auf sie verzichten. Sobald ich zur Tür herein komme, fliegt sie in die Ecke. Ich habe ursprünglich nicht vor, glatzköpfig vor der Familie herumzulaufen, gehe die ersten Nächte mit Kopftuch schlafen, auch wenn mein Mann mir gut zuzureden versucht. Aber eines Morgens platzt mein Jüngster ins Schlafzimmer, das Kopftuch hat sich gelöst und er meint gönnerhaft

»Na, nun habe ich es gesehen, du kannst es weglassen«. Auch meine anderen (Sohne-)Männer akzeptieren das. Zwar erschrecken sie erst einmal, versuchen es jedoch zu verbergen und gewöhnen sich notgedrungen an mein neues Aussehen.

Völlig sauer reagiere ich, als ich Monate später in einem Buch lese, dass die tägliche Einnahme von 1600 mg Vitamin E eventuell vor dem Haarverlust schützen kann. Warum wird es nicht erforscht, wenn man so einfach eine als dramatisch erlebte Nebenwirkung vermeiden könnte? Aber Ärzten scheint das Einfühlungsvermögen zu fehlen. Sie begreifen nicht, dass der Haarausfall für Krebspatientinnen ein einschneidender Verlust, wenn auch keine gesundheits- oder lebensbedrohliche Therapienebenwirkung ist.

Eine Chemotherapie kostet mit jedem Zyklus tausende von Euro. Wenn dann das Immunsystem erst richtig am Boden liegt, könnten schon ganz kleine Interventionen den Versuch in Richtung einer Gesundung unterstützen, doch daran wird nicht gedacht.

Die letzte Chemo bekomme ich Ende März 2000. Von Mitte April bis Mitte Juni folgt nun die tägliche Strahlentherapie. Auch sie erlebe ich als beängstigend und ermüdend. Außerdem bekomme ich Hautverbrennungen und eine offene Stelle, die sich infiziert. Es ist zusätzlich total unangenehm, über Wochen nicht duschen zu dürfen. Aber schließlich ist auch das überstanden.

Der Onkologe spricht sich dafür aus, nun noch vier Zyklen Taxolchemo folgen zu lassen und zeigt mir auch eine Studie, die dies belegt. Aber ich hole eine Zweitmeinung in der Uniklinik in Frankfurt ein. Der Oberarzt dort widerspricht und zum ersten Mal höre ich, dass eine Chemo bei hormonrezeptorpositiven Befunden ohnehin schlechter wirkt. Das ist ein Schlag vor den Kopf, aber zunächst jubele ich »Keine Chemo mehr«. Es ist das erste Hochgefühl seit langem.

Die Dinge haben ihren Lauf genommen. Ich besorge mir Literatur und nehme bei einer Allgemeinmedizinerin eine Misteltherapie auf, die ich wenige Monate später wegen heftiger allergischer Reaktionen aufgeben muss.

Für die meisten Kassenpatient/innen gibt es keinerlei Unterstützung, um anschließend den Organismus wieder zu entgiften, das Immunsystem wieder aufzubauen und andere Nebenwirkungen der weiteren Therapien abzumildern, die Lebensqualität zu steigern. So bleiben ihnen Selen, Vitaminpräparate, Thymustherapien, Darmsanierung der komplett zerstörten Darmflora nach der Chemotherapie und weitere aufbauende Möglichkeiten verwehrt. Kaum ein Arzt stellt den genauen Mangel über das Blutbild fest, nur unsere Spitzensportler bekommen diese Gesundheitsvor- und Fürsorge, von der an Krebs Erkrankte nur träumen können.

Ich bin derweil immer noch nicht am Ende der Therapien angelangt, die antihormonelle Therapie steht an und ich erwäge, mir die Eierstöcke entfernen zu lassen. Das würde mir für zwei Jahre monatliche Arztbesuche und das schmerzhafte Spritzen des Zoladex-Implantats ersparen, das mit einer normalen Spritze gar nicht vergleichbar ist. Außerdem denke ich, dass dann der Schutz über den Zeitraum von zwei Jahren hinaus erhalten bleibt. Aber mein Operateur, mit dem ich es erörtere, betont bei seiner Schilderung des Eingriffs nur die Risiken. Er vertritt die Meinung, ich bräuchte gar nicht so weit in die Zukunft zu planen, denn bei so jungen Frauen schreite die Krankheit meist sowieso in den ersten zwei Jahren fort – wie »einfühlsam«. Ich möchte betonen, dass ich immer für die ungeschminkte Wahrheit bin, aber dennoch gibt es menschlichere Formen der Übermittlung.

Ärzte scheinen sich alles so hin zu drehen, wie es gerade passt. Auf der einen Seite werden fragwürdige Behandlungserfolge hochgejubelt, damit frau sich ihnen unterzieht. Auf der anderen Seite bekommen wir rücksichtslos mitgeteilt, dass man uns so oder so als Todeskandidatinnen ansieht, egal was unternommen wird.

Mir sagt man, dass mein Tumor schon seit mindestens acht bis zehn Jahren in meinem Körper ist. Dabei habe ich 1993 und 1995 Mammographien machen lassen und auf diesen Bildern ist kein Tumor erkennbar. Es werden unglaubliche Rechenexempel aufgestellt. Der Klinikarzt in der Mammasprechstunde erklärt: »30 Prozent bringt Ihnen die OP, 30 Prozent die Bestrahlung und 30 Prozent die Chemo«. Das soll zu der Annahme verleiten, dass ich nach diesen Therapien zu 90 Prozent geheilt bin, ist aber im Kontext der anderen Prognosefaktoren völlig unrealistisch.

Als ich Herrn Dr. S. damit konfrontiere, dass sein Kollege aus Frankfurt gesagt hat, die Chemo wirke bei hormonrezeptorpositiven Befunden gar nicht so gut, antwortet er mir: »Ja, sie hat Ihnen etwa 10 Prozent gebracht«. Inzwischen weiß ich aus einer Studie, dass die adjuvante Chemo in meiner Altersgruppe die Überlebensrate nur um durchschnittlich 6,5 Prozent verbessert. Bringe ich davon noch in Abzug, dass sie bei hormonrezeptorpositiven Befunden weniger wirkt, treibt es mir die Tränen in die Augen. Eine andere Zahlenspielerei, die mir präsentiert wurde, war die Aussage, meine Überlebenschancen würden 50 zu 50 stehen. In der Fachliteratur oder im Internet ist einfach zu recherchieren, dass die Wahrscheinlichkeit in meinem Krankheitsstadium auch nur die nächsten fünf Jahre zu überleben, bei nur ungefähr 10 bis 20 Prozent anzusiedeln ist.

Wie soll man Ärzten vertrauen, die einen dermaßen belügen?

Natürlich weiß keine von uns, auf welcher Seite der Statistik sie stehen wird, aber ich bin weder Optimistin noch eine Spielernatur und wenn bei dieser Krankheit noch etwas besonders quält, dann der Gedanke, sich womöglich völlig vergeblich durch furchtbare Therapien zu quälen. Trotzdem versucht jede, möglichst viele Prozentpunkte zusammen zu kratzen. Die Hormontherapie bringt durchschnittlich nur eine fünf Prozent höhere Überlebenschance, dennoch lasse ich sie nicht aus, auch wenn sie weitaus belastender als befürchtet ist. Mich quälen Gewichtszunahme, Hitzewallungen, Knochenschmerzen, massive Schlafstörungen – und kein Land ist in Sicht.

Schulmedizinische Mittel, die normalerweise verordnet werden, um solche Wirkungen abzumildern, kann ich nicht nehmen, weil sie – auch wenn sie rein pflanzlich sind – im Verdacht stehen, das Wachstum östrogenabhängiger Mammatumoren zu fördern. Pflanzliche Schlafmittel habe ich ebenso vergebens versucht, wie auch ein chemisches, wobei letzteres sowieso keine Dauerlösung sein könnte. Der Onkologe, den ich eigentlich für einen 150%igen Schulmediziner halte, erklärt zu meinem Erstaunen, dass mir vielleicht eine homöopathische Behandlung oder Akupunktur helfen könnte.

So suche ich eine praktische Ärztin auf, die über entsprechende Zusatzausbildungen verfügt. Sie stellte für mich einen entsprechenden Kostenübernahmeantrag bei der Krankenkasse, die AOK lehnt aber beide Behandlungen ab.

Als chronisch Kranke empfinde ich hinsichtlich unserer Gesundheitspolitik in Deutschland eine massive Verbitterung. Das Konzept der Früherkennung im Rahmen der Krebsvorsorge funktioniert nicht, weil es nicht gründlich gehandhabt wird und auch keine Bereitschaft vorhanden ist, alle zur Verfügung stehenden hilfreichen Möglichkeiten konsequent zu nutzen. Das Abtasten der Brust sollte meiner Meinung nach sorgfältiger durchgeführt und unbedingt durch Ultraschall ergänzt werden. Besonders für junge Frauen ist die Ultraschalluntersuchung die einzige Chance für eine wirkliche Früherkennung. Ein großes Blutbild sollte gemacht werden und die Stuhltestbriefchen sollten nicht erst nach dem 45. Lebensjahr zur Krebsfrüherkennung gehören. Ein Frauenarzt oder eine Frauenärztin sollte mit jeder Patientin ein Aufklärungsgespräch über Risikoschwerpunkte führen, Hinweise zur monatlichen Selbstuntersuchung der Brust und mögliche präventive Maßnahmen vor Krebserkrankungen geben, ebenso zu einer gesunden Ernährung und zu Nahrungsbestandteilen und Vitaminen oder Mineralstoffen, die als Antioxidantien Krebs vorbeugen können.

Außerdem könnte entsprechendes Informationsmaterial in den Praxen ausliegen und Behandler/innen könnten ihren Patientinnen hilfreiche Literatur empfehlen, beispielsweise »Das Anti-Brustkrebsbuch« von Dr. Bob Arnot.

Als ich meinen Gynäkologen darauf hinweise, dass unter der Tamoxifeneinnahme regelmäßig ein Scheidenultraschall wegen des stark erhöhten Risikos auf Gebärmutterkrebs durchgeführt werden muss, sagt er, angebracht sei das sicher, aber er könne es nicht machen, da die Krankenkasse das nicht zahlen würde. Da reicht es mir und ich suche mir eine Frauenärztin. Manche Ärzte haben ihren Beruf doch total verfehlt, sie hätten Bankier werden sollen.

Natürlich hat Sorgfalt ihren Preis im Vergleich zu einer Nullachtfünfzehn-Untersuchung, aber welcher tatsächliche (Lebens-)Gewinn könnte andererseits erbracht werden? Massenscreenings erscheinen mir nicht als der richtige Weg. Frauen, die eine Mammographie ablehnen, haben auch ihre Gründe. Ich denke, es ist viel zu wenig bekannt, dass immer mehr junge Frauen erkranken und dass ihre Chancen auf Heilung weitaus geringer sind als bei Frauen jenseits der Menopause. Junge Frauen verlieren viel mehr von ihrem Leben. Sie haben oft kleine Kinder, deren Kindheit vom Krebs überschattet wird und ich empfinde es als eine besondere Tragödie, wenn sie ohne ihre Mutter aufwachsen müssen. So betrifft die Krankheit bei jungen Frauen oft in stärkerem Maße die ganze Familie. Schlimmstenfalls verlieren sie an der statistischen Lebenserwartung gemessen auch nicht nur einige Jahre, sondern werden um ein halbes Leben betrogen.

In einem Fachbuch las ich: »Die Früherkennung von Metastasen und deren frühzeitige Behandlung bringt nach den heute vorliegenden Erfahrungen für die betroffene Patientin keinen statistisch erkennbaren Überlebensvorteil. Auch die Lebensqualität kann durch eine frühzeitige Rezidiverkennung nicht verbessert werden. Im Gegenteil, für die meisten Patientinnen verkürzt sich durch eine intensive Metastasendiagnostik lediglich die subjektiv als positiv empfundene krankheits- und therapiefreie Zeit.«

Milliarden werden in die Krebsforschung gesteckt, aber zumeist nur in die Untersuchung neuer Chemosubstanzen und Hormonpräparate. Obwohl doch längst bekannt ist, dass das der falsche Weg ist. Seit mindestens 30 Jahren wird auf »Stahl, Strahl und Chemo« bei der Behandlung gesetzt und dabei ist die Zahl der Frauen, die nach wie vor an Brustkrebs sterben, unverändert. Deutschland steht im europäischen Vergleich bezüglich der Brustkrebssterblichkeit nur an achter Stelle, ist also ein Entwicklungsland. Es gibt zaghafte Versuche in Richtung Verbesserung, aber sie werden nicht umgesetzt. So stellt sich die Frage, warum die meisten Mediziner nicht gewillt sind, für ihre Patientinnen alles, was der Therapieoptimierung dienen könnte, zu veranlassen. Viele neue Prognoseparameter, die auch etwas über die Wirkung der Therapien aussagen könnten, werden immer noch nicht erhoben. So zum Beispiel die Bestimmung des EGF-Rezeptors, die p-53 Expression oder uPA und PAI-1, die bei Vorliegen eine Tamoxifenresistenz, Chemoresistenz oder Resistenz auf endokrine Therapien anzeigen.

Die Tumorchemosensitivitätsuntersuchung müsste überall durchgeführt werden, damit zumindest unwirksame Chemotherapien unterlassen werden und am Tumorgewebe festgestellt werden kann, welches Zellgift für die entsprechende Patientin am Erfolg versprechendsten wäre. Oder die Möglichkeiten einer Tumorimpfung: jeder Patientin sollten alle Erfolg versprechenden Möglichkeiten vorgestellt werden und sie sollte die Behandlung wählen können.

Wer maßt sich an, über Erfolg oder Misserfolg im Einzelfall entscheiden zu können? Menschen sind eben individuell völlig verschieden, und so sollte jede Patientin auch ihren eigenen Weg finden können. Gut wäre es, wenn die Ärzte jede Krebspatientin unterstützen würden, wo es notwendig ist, um diesen eigenen Weg zu gehen, ob er nun rein schulmedizinisch, alternativ oder komplementär ist. In der heutigen Situation ist das jedoch eine Utopie, da Ärzte in der Regel nur einen Weg kennen und akzeptieren und das ist immer ihr eigener.

Auch psychologische Aspekte finden allgemein wenig Berücksichtigung in der Krebsbehandlung. Wünschenswert wäre, dass an jedem Krankenhaus, das Krebspatienten behandelt, Psychoonkologen tätig wären, die Gesprächskreise oder Einzeltherapien anbieten. Untersuchungen, die belegen, dass Frauen in einer so betreuten Gruppe im Durchschnitt um ein Jahr länger leben, sind bekannt, werden aber negiert.

Als schwierig erlebe ich, dass Familienangehörige und andere Mitmenschen durch die Krebserkrankung in Mitleidenschaft gezogen werden. Am Anfang kommt von einigen noch Mitleid, das sich aber schnell erschöpft. Spätestens nach der Zeit der Chemo- und Strahlentherapie erwartet das Umfeld, dass sich alles wieder *normalisiert*, dass der Krebs nicht mehr die Gespräche dominiert. Ich kann nur von mir sprechen, aber ich quäle mich weiter mit dem Krebs, Tag für Tag. Er scheint fürs Erste operativ entfernt, chemisch vernichtet, radioaktiv verstrahlt, hormonell ausgeschaltet, aber er ist immer noch präsent. Ich weiß nicht, was zur Stunde in meinen Zellen abläuft und ob mein Immunsystem jetzt mehr Kontrolle ausübt, falls doch wieder einige quer schießen, schließlich habe ich keinen gläsernen Körper. Sich in diese Situation hineinzuversetzen, fällt vielen Menschen außerordentlich schwer, sie schieben es einfach lieber beiseite. Es ist schwer zu begreifen, dass Krebs keine Erkrankung ist, die innerhalb eines bestimmten Zeitraums geheilt ist. Manche meinen auch, man wäre jetzt geläutert und würde über allen anderen Dingen stehen. Aber finanzielle Probleme, Streitigkeiten, Ärger mit Behörden oder Schulnöte der Kinder belasten mit geschwächter Gesundheit eher mehr als weniger. So befinde ich mich in einem Spannungsfeld zwischen der Bedrohung durch die Krankheit, die so viel Kraft absorbiert und auf der anderen Seite muss ich für die Familie da sein und meinen Alltagsverpflichtungen nachkommen.
Ich habe das große Glück, dass meine Schwester mir immer zuhört und sehr viel Einfühlungsvermögen besitzt. Auch andere Menschen versuchen, mich zu begleiten. Meinem Ehemann fällt es schwerer, auszuhalten, dass ich mich auch gedanklich damit beschäftige, was ist, wenn mir vielleicht nicht mehr viel Zeit bleibt und ich dem verdammten Krebs zum Opfer falle. Er lehnt es ab, diese Möglichkeit in Betracht zu ziehen, gedanklich vorwegzunehmen.
Durch die Erkrankung an Brustkrebs habe ich einige Freundschaften verloren, aber auch neue geschlossen. Ich habe Brieffreundschaften mit anderen Betroffenen geknüpft und der Austausch im BKI-Chat, durch den intensive Mailkontakte entstanden sind, ist enorm wichtig geworden. Als schmerzlich erlebe ich, dass eine junge Frau drei Monate nachdem wir in Briefkontakt getreten waren, an Hirnmetastasen starb. Sie überlebte die Erstdiagnose lediglich um 12 Monate, obwohl sie sich allen schulmedizinischen Therapien unterzogen und ihre Ernährung umgestellt hatte sowie zusätzlich bei einem Heilpraktiker in Behandlung war. Wir hatten schnell einen engen Bezug - und den gleichen Vornamen. Sie war nur sechs Wochen älter und hatte anstatt der drei Söhne drei Töchter.

Eine andere Freundin verstarb vor wenigen Wochen an einer multiplen Metastasierung, obwohl bei der Ersterkrankung nur zwei Jahre zuvor lediglich ein Lymphknoten befallen war. Ihr erst dreijähriger Sohn wurde damit zur Halbwaise.

An Coci, eine Freundin aus dem Chat, hatte ich mich eng angeschlossen. Wir standen in einem intensiven, herzlichen Kontakt, trafen uns persönlich. Als sie mit Gehirnmetastasen im Krankenhaus lag, besuchte ich sie noch einmal. Jedes ihrer wenigen Worte habe ich an diesem Tag in mich aufgesogen, schon befürchtend, es wird ein Abschied für immer. Mit ihrem Tod starb wieder ein Stück eigener Hoffnung. Das Buch »Ich habe keine Angst um mich« habe ich schon wegen des Titels abgelehnt und nie gelesen. Ich hatte und habe jede Menge Angst um mich und die Frauen, die mir vertraut geworden sind.

Ich weiß, dass metastasierender Brustkrebs nicht heilbar ist und tödlich verläuft. Und ich weiß, dass ich wahnsinnig werde, wenn Metastasen festgestellt werden und damit klar ist, dass das Sterben beginnt. Ich weiß nicht, ob ich stark bleiben werde, aber zum jetzigen Zeitpunkt kann ich mir nicht vorstellen, einer erneuten Chemotherapie zuzustimmen. Ich würde mich nicht verlocken lassen wollen durch fragliche Versprechungen einer eventuell kurzzeitigen Remission und von ein paar Monaten Lebenszeitgewinn. Meine Würde, die ich durch diese quälende Therapie untergraben sehe, ist mir wichtig. Wenn unter Umständen eine Möglichkeit der Heilung gegeben wäre, könnte ich das Risiko vielleicht eingehen. Wenn es unmöglich ist, die beschwerdefreie Lebenszeit signifikant zu verlängern, stimmt das Verhältnis von Nutzen und Schaden in meinen Augen überhaupt nicht mehr.

Insgeheim wünscht sich wohl jeder an Krebs erkrankte Mensch ein Wunder, dass er 30 Jahre später an etwas anderem sterben möge. Wenn sich dieser Wunsch nicht erfüllen lässt, würde ich mir wünschen, dass Vorsorge und Behandlung optimiert werden und wenn ich einer guten Fee gegenüber drei Wünsche frei hätte, würde ich folgende äußern:

1. Ein menschenwürdiges Leben und Sterben, was gegebenenfalls auch Sterbehilfe einschließen sollte;
2. Mehr Empathie und »Begleitschutz« von Ärzt/innen und Mitmenschen;
3. Dass sich die menschliche Seele transplantieren ließe.

Anmerkung

1 Infusionen sind bei entfernten Lymphknoten auf der operierten Seite mit hohen Risiken für ein Lymphödem verbunden.

»Das gefällt mir aber gar nicht«

Von der Verschleppung einer Diagnose

Kontakt: birgit@ressonline.de

Am 09.09.1999 wurde bei mir Brustkrebs diagnostiziert, seitdem hat sich mein Leben ziemlich verändert.

Sicher, mittlerweile denke ich mehr an meine persönlichen Bedürfnisse, achte mehr auf meinen Körper, praktiziere Entspannungsübungen, Sport, ernähre mich (noch) gesünder als früher. Wenn ich allerdings die Zeit zurückdrehen könnte – ich könnte auch ganz gut auf das Leben mit der Krankheit verzichten. Diese »positiven« Erfahrungen im Umgang mit sich selbst, das bewusstere Leben, was bringt mir das, wenn es unter diesem Vorzeichen steht?

Ich habe immer gedacht: Das kann

44 Jahre bei Diagnose 09/1999, verheiratet, 2 Kinder, Sekretärin

<u>Diagnose:</u> Mammakarzinom vom Typ gemischt duktal/lobulär
TNM-Klassifikation: T1c, No, Mo, G2, HER-2 neu negativ, Östrogen-Rezeptor 6/12, Progesteron-Rezeptor 1/12;
<u>Therapie:</u> Brust erhaltende Therapie (BET)
<u>Strahlentherapie:</u> 30 x
<u>Misteltherapie:</u> 3 Monate mit Lektinol, danach weiter mit Iscador, nach Unverträglichkeit Wechsel zu Helixor
<u>Hormontherapie:</u> Zoladex und Tamoxifen, seit April 2002 (Zoladex bereits beendet) Arimidex wegen Problemen mit der Gebärmutterschleimhaut
<u>Unterstützende Therapie:</u> Entspannungsübungen, Immunstärkung mit Selen, Zink, Vitamin E, Aloe Vera-Saft, Bromelain; zusätzlich etwas mehr Sport, Qigong, Ernährungsumstellung (kaum tierische Fette)
<u>5-6/2000:</u> Thymustherapie
<u>10-12/2000:</u> Akupunktur, chinesische Kräuter

mich nicht treffen. Ich bin doch stark, habe alles im Griff, wie »Widder« halt so sind. Zu einer Risikogruppe zähle ich eigentlich auch nicht: Zwei Kinder lange gestillt, kein Übergewicht, keine familiäre Vorbelastung ... Aber Pille, Mastitis nach dem Abstillen, tierische Fette in Form von Margarine (sollte doch ebenso wie Distelöl besonders gesund sein!). Hinterher ist man immer schlauer. Jetzt denke ich, so könnte mir das nicht noch mal passieren. Leider habe ich mein Wissen über Brustkrebs erst nach der Diagnosestellung erlangt.

Ich bin in ein tiefes Loch gefallen. Wer denkt nicht bei Krebs zwangsläufig ans Sterben? Das machte auch vor mir nicht Halt. Ich habe mir selbst Vorwürfe gemacht, bei den verschiedenen Ärzten, bei denen ich war, nicht hartnäckig genug nachgefragt zu haben. Aber ich war so froh und wollte glauben, was mir gesagt wurde: dass es harmlos aussieht. Ich habe den Knoten bereits im November 1998 ertastet, war sofort bei meiner Gynäkologin, doch erst im September 1999 hat ein Arzt den Verdacht bestätigt.

Ich wollte unbedingt einen Termin bei dem bekannten Spezialisten Dr. L. haben. Einen Tag vorher bin ich schon mit den Nerven fertig und diese Stimmung setzt sich dann auch fort. Ich schildere Dr. L. kurz die Situation und zeige meine Aufnahmen. Nachdem er die Brust betrachtet und – ich glaube – abgetastet hat, bemerke ich schon den Gesichtsausdruck und dass er der Schwester etwas zugerufen und eine andeutende Kopfbewegung gemacht hat. Da wird mir ziemlich mulmig. Dann bereitet er mich langsam auf seinen Verdacht vor, mit eben den Worten: »Das gefällt mir aber gar nicht«. Ich fühle mich regelrecht elend. Er erklärt mir, dass es sich bereits auf den vorhergehenden Aufnahmen andeutete. Er ist entsetzt, als ich sage, dass ich den Knoten bereits im November 1998 getastet habe und seither nichts Entscheidendes von ärztlicher Seite veranlasst wurde.

Es war zwar damals auch die Rede von weiterführender Diagnostik (Biopsie), aber nie konkret. Er bereitet mich schonend auf die Notwendigkeit einer Nadelbiopsie vor. Damit habe ich gerechnet. Örtliche Betäubung – ein Nadelstich – nicht schlimm, nicht schmerzhaft. Ein Knirschen, »Bohren« und doch etwas brennender Schmerz. Anschließend die ganze Prozedur noch einmal. Eine »Zyto« wird gemacht und ich werde schon mal gedanklich auf eine voraussichtlich anstehende OP vorbereitet. Sollte sich der Verdacht durch die Zellentnahme bestätigen, habe ich ab kommenden Montag ein Bett im Krankenhaus. Sollte der Befund negativ sein, wird am Nachmittag sicherheitshalber noch eine Stanzbiopsie gemacht. Dr. L. spricht mit mir über die unterschiedlichen Möglichkeiten einer Operation, wo wie viel entfernt wird und dass der Knoten nicht so günstig liegt, da er sich so nah an der Brustwarze befindet.

Wir verabschieden uns, Dr. L. will mich bis 12 Uhr anrufen und den Befund mitteilen. Ich bin wie in Trance, nicht fähig, richtig zu denken. Zu begreifen schon. Über mir bricht alles zusammen. Ich weiß nicht, wie und ob es weitergeht, außer dass ich nicht ins Büro fahre wie eigentlich beabsichtigt, sondern nach Hause. Ich reiße mich in der U-Bahn zusammen, obwohl ich am liebsten losweinen würde. Soviel geht mir durch den Kopf. Warum? – Woher? – Wie schlimm? – Kann man etwas machen? – Was kann man machen? – Wie werde ich das überstehen?

Zu Hause gibt es kein Halten mehr, Tränen über Tränen. Ich habe mir zwar schon oft alles Mögliche vorgestellt, aber die mehr oder weniger direkte Konfrontation mit der Aussicht, Krebs zu haben – das muss ich erst mal verdauen. Meinen Mann erreiche ich über Handy, er kommt nach Hause. Er ist fassungslos, versucht mich zu trösten, hofft auf den Biopsiebefund. Ich kann kaum sprechen. Erst nach und nach kann ich ihm erzählen, dass Dr. L. nicht begreifen konnte, dass dem Verdacht nicht nachgegangen wurde, dass ich die Ärzte zuvor darauf aufmerksam gemacht habe, dass die Haut etwas eingezogen ist.

Kurz darauf erfolgt der Anruf, Dr. L. teilt mir mit, dass sich sein Verdacht durch die Untersuchung der entnommenen Zellen bestätigt hat: Es ist ein bösartiger Tumor. Auf meine Nachfrage erklärt er, ich hätte »gute bis sehr gute Heilungschancen der Gesamtkrankheit.«

Bloß gut, dass ich auf meine »innere Stimme« gehört habe, die mich sechs Monate nach Ertasten des Knotens dazu brachte, Susan Loves Brustbuch zu kaufen und, obwohl ich Angst davor hatte, immer wieder nachzufragen, bis ich an einen kompetenten Arzt geriet. Der ist das A und O. Bei mir wurden mehrfach Sonographie und Mammographie (einschließlich Zielaufnahme) gefertigt, allerdings hat nie ein Arzt weitergehende Maßnahmen veranlasst. Erst kürzlich habe ich gelesen, dass bei Hormoneinnahme die Mammographie mitunter nicht aussagekräftig ist. Wissen die Ärzte das nicht? Erst in der letzten Röntgenpraxis, die ich aufsuchte, hat man eine Biopsie empfohlen. Ich selbst habe zwei Ärzten gegenüber erwähnt, dass sich die Haut um die Brustwarze herum verändert hat, sie haben es nicht gesehen und dem auch keine Beachtung geschenkt.

Ich denke, dass ich bisher alles ganz gut überstanden habe. Ich habe mich in gewisser Weise »angepasst«. Ja, es gibt ein Leben mit Brustkrebs. Zwar muss man sich umstellen, die Prioritäten anders setzen und vor allem darf man nicht aufgeben.

Zwischen Ärger und Erleichterung

Inzwischen habe ich gelernt, mit der Diagnose Brustkrebs zurechtzukommen. Heute, gut drei Jahre nach der OP, geht es mir gut. Sicher kommt auch mal der Gedanke auf, was ist, wenn die Krankheit wieder ausbrechen sollte? Zurzeit versuche ich, mich von solchen Gedanken zu befreien, indem ich mehr auf meine innere Stimme höre und die Zeit eher für Dinge nutze, die mir Spaß machen, obwohl mir auch das manchmal schwer fällt. Es ist nach wie vor nicht einfach, den Spagat zwischen Berufstätigkeit, Haushalt und Familie zu bewältigen. Ich sage mir, dass ich noch Glück im Unglück hatte. Ich konnte brusterhaltend operiert werden, Lymphknoten waren nicht befallen. Trotzdem bin ich ärgerlich, sicher wäre die Diagnose im November 1998 etwas besser ausgefallen.

Ich kann nur jeder Frau empfehlen, sich bei allen Veränderungen an der Brust an ein Mammazentrum zu wenden, statt nur dem Gynäkologen zu vertrauen, so wie ich es gemacht habe. Sie sollten Spezialisten konsultieren, sich bei Betroffenen erkundigen und sich immer umfassend informieren. Lieber einmal umsonst als einmal zu wenig. Schließlich geht es um unser Leben!

Dank

Seit der Diagnosestellung haben mich viele Menschen unterstützt. Dankbar bin ich vor allem meiner Mutter, die mir stets vorgelebt hat, dass das Leben weitergeht, wenn man selbst es nur will, egal was passiert.
Dankbar bin ich auch meiner Familie, die mich unterstützt hat und schon bald wieder so wie immer behandelt hat, vielleicht vergisst man dadurch am ehesten? Dank sagen möchte ich auch Frau O., einer guten Freundin, die mir von Anfang an Mut gemacht hat. Sie selbst hatte vor mehreren Jahren eine OP wegen eines Lungentumors. Ihr verdanke ich, dass ich mir das Motto »Der Wille kann Berge versetzen« verinnerlicht habe.
Dankbar bin ich auch meinen Kolleginnen, denn sie ließen den Kontakt zu mir in dieser bisher schwersten Zeit meines Lebens nie abreißen, hielten mich so gut es ging auf dem Laufenden.
Ein Extra-Dank gilt meinem Chef, Herrn S., denn ich musste niemals einen Gedanken daran verschwenden, Nachteile zu haben oder gar aufgrund der Erkrankung den Arbeitsplatz zu verlieren.

Johanna Vänskä

Und ewig schmeckt das Katzenklo

Erfahrungen während der Chemotherapie

Kontakt: ducksrule@gmx.de

Als ich eine Woche nach meiner Brust-OP erfuhr, dass ich eine Chemotherapie machen muss, bin ich erst mal in Tränen ausgebrochen – direkt vor dem netten Krankenhausarzt. Ich hatte riesige Angst und dachte, mein Leben wäre zu Ende. Ich »kannte« Chemotherapien nur aus Hollywood-Filmen und sah mich in meinen Gedanken

> 32 bei Diagnose 2000, verheiratet, 1 Sohn (10 Jahre) und eine Tochter (3 Jahre)
>
> TNM-Klassifikation: pT 1b1, N1 (2/16), R0, G3, Hormonrezeptoren ER 4, PR 2, HER-2-neu negativ
> Diagnose: schlecht differenziertes, duktal-invasives Mammakarzinom
> Therapie: Brust erhaltende OP, Hysterektomie und Ovarektomie
> Chemotherapie: 6x TAC
> Hormontherapie: Tamoxifen, Bisphosphonate, Mistel

schon das nächste halbe Jahr extrem leidend, von unzähligen Nadeln durchstochen vor mich hinvegetieren. Ich verkroch mich unter meiner Bettdecke und dachte, dass ich nie wieder rauskommen möchte.

Mein Pessimismus dauerte genau einen halben Abend lang, danach wurde es mir zu langweilig unter meiner Decke. Ich wollte zwar an diesem Abend mit niemanden telefonieren und keinen Besuch haben, aber so langsam erwachten wieder meine Lebensgeister. Ich habe doch im Leben so viel geschafft, eine Chemo muss doch auch drin sein, dachte ich. Gegen die Angst half eine Unmenge von Informationen: Ich fing sofort an, mich über die Chemo zu erkundigen. Die Listen mit den Nebenwirkungen kannte ich bald auswendig, ich verbrachte Stunden im Internet, um aktuelle Informationen zu finden, und fragte bei einer Selbsthilfegruppe nach. In meinem Schlafzimmer stapelte sich die Fachliteratur, im Wohnzimmer stand mein treuer Gefährte – der Computer mit Internetanschluss und somit Kontakten zu Mitbetroffenen. So versank ich nie in Selbstmitleid, sondern wusste: Egal, was kommt, ich stehe nicht alleine da. Auch meine Familie war eine riesige Stütze in der Zeit vor der ersten Chemotherapie.

Da ich an einer Studie teilnahm, habe ich eine relativ »harte« Chemotherapie bekommen (Taxotere, Adriamycin, Cyclophospamid). Die erste Nacht wollte ich im Krankenhaus bleiben, weil ich nicht wusste, mit welcher Wucht die Therapie zuschlagen würde. Eine Freundin begleitete mich, sodass ich während den Infusionen relativ gut abgelenkt war. Es war trotzdem ein äußerst komisches Gefühl, das Gift – wenn auch heilend, trotzdem Gift – in sich hineintröpfeln zu sehen. Am liebsten wäre ich aus dem Fenster geflüchtet. Nach einigen Stunden kam die erste Welle der Übelkeit. Leider wurde mir im Krankenhaus kein Zofran (ein übelkeitshemmendes Medikament) angeboten, stattdessen ein beruhigendes Zäpfchen, das ich überhaupt nicht gut vertrug. Die nächsten Tage glich ich einem Zombie und bekam richtig unangenehme Herzrhythmusstörungen. Ich hatte Todesangst und dachte, dass ich diese Therapie nie im Leben durchziehen könnte. Ich fühlte mich richtig vergiftet, zitterte, ekelte mich vor allem Essbaren und konnte mich auf nichts konzentrieren. Das erste Wochenende war eine kleine Hölle.

Ziemlich genau zwei Wochen nach der ersten Chemo fielen meine Haare aus. Im Gegensatz zu vielen anderen Frauen, die ich kenne, war der Haarverlust für mich nie besonders schlimm. Ich legte mir eine grellrote Perücke zu (vorher war ich blond, aber die blonden Perücken, die man mir anbot, machten mich zum Pudel) und genoss mein anderes Aussehen so gut es ging. Am Abend des »großen Haarausfalls« war ich gerade mit meinem Mann essen. Als ich merkte, dass sich meine Haare von mir verabschiedeten, legte ich sie fein säuberlich in den Aschenbecher vor mir auf dem Restauranttisch. Ich fand, dass dieser Abschied zu mir passte: kein Trara, kein Versteckspiel vor anderen Leuten, sondern etwas Originelles...

Auch sonst bin ich sehr offen mit meinem Krebs umgegangen, ich sehe überhaupt kein Tabuthema darin. Meine Kinder wussten von Anfang an, dass ich zwar eine schwere Krankheit habe, dass diese aber mit hoher Wahrscheinlichkeit heilbar ist. Daheim lief ich natürlich ohne Haare herum. Die Freunde unserer Kinder gewöhnten sich sehr schnell an diesen etwas ungewöhnlichen Anblick. Und wie Kinder nun mal sind, stellen sie auch viele Fragen: Alle wurden von mir beantwortet, denn mir ist direktes Fragen lieber, als wenn Leute aus Verlegenheit die Straßenseite wechseln. Dies kam übrigens auch vor, aber nur bei Erwachsenen. Am liebsten hätte ich einen Button getragen: »Ja, ich habe Krebs – und wir können darüber reden«.

Die Chemotherapie ging im dreiwöchigen Rhythmus weiter, aber so schlimm wie nach dem ersten Mal wurde es – zum Glück - nie wieder. Ich war nach jedem Zyklus kaputter, und auch die Blutwerte sanken ziemlich dramatisch ab (gegen Ende hatte ich nur noch 600 Leukozyten). Mir war es trotzdem sehr wichtig, so viel Normalität wie möglich in meinem Leben zu bewahren. Ich gewöhnte mich recht schnell an den anhaltenden Katzenklogeschmack im Mund (andere mögen diesen Geschmack metallisch bezeichnen, aber das hört sich für meine Begriffe zu gut an), an die andauernde Müdigkeit und die fast depressiven Tage nach den Chemos. Mitten im schönsten Sommer dachte ich unzählige Male an Weihnachten, weil ich wusste, dass meine Therapien bis Weihnachten abgeschlossen sein würden. Wie ich mich schon im Voraus auf ein Glas Wein und auf ein gutes Essen ohne Übelkeit freute!

Wie schon erwähnt, hat mich meine Familie während der Chemotherapie wunderbar unterstützt. Ich musste mich um nichts kümmern, mein Mann hat zusammen mit den Kindern alles erledigt. Dagegen musste ich mich aber während der Chemotherapie vor »falschen« Freunden schützen, die mich nur zusätzlich belasteten. Als meine Leukozyten sehr weit unten waren, habe ich jedem gesagt, dass ich sehr anfällig für Infektionen bin und mit keinerlei Erkrankungen in Kontakt kommen darf. Trotzdem ist es mir leider oft passiert, dass ich nach einer halben Stunde Zusammenseins hörte: »Ach, unser Kleiner hat Fieber, das macht doch nichts, oder?« – »Ich habe eine Magen-Darm-Grippe, aber nicht schlimm.« Ich war stinksauer.

Zum Schluss möchte ich hervorheben wie toll es war, zum letzten Mal ins Krankenhaus zu gehen, als die allerletzte Chemotherapie bevorstand! Ich freute mich wie ein kleines Kind zu Weihnachten, das Leben im Drei-Wochen-Rhythmus hatte ein Ende. Ich scherzte mit den Ärzten und lächelte nur so vor mich hin. Als der Arzt die Nadel aus meinem Port zog, sagte ich beim Rausgehen entschieden zu ihm, dass ich den Chemo-Raum nicht so schnell wieder betreten möchte. Nach nur fünf Minuten war ich wieder drin, weil ich meine Jacke vergessen hatte! Ob das ein gutes oder schlechtes Omen war, mag ich nicht sagen. Fakt ist, dass die Angst vor einem Rezidiv da ist, sie darf nur nicht über mein Leben bestimmen. Denn mit oder ohne Krebs – ich bin die gleiche geblieben und lebe nicht nur möglichst gesund weiter, sondern so, dass es auch Spaß macht. Und ein Leben ohne Chemotherapie macht definitiv Spaß!

Annaviolina

Leben ist geteilt damit...

Kontakt: Anne-E@web.de

44 Jahre bei Diagnose 2001, verheiratet, 5 Kinder,
Sonderschullehrerin (Teilzeit)

TNM-Klassifikation: pT1c, pN0(o/8) pN(SLN)o (o/2), pTis, M0,
G3, Östrogenrezeptor positiv, Progesteronrezeptor positiv,
Proliferationsaktivität MIB-1: 40%, Herz-neu negativ
Therapie: Brust erhaltende Therapie, Strahlentherapie, Versuch
einer Antihormontherapie, Abbruch wegen nicht vertretbaren
Nebenwirkungen, Mistel, Enzyme, orthomolekulare Therapie,
nach 1$^1/_2$ Jahren Bisphosphonate, Ernährungsverbesserung,
Arbeit und Gespräche mit Körpertherapeutin

Einschnitt

```
                        E I N S C H N I T T
                    D I A G N O S E ,
                    U N W I R K L I C H
            F A S   S E H T
                I   C H T
          N I C H   T
              B I   I C H
                    ?
    G E M E I N T   ?
              S T   I L L E


                    B L I C K E
                    R U H I G
                    U N D
    G E D A N K E N   S T Ü R M E
                    T O B E N
          B R U S T K R E B S
                B R U S T
                W E G ?
            K R E B S
                    S T E R B E N ?


                    E I N S C H N I T T
        O P E R A T I O N
                    N I C H T S
                I S T
        G L E I C H G E B L I E B E N
                S C H M E R Z ! ! !
            L E B E N
                    I S T
        G E T E I L T
            D A M I T
```

Sprachbetrachtung I

Ich lese:
Wir empfehlen Frau W. eine Radiatio der Restbrust

FRAU MIT REST-BRUST
FRAU MIT BRUST-REST

Ich denke:
Glücklicherweise ist sie ja noch da, meine Brust, mehr Brust als Rest.
Wenn jemand in einer Schönheitsoperation seine Brust verkleinern lässt, wird dann auch von einer Restbrust gesprochen?

BRUST – FRAU MIT REST
REST – FRAU MIT BRUST

Ich fühle:
Mich immer noch als Frau, weder vorher noch nachher als BR(L)ustobjekt
Meine Brust fühlt sich noch wie meine Brust an, 1 Narbe, 1 taube Stelle gehören nun auch dazu.
Verletzungen haben Spuren hinterlassen,
nicht weniger und nicht mehr

REST – BRUST MIT FRAU
BRUST – REST MIT FRAU

Ich will:
Nicht fixiert werden oder bleiben, weder auf den angeblichen »Rest«
noch, zeitlich, auf den Rest meines Lebens,
will lebendig sein,
den Satz ändern:
Wir empfehlen Frau W. eine Radiatio der operierten Brust.

Strahlentherapie

I. Simulation
Gezeichnet von der OP, 2 Narben, rot;
blass und dünnhäutig von der Diagnose

Auf der Liege halbnackt, schutzlos; viele Bilder,
ruhig liegen, die Arme müssen an den Griffen bleiben

Gezeichnet, schwarz gerahmt: das Bestrahlungsfeld,
grüne Kreuze als Markierung

Kontrolle, ruhig liegen, sieht gut aus, fertig,
meine Arme sind eingeschlafen

Gezeichnet, drei grüne Kreuze,
denke an Golgatha,
was wird hier besiegelt, warum?

II. Bestrahlung I
Gezeichnet von der OP, der Diagnose,
der Simulation, schwarze Striche, grüne Kreuze

Auf der Liege halbnackt, schutzlos; innere Bilder,
ruhig liegen, die Arme müssen an den Griffen bleiben

Gezeichnet von Angst höre ich die Lüftung,
Stimme durch Lüftungsnebel: Es geht los

Monitorüberwacht allein, sehe ich als einzige menschliche Erinnerung
das spiralförmige Schaltkabel schwingen, höre das Gerät kreischen

Gezeichnet von Angst, wie lang ist eine halbe Minute?
Augen zu: wird nur das zerstört, was soll?

Ein Mensch: Gerät wird herumgeschwenkt, klick;
2. Teil: Stimme durch Lüftungsnebel: Es geht weiter

Gezeichnet von Angst, allein, Augen zu:
Todbringendes wird mit Todbringendem bekämpft
und ich will leben
Sie können die Arme schon runter nehmen, tschüss bis morgen.

III. Bestrahlung 2, 3, 4, 5, 6, 7, 8, 9, 10, 11, 12...
Gezeichnet von der OP, der Diagnose, der Simulation,
der Bestrahlung, schwarze Striche, grüne Kreuze, Rötung, empfindlich

Auf der Liege halbnackt, schutzlos; Linien werden nachgezeichnet,
Ruhig liegen, die Arme müssen an den Griffen bleiben

Gezeichnet von Angst höre ich die Lüftung,
Stimme durch Lüftungsnebel: Es geht wieder los

Monitorüberwacht allein, sehe ich schon vertraute menschliche Erinnerung
das spiralförmige Schaltkabel schwingen, höre das Gerät kreischen

Gezeichnet von Angst, heute ist die halbe Minute so lang; Augen zu:
mein Arm ist jetzt dicker, eine Stelle tut weh, geht das wieder weg?

Ein Mensch: Gerät wird herumgeschwenkt, klick,
2. Teil: Stimme durch Lüftungsnebel: Es geht wieder weiter

Gezeichnet von Angst, Augen zu, fühle mich so allein,
möchte nicht mehr, will weinen, schreien, runterspringen,
bete, dass alles heil bleibt was heil bleiben muss
Todbringendes wird mit Todbringendem bekämpft
und ich will leben
Sie können die Arme schon runter nehmen, tschüss...

(Dieses Gedicht gibt Empfindungen in ver-dichteter Form wieder. Ich möchte ausdrücklich betonen, dass die Ärzte, die AssistentInnen und MitarbeiterInnen des von mir besuchten Strahlentherapieinstitutes freundlich waren, die Terminorganisation gut war und mir Sinn, Zweck und Durchführung der Therapie erklärt wurden.)

Innehalten

```
                        E I N S C H N I T T :
        D E P R E S S I O N
                  U N D
        L E B E N S W I L L E
              W E C H S E L N .
          I N N E H A L T E N ,
        G E G E N W Ä R T I G
                  S E I N
              B A N N T
    T O D E S F U R C H T .
```

Krebsgang

Rückwärts gehen, zurückgehen, wohin?

Frau sein, Weiblichkeit
Brust macht Weiblichkeit sichtbar
      Rund schön und begehrenswert
            Erst waren sie fremd, dann mochte ich meine Brüste.

Nähren
Brust hat Kinder genährt
      dann Krebs genährt
            was nährt mich jetzt?

Wachsen
Etwas ist zu schnell gewachsen,
      abgetrennt in mir, zieht Energie, die zu Anderem gehört;
            ich will da raus wachsen.

Rückwärts gehen, zurückgehen, wohin?

Erde
Ohne Wurzeln keine Flügel, lese ich
      Ohne Erde kein Himmel, Krebs hat in mir gewurzelt
            Nun suche ich meine Wurzeln, fliegen ist schön!

Feuer und Flamme
Krebs ist unterdrücktes kreatives Feuer, lese ich
      Rauchzeichen künden davon, für Luft sorgen und Platz,
            was mich begeistert, kann heilen: Musik, Musik, Musik!

Rückwärts gehen, zurückgehen, wohin?

Wasser
Zurück zur Quelle, wieder in Fluss kommen
      Lebendig sein, alle Zeit ist jetzt
Angst fließt davon.

Luft
Einatmen: Nährendes aufnehmen, Krebszellen stärkt das nicht
      Ausatmen: Lassen, was nicht mehr passt
          und ankommen bei mir.

Rückwärts gehen, zurückgehen?
Meinen Weg gehen, wohin auch immer.

Sprachbetrachtung II

--- Irritationen ---
Krank war ich,
hatte einen Tumor, wie lange?
1 Jahr, 3 Jahre, 7 Jahre?
wähnte mich gesund
--- irrtümlich ---
Die Zeit in der Krebs ins Bewusstsein dringt
und der Tumor noch da ist
von der Diagnose bis zur Operation
ist sehr kurz
Im Schock scheint dies überklar und gleichzeitig
---- unwirklich ---
Ist der Tumor weg
beginnt das Leben mit Krebs
obwohl es jetzt
ein Leben ohne Tumor ist
--- äußerlich ---
Nun wird der unsichtbare Krebs bekämpft
mit aggressiven Therapien
durch diese fühlt man sich dann richtig krank und müde
Was sage ich nun?
Ist mein Leben jetzt ein Leben ohne Krebs
oder ein Leben mit »unsichtbarem« Krebs?
was ist
--- wirklich ---
Sage ich statt Leben mit Krebs
Leben nach Krebs
ist das ein Leben, in dem sich erst mal so viel
um Krebs dreht wie nie zuvor
--- bedauerlich ---
Sage ich statt Leben nach Krebs
Leben ohne Krebs
stimmt etwas nicht

--- eigentlich ---

Denn das Leben ohne Krebs nach dem Krebs
ist nicht mehr das Gleiche
wie das Leben ohne Krebs vor dem Krebs

--- schmerzlich ---

Aber
das Leben ohne Krebs, vor dem Krebs
war eben doch unbestimmte Zeit
ein Leben mit Krebs »vor dem Krebs«
unerkannt

--- gefährlich ---

Das Leben nach Krebs ohne Krebs wird
manchmal wieder zum Leben mit Krebs, ohne Krebs
Wenn Kleinigkeiten die Erinnerung
zum Schrecken der Zukunft werden lassen:
Ein Kopfschmerz, ein Husten, ein Nachsorgetermin
Rezidiv, Metastasen?
Nur Schreckgespenster

--- hoffentlich ---

Sage ich Leben nach, Leben mit, ohne
nach & mit oder nach & ohne Krebs
– werde ich die Gespenster nicht los –
Doch ich kann, die Betonung ändern
Ein Hoffnungsschimmer

--- endlich ---

Sage ich es laut und betone

--- LEBEN ---

 dann werden alle Anhängsel weniger wichtig
Leben, lebendig sein ist

--- wesentlich ---

Sehnsucht

Offen

    sein möchte ich und
        an die Grenze gehen, an der Himmel
            und Erde sich berühren.

Hören

    das eigene Innere
        das Unsagbare
            ganz Ohr sein.

Meinen

    Ton oder Klang finden
        ihn singen, der Erde verbunden
            das Geschenk des Lebens annehmen.

Engel

    wünsche ich mir
        die mich halten, wenn ich mich nicht halten kann
            im Leben und im Sterben.

Chaja

Die Rückseite des Mondes*

Kontakt: Chaja-0@gmx.net

28 Jahre bei Diagnose 1994, verheiratet, keine Kinder, selbstständig im Bereich Unternehmensberatung

TNM-Klassifikation: pT1c, R0, N0, G3, Hormonrezeptorstatus negativ
Diagnose: solides invasives Mammakarzinom, intraduktaler Anteil 15%, trotz vorheriger Teilresektion (aufgrund zuvor ambulant durchgeführter OP) Lymphknoten ohne Befall
1999: 1. Rezidiv: 4mm, Hormonrezeptor positiv
2001: 2. Rezidiv: 4mm, Hormonrezeptor negativ
Therapie: BET (alle drei Tumore im Dekolleté-Bereich)
Chemotherapie: 4-mal Novantron, 4-mal nach dem EC-Schema Strahlentherapie
Seit 1999 Antihormontherapie mit Zoladex (zuerst mit Tamoxifen, dann mit Femara kombiniert, letztgenanntes aufgrund erheblicher Unverträglichkeit abgesetzt)

Diese Erzählung handelt vom Leben, vom Sterben und von der Sinnlosigkeit, sich gegen beides aufzulehnen. Mit 28 Jahren, an einem Zeitpunkt ihres Lebens, an dem andere ihres Alters zwischen beruflichem Engagement und Familiengründung wählen, oder sich für beides entscheiden, erhält eine junge Frau die Diagnose einer lebensbedrohlichen Krankheit: Brustkrebs. Mit einer ebenfalls betroffenen Freundin verbindet sie das Gefühl, nur auf die finstere, unbekannte Rückseite des Mondes blicken zu können und dadurch sein Strahlen zu vergessen. Doch gemeinsam überwinden die beiden Frauen die Strapazen der Krankheit und ihrer Behandlung, versuchen, ihrer Angst zu entwachsen und ruhen letztendlich in ihrer Freundschaft – auch über den Tod hinaus.

* Hierbei handelt es sich um einen Auszug aus einer längeren Erzählung.

Strahlentage

Beinahe übergangslos gerät sie erneut in ein fremdbestimmtes Abhängigkeitsverhältnis. Strahlentage sollten ihr von nun an alltäglich werden. Die Frau erhält einen Termin in einer anderen Klinik und versucht sich auf diese Nachsorge zu freuen, auch wenn sie nicht genau weiß, auf was sie ihre Freude richten soll. Die Abstraktheit boykottiert ihre Vorstellungskraft.

Diese wird jedoch bald durch reale Bilder ersetzt, die in ihrer inneren Betrachtung unverrückbar aufgehängt und zur permanenten Ausstellung werden. Fensterlose Kellerflure empfangen sie, endlose Stuhlreihen an den weißen, unverzierten Betonwänden. Die Frau setzt sich und reiht sich auf diese Weise in die Kette der gebeugten, teilweise abgemagerten, größtenteils depremiert blickenden Menschen ein. Einzelne Seufzer und unterdrücktes Stöhnen werden vom Vakuum der dumpfen Atmosphäre augenblicklich geschluckt, finden keine Hoffnung auf Widerhall. Neonverröhrtes Licht spiegelt die Illusionslosigkeit der graugesichtigen Menschen um so deutlicher wider, lässt keine Wärme zu. Wer des Gehens nicht mehr fähig ist, wird wortlos im stählernen Bett vor die Stuhlreihen geschoben, allen Blicken freigegeben, in der Hilflosigkeit zur Schau gestellt.
Die Frau schaut um sich herum und verspürt Angst, sich im Anblick der anderen wieder zu erkennen. Eine hoffnungslose, lähmende Leblosigkeit dominiert in dieser gruftgleichen Umgebung.

Der barsche Klang ihres ausgerufenen Namens nach endlosem Warten lässt die Frau zusammenschrecken. Sie wird in einen dunklen Raum geführt und hastig aufgefordert, ihren Oberkörper zu entkleiden. Daraufhin muss sie sich auf eine schmale Metallplatte legen. Ihre Arme unbequem verschränkt über dem Kopf haltend, erkennt sie mehrere weißbekittelte Frauen und Männer, die um sie herumstehen, auf sie herabblicken, in einer ihr fremden Sprache über sie verhandeln. In einer scheinbaren Verhandlungspause wird ein ferngesteuertes, voluminöses, bedrohlich brummendes Gerät aus dem Dunkel auf sie herabgelassen. Als es kurz über ihrer Haut unvermutet zum Stehen kommt, blickt sie direkt in eine grelle Lichtscheibe, auf der Zeichen und Zahlen in rätselhafter Reihenfolge erscheinen, die zur gleichen Zeit auf ihren nackte Oberkörper gezaubert werden. Dieses ritualähnliche Verhalten wird begleitet vom steten undefinierbaren Gemurmel der ihr Nichtvorgestellten. Als die Frau tief einatmet, wird sie sofort keifend angewiesen, sich gefälligst still zu verhalten. Der ihr fremde Kommandoton lässt sie in eine Starre verfallen, aus der sie niemand erlöst. Ihre ineinander verschränkten Arme spürt sie nur noch durch ein taubes Kribbeln an einigen Stellen. Kälte kriecht ihr unter die Haut. Ihr bleibt nur die Flucht...

Sie befindet sich mitten in der Wüste und erkennt am Rande des Horizonts auf mehreren Hügeln die wachsenden, wuchernden Neubauviertel dieser Stadt. Die wellig-wüste Steinlandschaft umfängt sie mit ihrer Wärme und schenkt ihr Geborgenheit. An keinem anderen Ort der Welt reicht ihr Erinnern so in die Unendlichkeit zurück wie hier. Urvertraute Felsgesichter lachen ihr entgegen, flirrendes Sonnenlicht bricht sich in den herumwirbelnden Staubpartikelchen und zaubert hüpfende Farbreflexe in die Luft.

Sie folgt dem sich schlängelnden Verlauf eines trockenen Wadis. Die zu beiden Seiten aufragenden Felswände werfen den Klang ihrer kiesknirschenden Schritte als Echo zurück und künden auf diese Weise von ihrer Gegenwart, die von der bizarren Landschaft unmerklich aufgenommen wird. Sie fühlt sich zurückversetzt in ferne Welten, die ihr doch so vertraut sind. So war es schon bei der scheinbar ersten Begegnung mit dieser Landschaft gewesen, beim Ausschauhalten hoch oben vom Mount Nebo, von dem sie den Blick bis ganz hinüber zu ihrer Stadt schweifen ließ. Hier findet ihr Suchen ein Finden im Gefundenen.

Niedrigwachsende Sträucher und dornenverzweigte, trotziggrüne Büsche säumen ihren Weg durch das Tal, das sich zu anderer Jahreszeit in unvermuteter Eile in einen Fluss verwandelt. Sie setzt sich in den schützenden Schatten eines Felsvorsprungs und nimmt den friedvollen Einklang ihrer Licht und Wärme durchfluteten Umgebung tief in sich auf.

Plötzliches Aufschrillen sirenengleicher Stimmen lässt die Frau abrupt auf einer harten Unterlage aufschlagen und reißt sie aus ihrer anderen Welt...
Zögernd öffnet sie die Augen und blickt in schmerzend-grelles Licht. Im nächsten Moment erkennt sie die Umstehenden und fühlt sich in ein surrealistisches, feindliches Szenario zurückgeholt. Ihre immer noch über ihrem Kopf verschränkten Arme schmerzen sehr. Endlich wird ihr erlaubt, sich zu erheben. Sie versucht, ihre steif gefrorenen Arme durch Massieren wieder zu beleben. Ohne ein Wort wird die Frau schließlich in die Umkleidekabine entlassen. Dort erst entdeckt sie, dass ihr nackter Oberkörper wie ein mit unterschiedlichen Farben angezeichnetes Stück Fleisch aussieht. Die unverständlichen Zeichen, Symbole und unzusammenhängenden Zahlen scheinen einen mysteriösen Wirkungsbereich zu markieren und reduzieren sie auf das Minimum ihres Körpers.

Von diesem Tag an richtet sich ihre Zeiteinteilung nach dem jeweils angeordneten Strahlungstermin. Täglich muss die Frau in das unterirdische Labyrinth endloser Flure hinabsteigen, sich in die Kette fahlgesichtiger Menschen einreihen und warten, so lange warten wie sie noch nie zuvor gewartet hat, gleich einem schlangenfixierten Kaninchen, gespannt, regungs- und kritiklos, schicksalsergeben. Sie gehört nun zu einer Randgruppe der Gesellschaft, ohne Lobby. Ihr

Denken unterteilt sich in Kategorien von »Ihr« und »Wir«, was sie von ihrer gesunden Umgebung separiert und ihr Gefühle unüberwindbarer Einsamkeit vermittelt.

Nach mehreren verwarteten Stunden hört die Frau endlich den Aufruf ihres Namens. Sie betritt eine schleusenartige Umkleidekabine, deren zweite, klinkenlose Tür von der anderen Seite ohne Vorwarnung aufgerissen wird. Mit ihrem zahlengezeichneten, sonst nackten Oberkörper wird sie durch einen rechtwinkligen Gang hindurch in einen großen Raum gebracht. In dessen Mitte befindet sich eine höhenverstellbare schmale Pritsche, auf die zu legen sie aufgefordert wird. Wieder muss sie ihre Arme über ihrem Kopf verschränken. Während mehrere Weißbekittelte die Geheimsprache auf dem Körper der Frau entschlüsseln und ein monströses, über ihr schwebendes Gerät dementsprechend positionieren, schaut sie sich vorsichtig und ohne ihren Kopf zu bewegen in diesem kalkweißen, bilder- und fensterlosen Raum um. Ihr gegenüber an der Wand entdeckt sie eine zeitgenaue Uhr, gleich daneben eine kleine Kamera, die auf sie gerichtet ist und die die Frau an Überwachungssysteme in Banken erinnert.

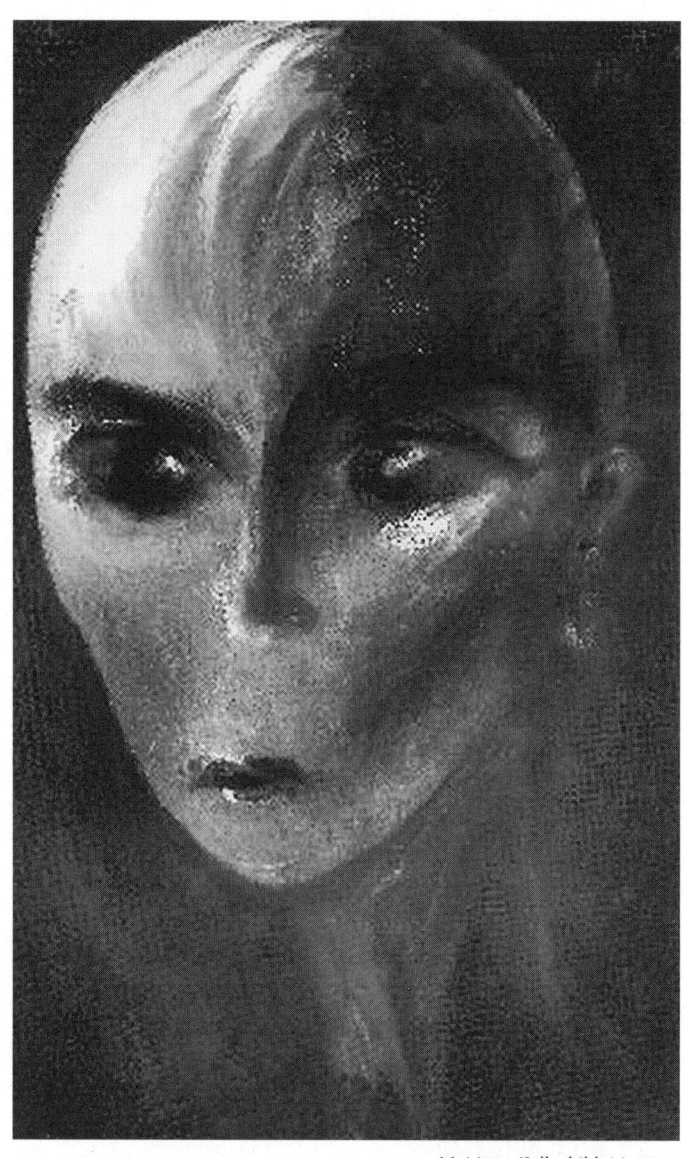

»Mai '95« (Selbstbildnis), 1995
Öl auf Hartfaserplatte, 50x70 cm

Schließlich scheint das Ungetüm über ihr, dessen Zyklopenauge sie anglotzt, in die richtige Position gebracht worden zu sein, da sich die Weißkittligen wie auf Kommando hastig entfernten und den Raum verlassen. Sie hört noch ihre Schritte im winkligen Gang verhallen, bis eine schwere Eisentür mit einem dumpfen Krachen ins Schloss fällt und Stille herrscht.

Die Frau liegt mit fest verschränkten Armen auf der schmalen Unterlage und wagt kaum zu atmen. Gebannt fixiert sie das graue Strahlengerät über sich, kann jedoch keine Reaktion des Ungetüms erkennen. Sie wartet vergeblich auf einen gleißenden Lichtstrahl, der sich brennend in ihre Haut frisst oder auf ein Geräusch, das vernehmen ließe, dass die unsichtbaren Strahlen ihr Ziel erreichen. Doch sie spürt nichts, sieht nichts, versucht lediglich, sich die ausrottende Wirkung der Bestrahlung und ihr davon abhängendes Überleben vorzustellen. Minutenverharrende Ewigkeit, die sich ihr in den Weg stellt und ihre Befreiung aus den zyklopischen Fängen in die Ferne rücken lässt.

Nach scheinbar unendlicher Zeit, die die Wanduhr lediglich auf einige Minuten herunterspielt, wird die massive Eisentür wieder geöffnet und Schritte nähern sich. Diesmal erscheint eine einzelne, mit ihr etwa gleichaltrige Frau, die sich überraschenderweise als Assistentin vorstellt und ohne eine Antwort abzuwarten das riesige Zyklopenauge neu justiert. Mit raschen, geübten Griffen richtet sie das Gerät diesmal seitlich auf die immer noch liegende Frau. Dabei plaudert sie auf ungewohnt vertrauliche Weise über den ihr nicht zum gewünschten Zeitpunkt gewährten Urlaub und lamentiert, sie sei einfach vom Pech verfolgt. Erst als die Frau mit noch immer über dem Kopf verschränkten Armen frierend versichert, dass ihr dieses Gefühl vertraut sei, verstummt die Assistentin und wendet ihren Blick zum ersten Mal vom Gerät ab.

****

Brustkrebs ist keine Krankheit, die nur einem bestimmten Alter vorbehalten ist. Darum möchte ich speziell jungen Frauen dringend empfehlen, ungeklärte Befunde – auch bei Verharmlosung oder gar Widerstand seitens der Ärzte aufgrund der Jugend der Patientinnen – sofort genauestens (histologisch) abklären zu lassen. Früherkennung ist lebens-wichtig!

Siglinde Kallnbach

**44 Jahre bei Diagnose,
Bildende Künstlerin**

Kontakt: art@wishingtrack.com

www.a.performancelife.com • www.wishingtrack.com • www.wishingtrack.de

Zeit, die nicht vergehen will
Der Versuch, sie abzulaufen in endlosen Krankenhausfluren
von einem Gang in den nächsten,
wieder eine Abzweigung;
endlich an der richtigen Stelle?
Zeit, abgesessen vor geschlossenen Türen
beim Warten auf Untersuchungen
beim Warten auf Untersuchungsergebnisse

wieder Warten
weiter Warten

Welches Schweinderl hätten's denn gern?
ein Gewinnspiel
mit Verlusten

Warten auf Genesung

Zähe Zeit
und
zerfließende, breiige Zeit
sind
wider Erwarten
doch endlich:
Ich zog das Zeit-Los

- einen Hauptgewinn.

Notiz 3.10.2000

(zu einer Fotografie von mir selbst mit frischen Narben nach der OP im Februar 2000)
Ich habe zunächst viel mit Fotografie gearbeitet. Dann, nachdem ich innerhalb kurzer Zeit über sieben Kilo zugenommen habe (Hormontherapie), habe ich es sein lassen. Das sich verändernde Gesicht, der andere Körper war schwer zu akzeptieren. Erst als ich die Veränderung bewusst annahm, begann ich, mir selbst wieder ähnlicher zu sehen. Geholfen hat dabei sicher ein eigenes Programm stabilisierender physischer und psychischer Übungen, die ich jeden Tag absolviere.

Im Gedächtnis eingebrannt haben sich Berichte von Betroffenen in fortgeschrittenen Stadien sowie meine eigenen Knochenschmerzen aus der ersten Tamoxifen-Zeit, auch einzelne Situationen wie die, als ich die Treppe nicht mehr rauf kam. Was sind dagegen sieben Kilo Gewicht oder andere Äußerlichkeiten? »Kosmetische Feinheiten«, nicht nur in Bezug auf Gewicht und Erscheinungsbild, sind bedeutungslos geworden: Ich habe mir Einiges abgeschminkt. Anderes habe ich hinzugewonnen, beispielsweise die »Freude am Kleinen«, so klischeehaft das auch klingt. Aber wer weiß, wie lange das anhält? Es bröckelt schon...

Zum Schluss müssten die ganz großen Beschwörungen kommen, der »Gewinn« aus der Erkrankung, das, was sie »gebracht« hat: Das geöffnete Tor zu Weisheit und Welterkenntnis. Verständlich, dass da Vieles gebogen und zurechtgezimmert wird; diese Erfahrung muss doch zu irgendetwas ... Ja, natürlich, da ist doch was, da ... dort ... da drin...
Schau'n mer mal.

Notiz Köln, 15.1.2002 / Ostern

Staunen, dass ich bis hierher gekommen bin,
dass ich wieder fotografiere,
dass ich wieder ...
Wechselbad der Gefühle; Abstürze aber auch Zutrauen, denn eigentlich kann ich mich doch auf meinen Körper verlassen: Schließlich habe ich den Knoten selbst entdeckt. Und sehr früh; im Gegensatz zu anderen hatte ich großes Glück. Und als Glück empfinde ich es, dass ich durch die Erkrankung einige großartige Menschen kennen lernte und die aufbauende Solidarität von Betroffenen untereinander erleben konnte.
Demgegenüber stehen enttäuschende Erfahrungen von Gemieden- und Fallengelassen-Werden,

weil einige mit meiner Diagnose nicht umgehen konnten oder wollten. Kostbare Energie geht verloren für's Verheimlichen und für den Kampf gegen die Heimtücke Selbstmitleid.

Befreiende Offenheit im Krankenhaus, Ängste und Hoffnungen miteinander teilen zu können. Ein starker Energie-Rückstrom, als ich dort bei Mitpatientinnen, Ärzten und Schwestern Wünsche für mein Wunschprojekt »Wunschspur – Wishingtrack« sammele. Dasselbe Gefühl später beim Lesen der E-Mail-Wünsche von Krebsbetroffenen, die ich in BK-Internetforen kennen gelernt habe. Eine schwer an Brustkrebs erkrankte Mutter wünscht sich, ihr Kind noch aufwachsen sehen zu können, eine andere, wenigstens noch bis zur Hochzeit ihres Sohnes zu leben. Wünsche, die mein Projekt um eine existenzielle Dimension bereichern.

Manches, was da aufblitzt im Rückblick, würde ich gerne löschen. Leider ist »meine Festplatte im Gehirn« spezialisiert in Rekonstruktion von Erinnerung, auch aus kleinsten Bruchstücken; die »Entfernen«-Taste funktioniert nicht richtig.

«Entf» Biopsie: Assoziation mit dem Schockerlebnis Schweineschlachten in der Kindheit – wenn das Bolzenschussgerät getroffen hat, das Schwein kurz zusammenzuckt und sich dann aufbäumt.

Bei jedem Biopsie-Schuss sprang mein Oberkörper im Reflex von der Liege hoch und fiel wieder zurück. Mir war kalt, ich zitterte. Es musste mehrfach angesetzt werden, um meinem Körper ein Stück Gewebe zu entreißen.

Später warte ich in einem Krankenzimmer auf das Resultat, sitze auf der Kante des Krankenhausbetts. Der Oberarzt, der auch die Biopsie durchgeführt hat, verkündet im Hereinkommen das Ergebnis: »Es ist malignom.« – und im selben Augenblick ist er auch schon wieder draußen. Ich bleibe allein im Zimmer zurück. «Entf»

«Entf» Kurz nach dem Frühstück erhalte ich die weißen OP-Strümpfe, die »Markierungsstricknadel« wird mir in die Brust getrieben. Ich soll an diesem Morgen als Erste operiert werden. Später die Information, dass es noch etwas dauern wird: ein Notfall. Endlich, um halb Eins, bin ich dran. Zwei Schwesternschülerinnen fahren mich hin. Sie unterhalten sich über meinen Kopf hinweg, so, als würde niemand in dem Bett liegen, das sie durch die Gänge schieben. Angekommen im Raum mit den gekachelten Wänden werde ich auf eine kalte Unterlage gehoben. Der Anästhesist gibt mir eine Spritze. «Entf» Männer mit Hauben und in grünen Kitteln verschwimmen vor meinen Augen. Aber einen nehme ich noch ganz deutlich wahr, erkenne ihn trotz der Maskerade: Es ist »mein« Professor, der mir die Hand drückt. «Einrahmen» Beruhigt schließe ich die Augen.

Als ich am späten Nachmittag zu Bewusstsein komme, noch eine Beruhigung: Meine Schwester sitzt an meinem Bett. Stundenlang hat sie dort gesessen und meinen Schlaf bewacht. «Einrahmen» Vor fünf Jahren saß sie am Bett unseres Bruders, der, 41-jährig, an seiner Krebserkrankung starb. Ich lächele ihr zu und bin schon wieder weggedöst.

Notiz 3.12.2001
Asche ist fruchtbar

Intensives Malen und Zeichnen in der »harten Phase« der Auseinandersetzung mit der Krankheit. Schmerzhafte Erfahrungen auf Papier gebannt, hingekotzt, bei manchen Zeichnungen ertrage ich es kaum, sie ein zweites Mal anzuschauen.

Und Schreiben, alles aufzuschreiben erleichtert. Ein Buch sollte es werden. Sprache unbehauen, Rohmaterial aus dem Steinbruch. Seite um Seite füllt sich, dazu Zitate aus dem Tagebuch. Irgendwann stockt der Fluss. Nichts geht mehr. Manche Passagen sind mit den Zeichnungen vergleichbar, zu schwarz, zu drastisch, schmerzhaft spürbar auf der Haut wie Pinselhiebe auf Zeichenpapier.

Der Ofen in meinem Atelier hat Holz-/Kohlefeuerung. Eine Woche lang durchzog der Geruch von Verbranntem das Haus. »Ist Dein Ofen defekt?« fragten Nachbarn besorgt, als es zu sehr stinkt.

Tagelang verbrannte ich die Zeichnungen und die Seiten des Buchmanuskripts. Dazu Zeitungen aus dieser Zeit, die als Malunterlage dienten bzw. ganz einfach auf den zeitlichen Zusammenhang und die Vergänglichkeit von Aktualität hinwiesen.

Es war eine Zelebration: Die Asche aus dem Aschekasten entleeren, sich dem nächsten Stapel zuwenden und ein Blatt nach dem anderen verbrennen. Der entstehende flüchtige Stoff breitete sich nach eigenen Gesetzen aus, überzog mein Atelier mit einem aschigen Schleier. Meine Hände und mein Gesicht glichen denen eines Schornsteinfegers, die Trauerränder unter den Nägeln widerstanden jeder Nagelbürste.

Teil des Rituals war das Überwachen des Abkühlungsprozesses der Asche im Garten – und, als Höhepunkt, das Einfüllen der Asche in zwei spezielle Torsi aus Plexiglas. Die Aschenlagen mischten sich, es ergaben sich interessante Marmorierungen. Schwarz, grau in allen Schattierungen, weiß – die Torsi sind zu ästhetischen Objekten geworden.

Später sehen wir sie uns an: Ein Ausflug mit einem Sammler zur Kunst- und Ausstellungshalle der Bundesrepublik Deutschland in Bonn. Meine Ausstellung »Feuer-Ritual«, bestehend aus 12 Großfotos vom Feuerlauf der Yamabushi in Japan bzw. von der letzten Sonnenfinsternis UND meinen beiden Aschetorsi, ist dort Teil eines internationalen Kongresses zum Thema »Feuer«.

Im leicht abgedunkelten Ausstellungsraum sind die Torsi durch eine hervorragende Beleuchtungstechnik besonders hervorgehoben. Etwas Erhabenes strahlen sie aus, hoch auf ihren weißen Sockeln, bewacht vom Aufsichtspersonal des Museums.

Eine bessere Präsentation der Aschetorsi hätte es nicht geben können. Nichts erinnert an die Sauerei im Atelier, den Betrachtern sind die Hintergründe der Arbeiten nicht bekannt. Das ist auch nicht notwendig: die Arbeiten haben eine starke Präsenz, wirken für sich selbst.

Ihr Anblick im White Cube des Museums entschädigt mich für vieles. Auch für den leisen Zweifel, ob es vielleicht doch nicht richtig war, ausnahmslos alle Zeichnungen einzuäschern. Aber Asche ist fruchtbar, Neues entsteht.

Notizen Dez. 2002/Jan. 2003 (Berlin/Aomori/Kyoto/Sendai und Köln)

Zurück aus Japan. Das Kunststipendium passte genau in den Dreimonatszeitraum zwischen zwei BK-Untersuchungen. Eigentlich war ich ja schon bei einem halben Jahr, aber dann, bei der letzten Untersuchung, fuhrwerkte der Oberarzt so gefährlich lange mit dem Ultraschallgerät immer wieder auf derselben Stelle herum. Damit ich das auch fühlte, presste er meine Finger auf ein Knötchen: »An Ihrer Stelle würde ich mir das rausschneiden lassen. Sie sind doch schon einmal geschnitten.« Vorm Untersuchungszimmer sackte ich auf einen Stuhl, keine Kraft mehr in den Beinen. Gut, dass sie da standen, diese Stühle, auf denen ich mir schon den Hintern platt gesessen hatte.
»Abwarten.«, und: »Da ist doch nichts!«, befand dagegen mein Professor, dem ich natürlich glaubte – und wirklich, der Knoten war irgendwann verschwunden. Das Damoklesschwert bleibt...
Finally »back home«, nach zwei Erdbeben, einem Taifun, tiefen emotionalen Erlebnissen ... und mit einem dicken grauen Fleece-Mantel-Monster über dem Arm. Aber hier, im eisigen Berlin, kommt der Graue wieder zu Ehren. Er ist so kuschelig warm – wahrscheinlich von den schönen Erinnerungen an Japan, die jetzt einen Teil seiner Wattierung auszumachen scheinen.
Tränen beim Farewell-Evening der Freunde, als sie in der Karaoke Bar für mich sangen und den »Tower of Tokyo« machten. Und dann die Verabschiedung am Flughafen: Wegen möglichem Glatteis hatte ich mich für die Fahrt dorthin einem Profi-Fahrer anvertraut, das Angebot von Freundinnen, mich hinzubringen, ausgeschlagen – auch zu ihrer eigenen Sicherheit. Aber als ich am Flughafen aus dem Taxi stieg, waren sie trotzdem gekommen »to see you off to and say Sayonara« – drei Japanerinnen aus völlig unterschiedlichen, weit entfernten Bezirken der Stadt, jede in ihrem Kleinwagen mit Sommerreifen, frühmorgens um Sieben.

Im frostigen Berlin wird gerade in einer Galerie meine Ausstellung eröffnet: Neue Fotoarbeiten aus Japan und vier Japan-Anzüge meines Krebs-Projekts »a performancelife« für Gesunde und Kranke. Es geht um Empathie zwischen Gesunden und Kranken, um Äußerungen zum Thema Krebserkrankung in verschiedensten Formen. Die einfachste ist das Aufschreiben eines Namens. Die digitalisierten Daten aller Beiträge werden im Jahr 2005 in eine große abstrakte Arbeit transformiert, das Procedere vergleichbar mit dem Projekt »Wunschspur – Wishingtrack«.

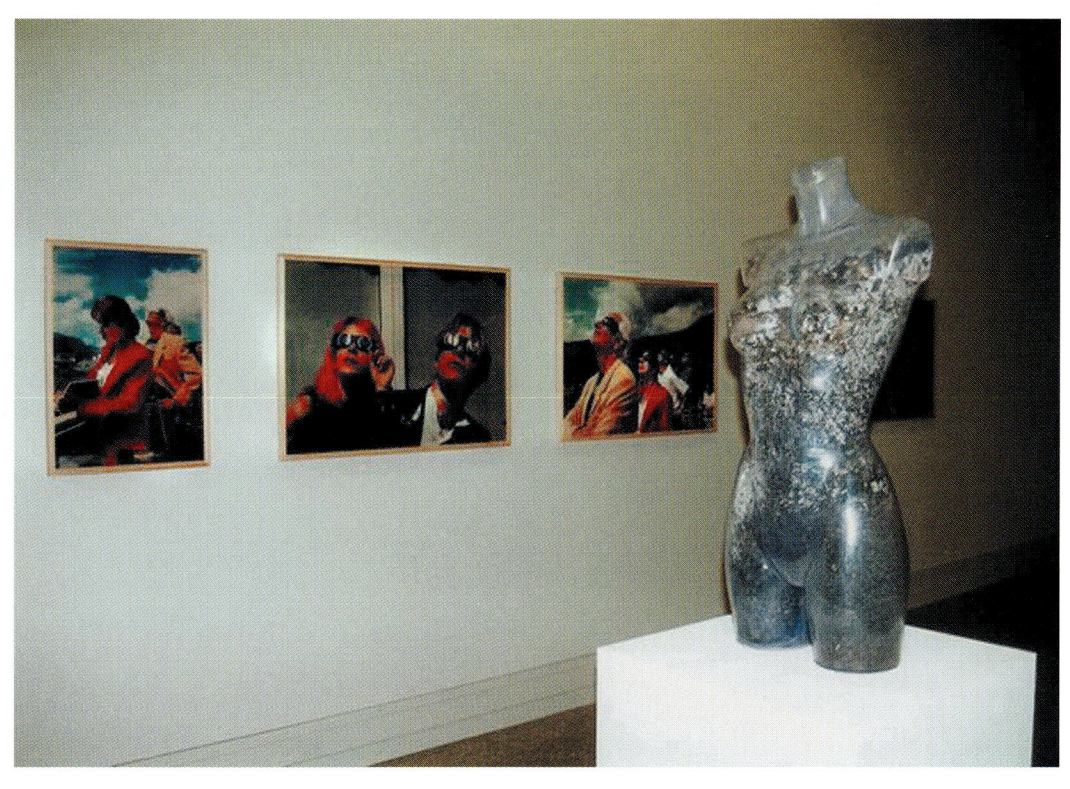

Asche-Torsi in der Kallnbach Ausstellung »Feuer-Ritual» als Teil des künstlerischen Programms zum internationalen Kongress »Feuer», Bonn, 17. – 29. Okt. 2000
Foto: courtesy Kunst- und Ausstellungshalle der Bundesrepublik Deutschland

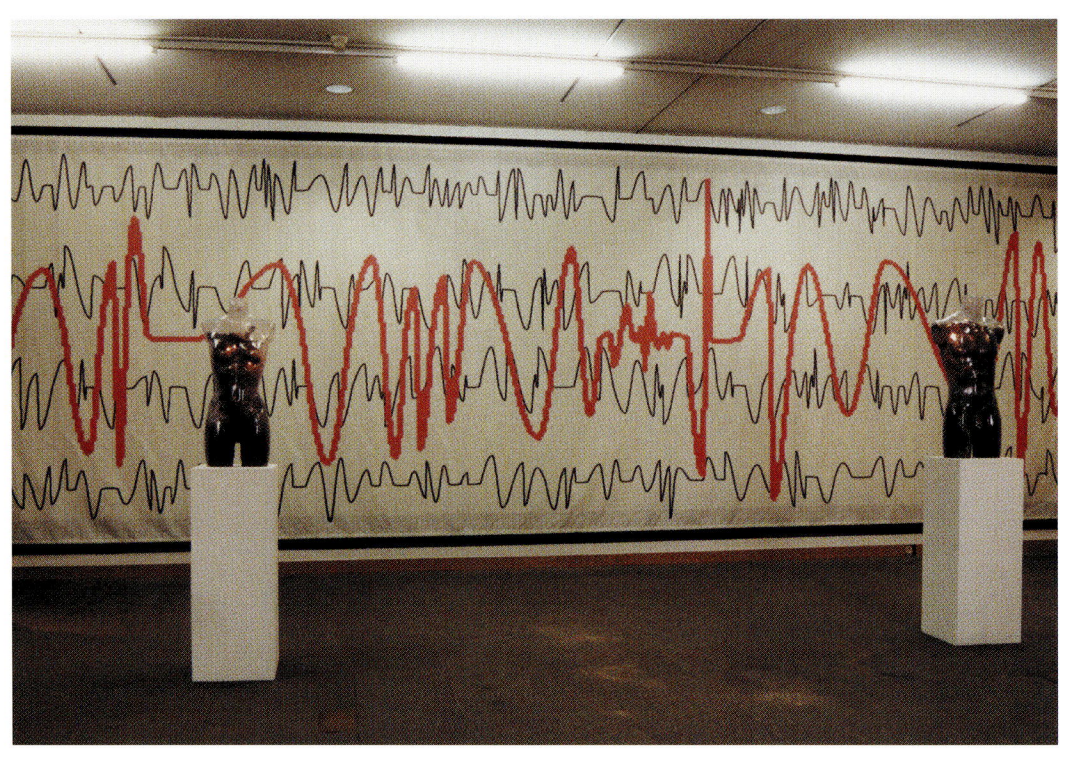

Asche-Torsi in der Einzelausstellung »Wunschspur – Wishingtrack«
im Vonderau Museum Fulda, 22. Juni – 25. Aug. 2002
Foto: S. Jez, courtesy Vonderau Museum Fulda

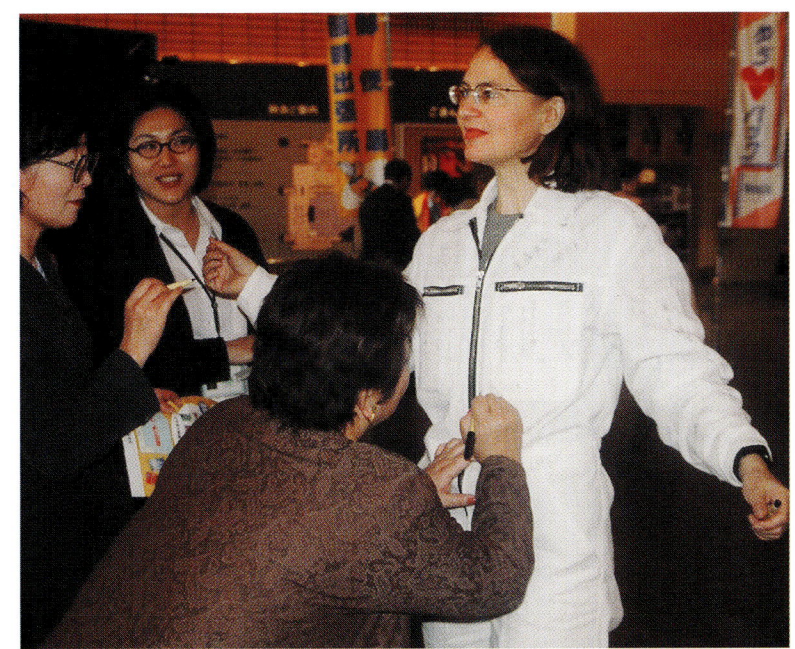

»a performancelife«
beim Japan
Women's Forum 2002,
Aomori/Japan
Foto: N. Hashimoto,
courtesy ACAC

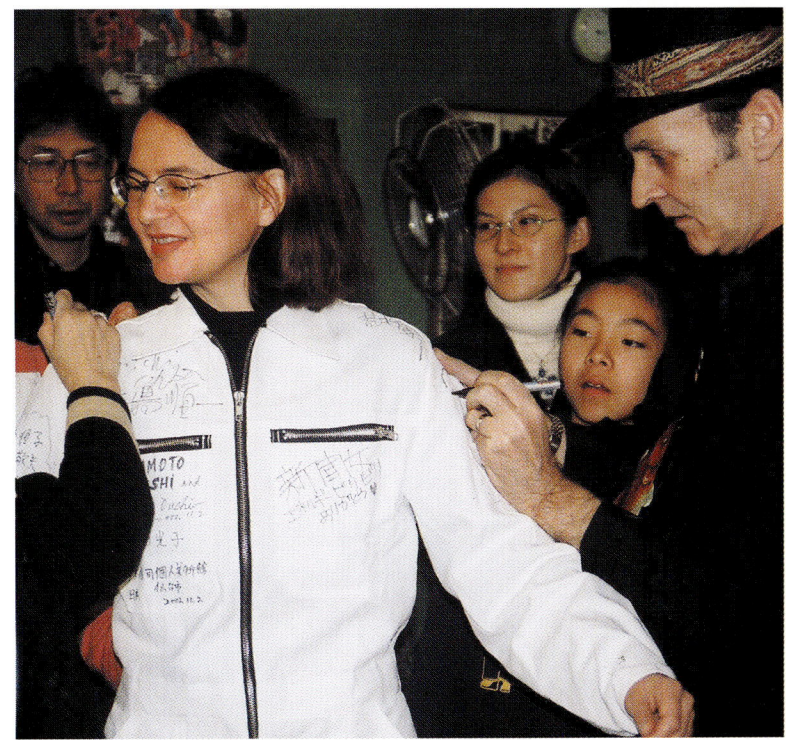

»a performancelife«
im Seishi Nakamoto
Museum Sendai/Japan
Foto: Harada-san

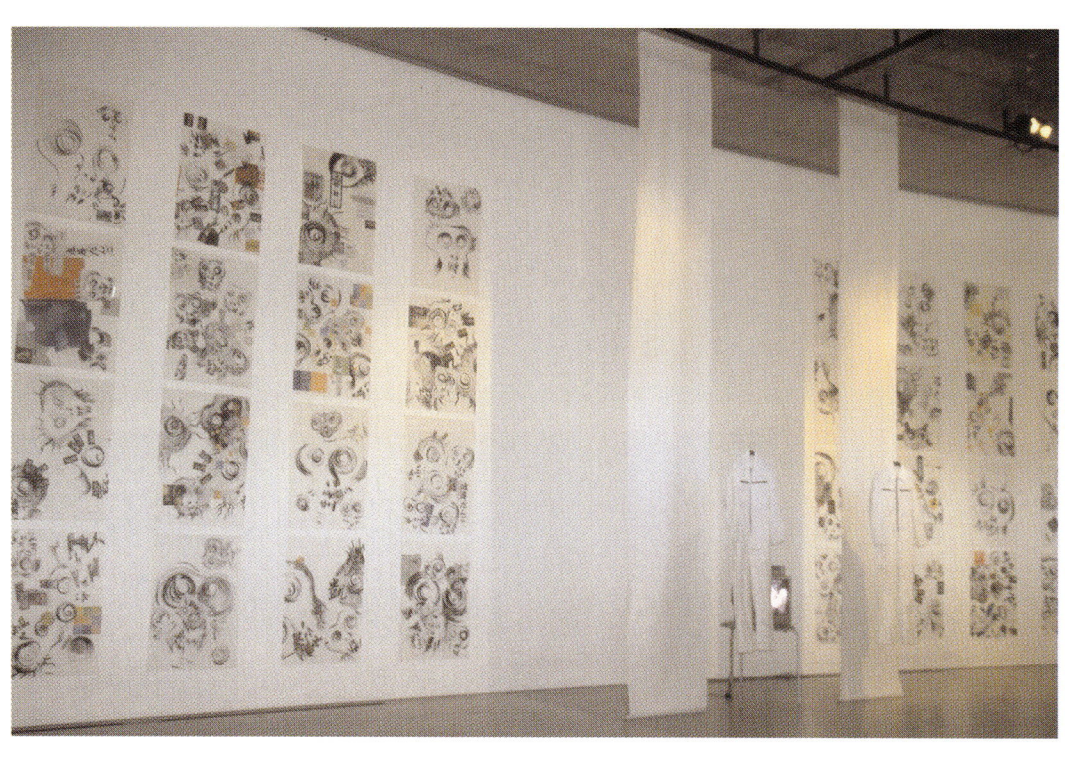

Installation »SHRINES« in »AIR 2002«, zwei »a performancelife«-Anzüge,
32 Sumi (japan. Tusche) −Zeichnungen (je 80 X 100cm), Collage, Japanese Rollpaper, Video,
Aomori Contemporary Art Center, 26. Okt. − 24. Nov. 2002, Aomori/Japan
Foto: S. Kallnbach

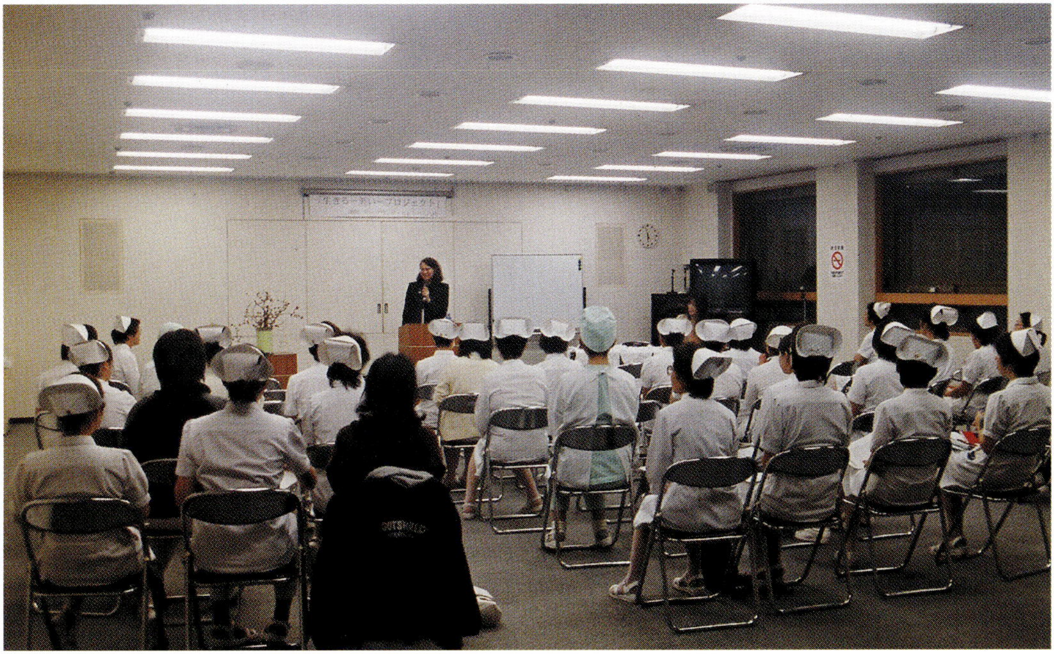

Alive-Laughter-Sculpture-Project, Aomori City Hospital 2002
Fotos: Yuki Kondo, ACAC, Aomori/Japan

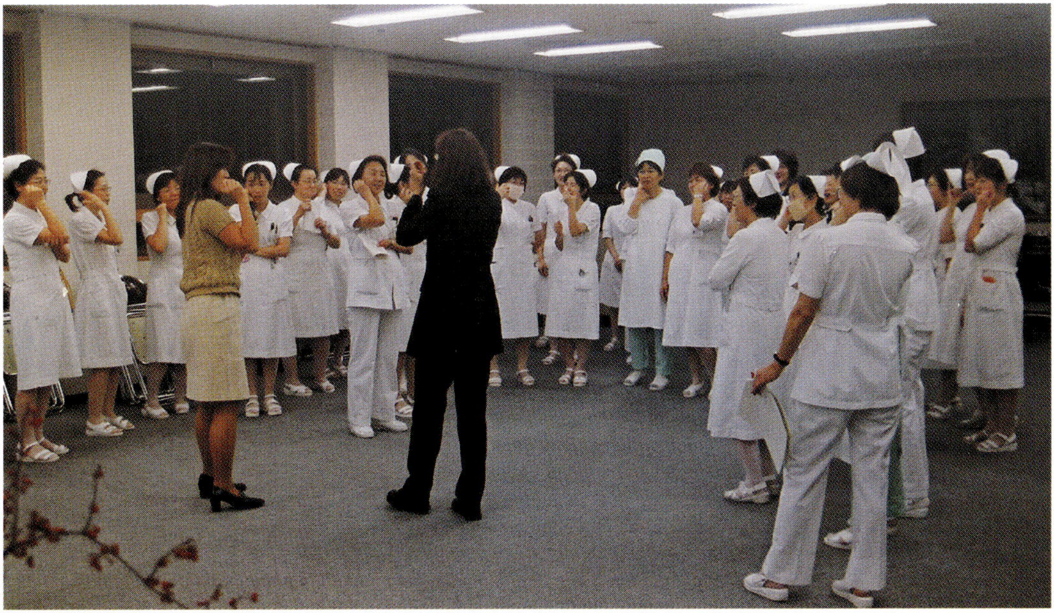

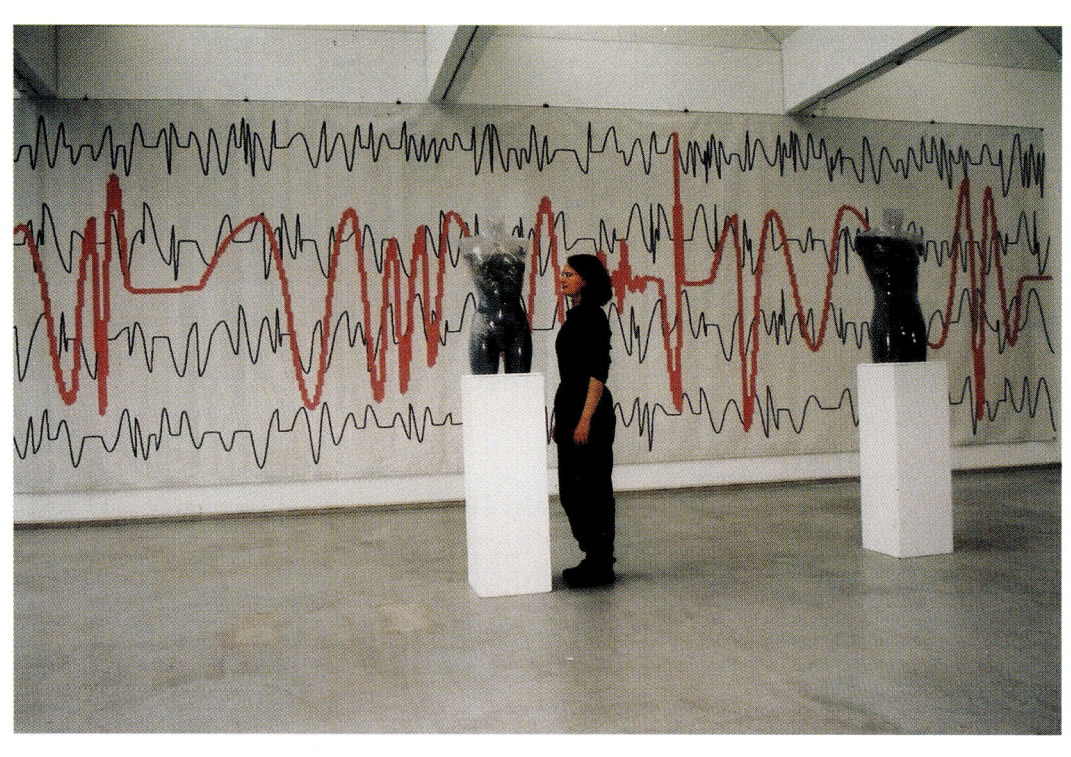

Performance »Prayer for Peace« in der Einzelausstellung »Wunschspur – Wishingtrack«, Stadtmuseum Siegburg, 7. März – 20. April 2003
Foto: J. Raap

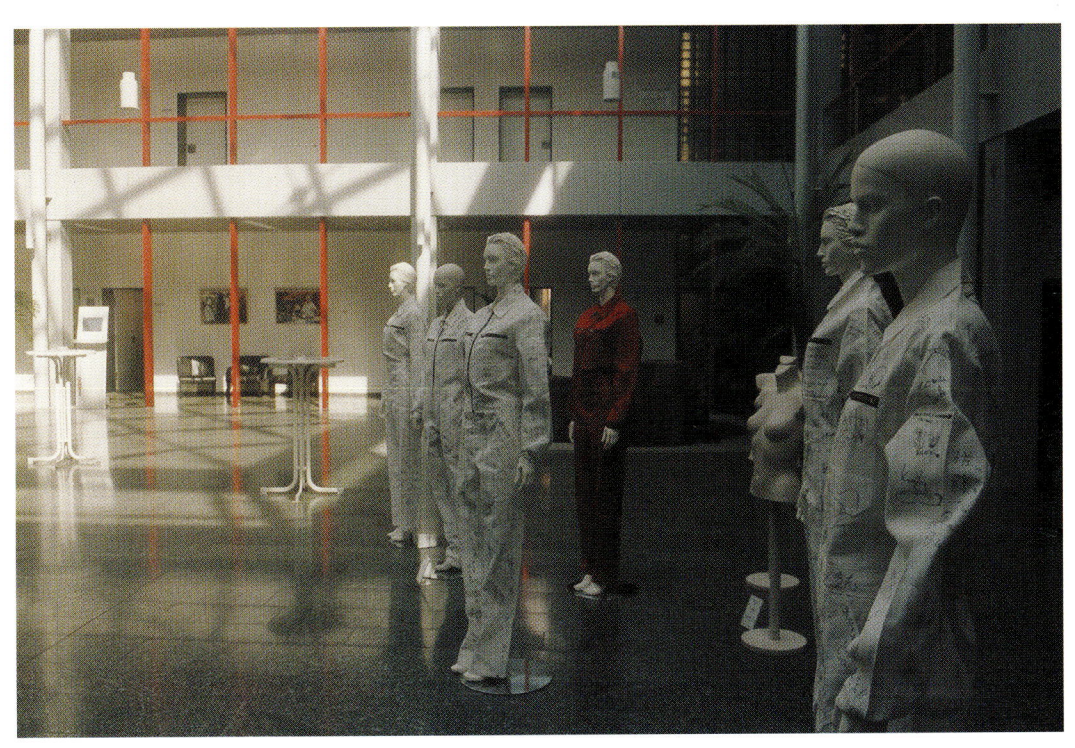

Diese und nächste Seite:
Installation »a performancelife«, Figurengruppe mit vorwiegend in Japan
beschrifteten Anzügen in der Einzelausstellung »Wunschspur – Wunsch-Spuren«, Historisches
Rathaus der Stadt Köln, 26. Juni – 23. Juli 2003
Fotos: Friedhelm Schulz

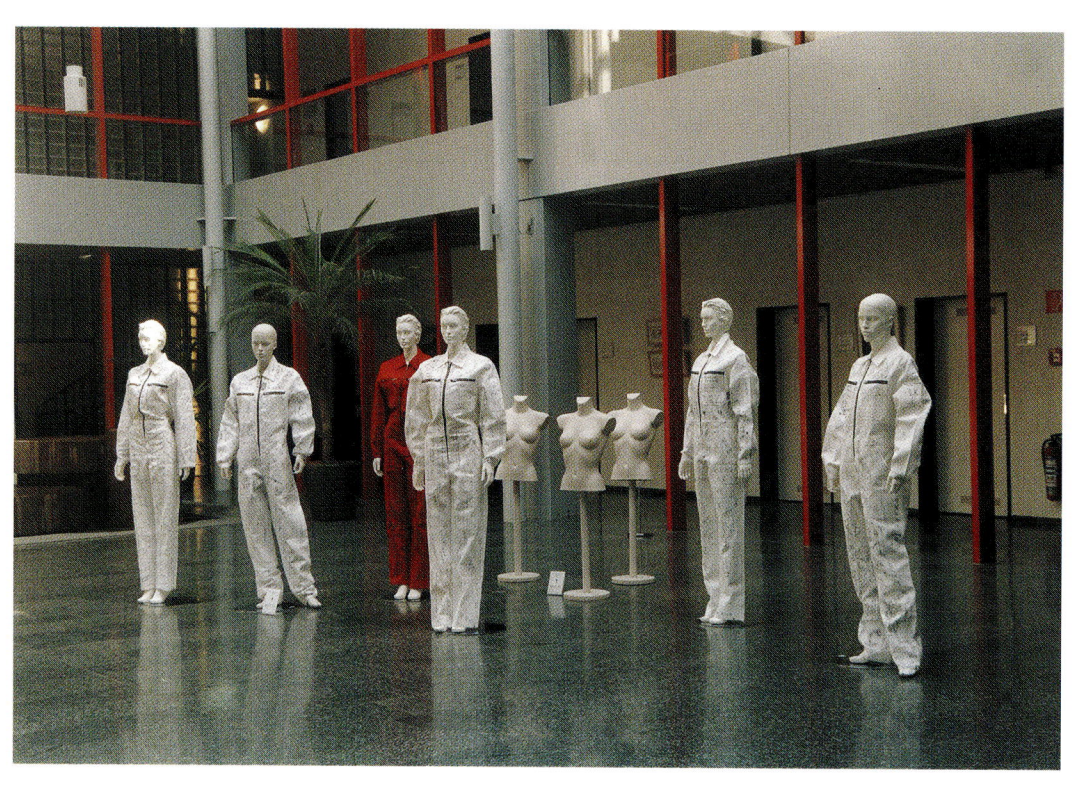

Ohne Titel

Die Fotos sind Teil der im Oktober 2001 erstmals in Köln gezeigten
Ausstellung »Ohne Titel«:
12 im Original farbige Fotoarbeiten im Format 40 X 50 cm,
davon sechs Quer- und sechs Hochformate
sowie drei Großfotografien im Hochformat (1,20 X 0,57 m).
Eine Fotoarbeit zeigt die erste Tamoxifen-Tablette von insgesamt
1825 Stück (nach fünf Jahren Einnahme).
Die drei großen abstrakten Arbeiten, die auf Ausschnitten von
Naturphänomenen basieren, entstanden während des Reha-Aufent-
halts der Künstlerin.

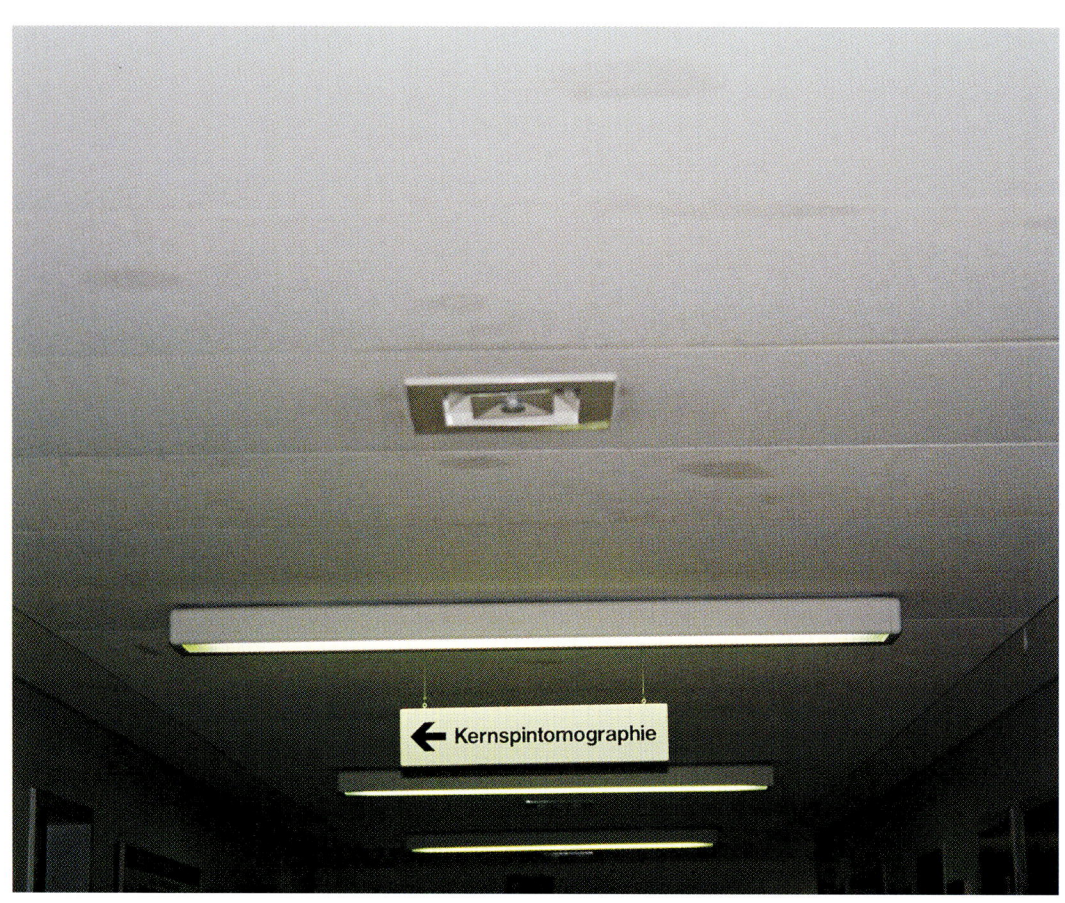

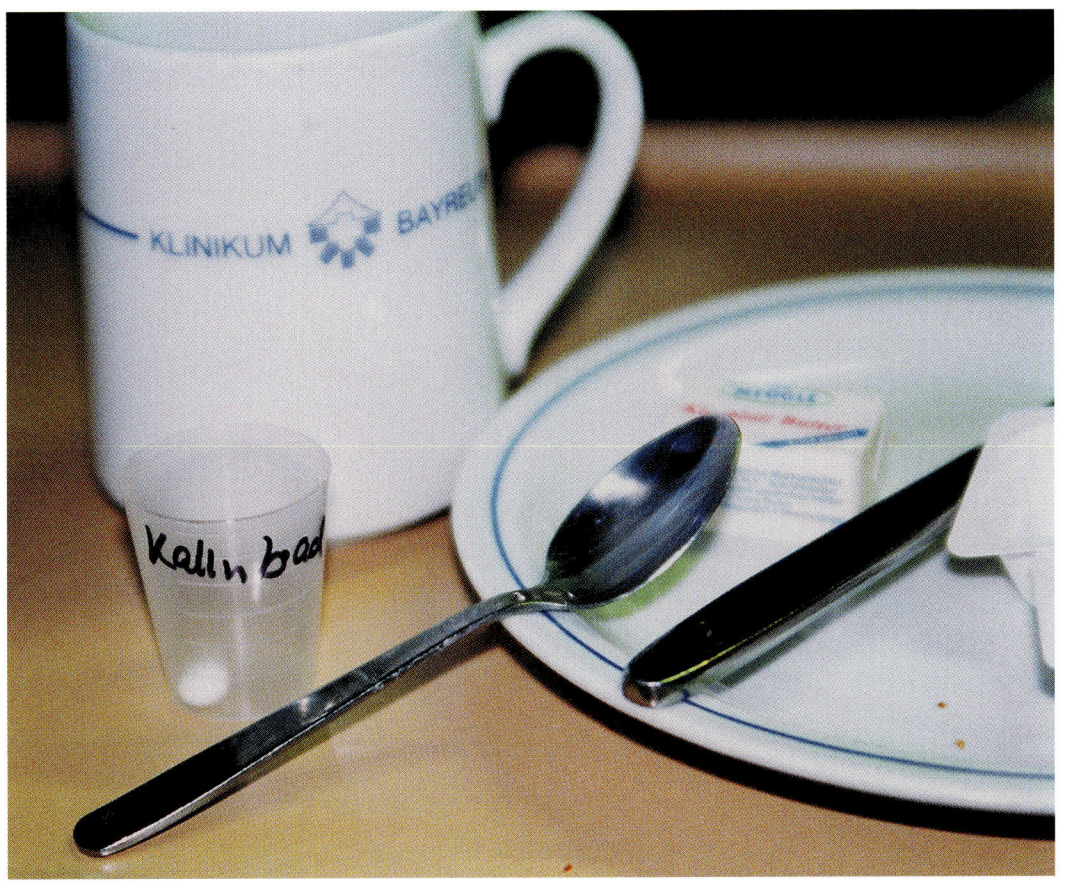

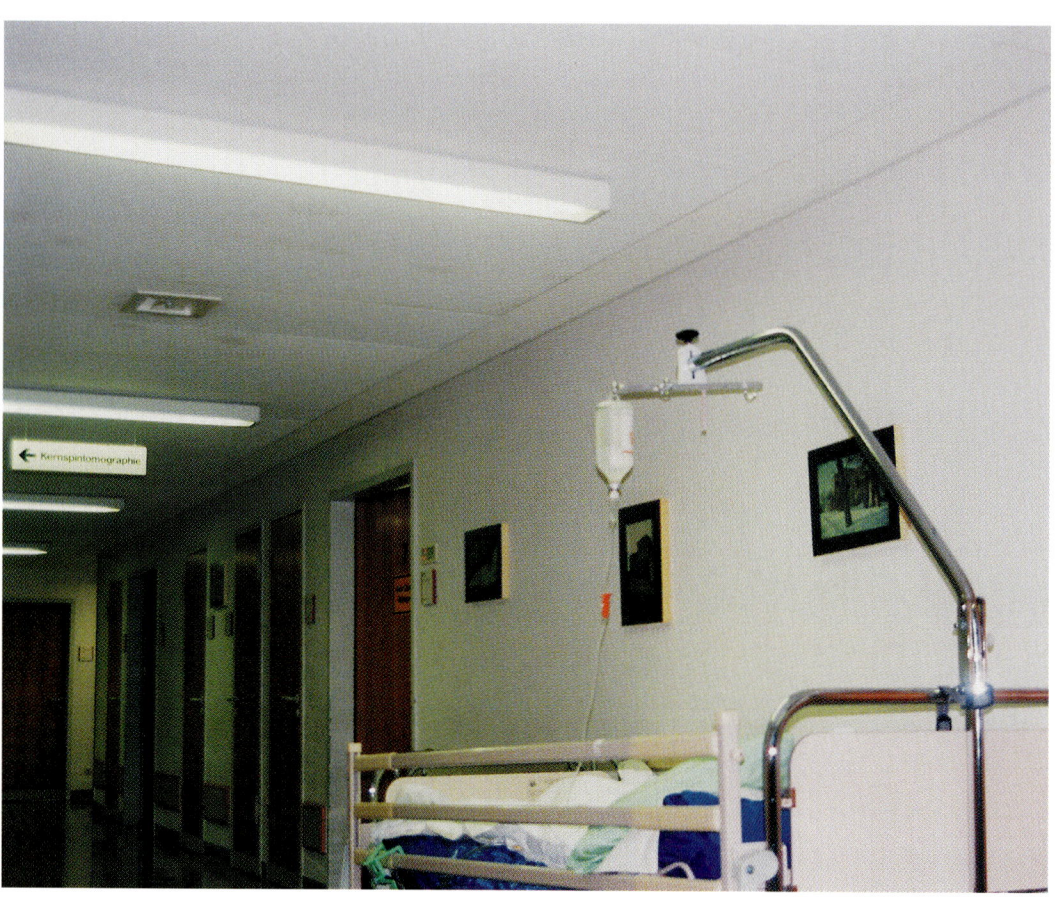

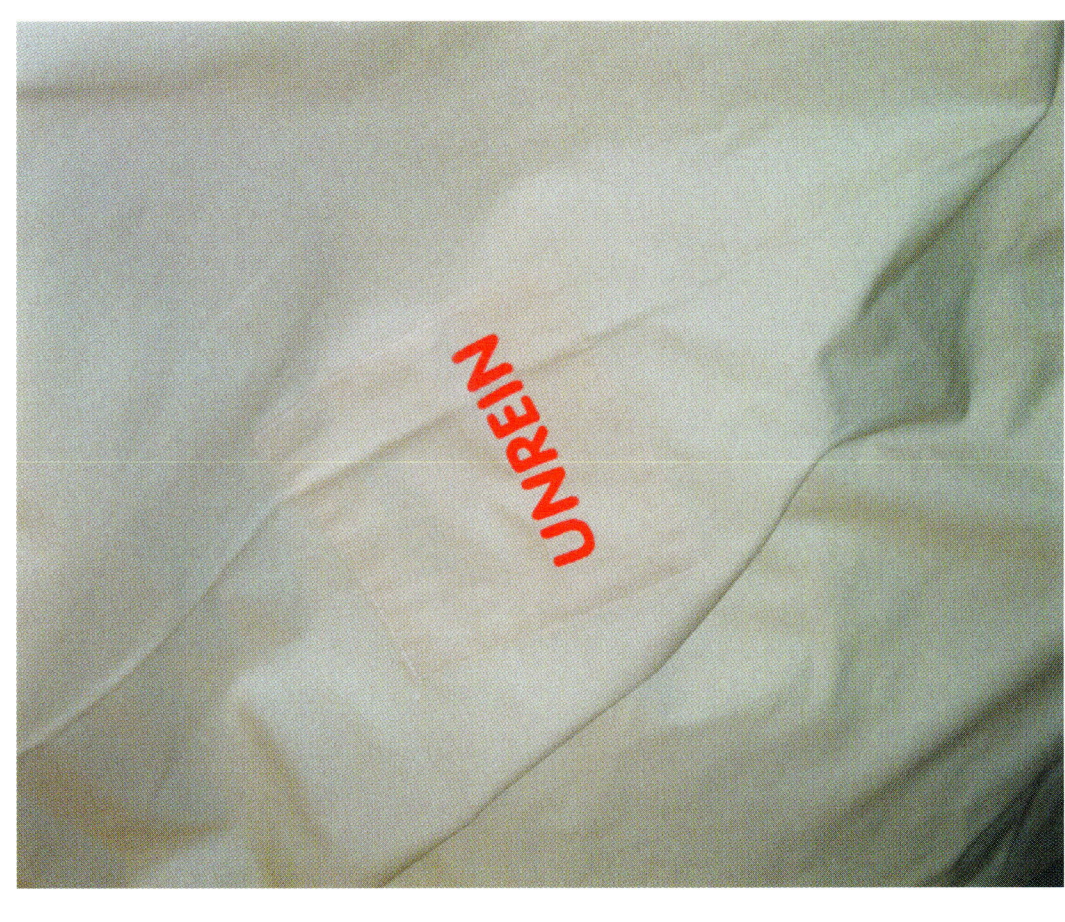

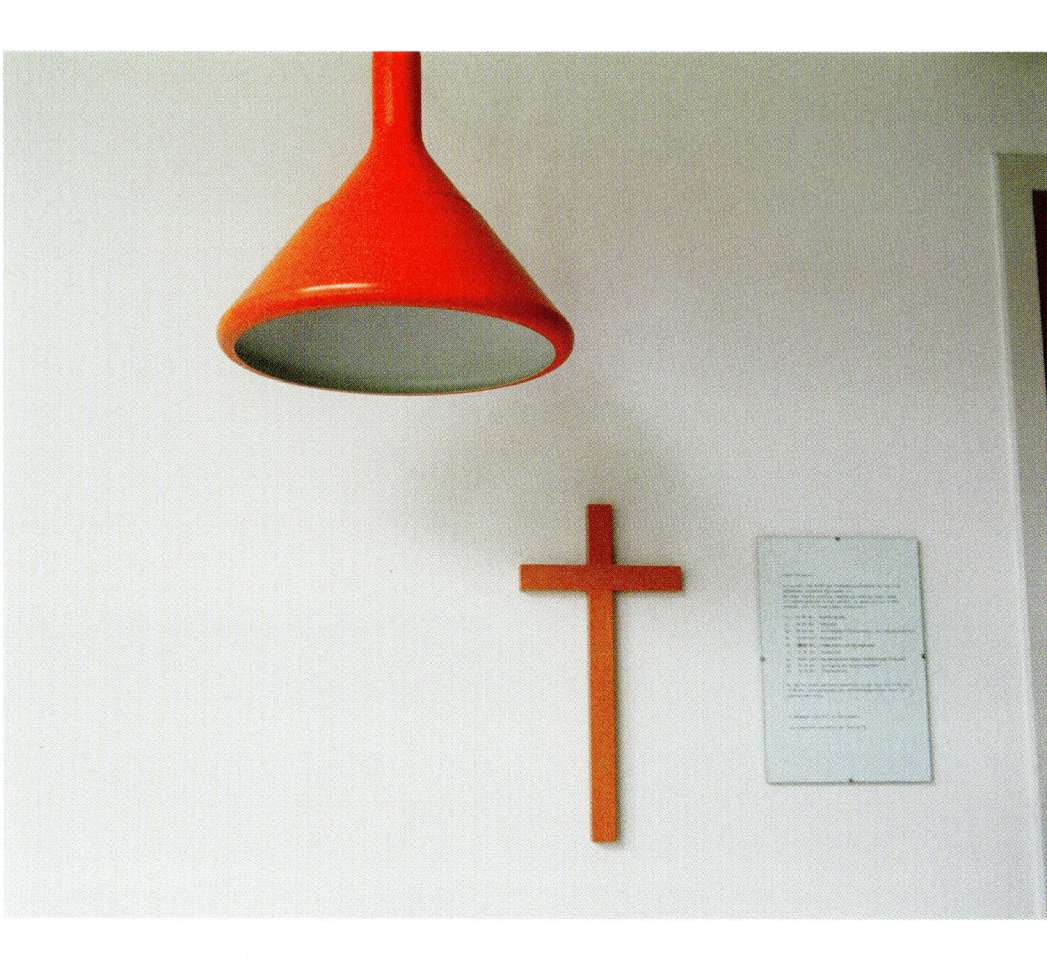

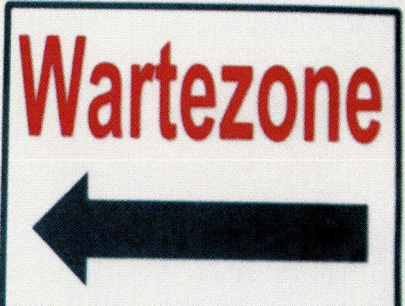

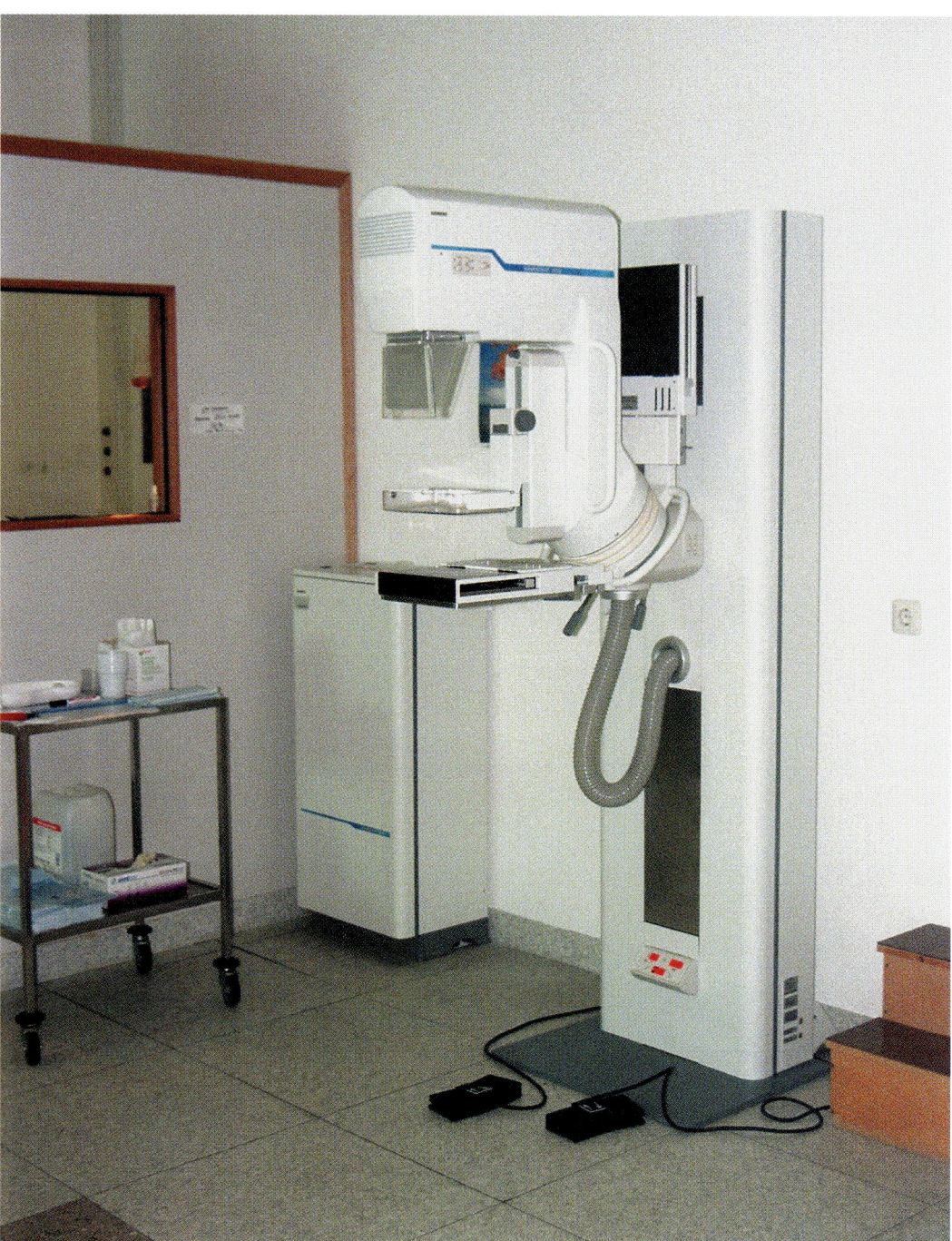

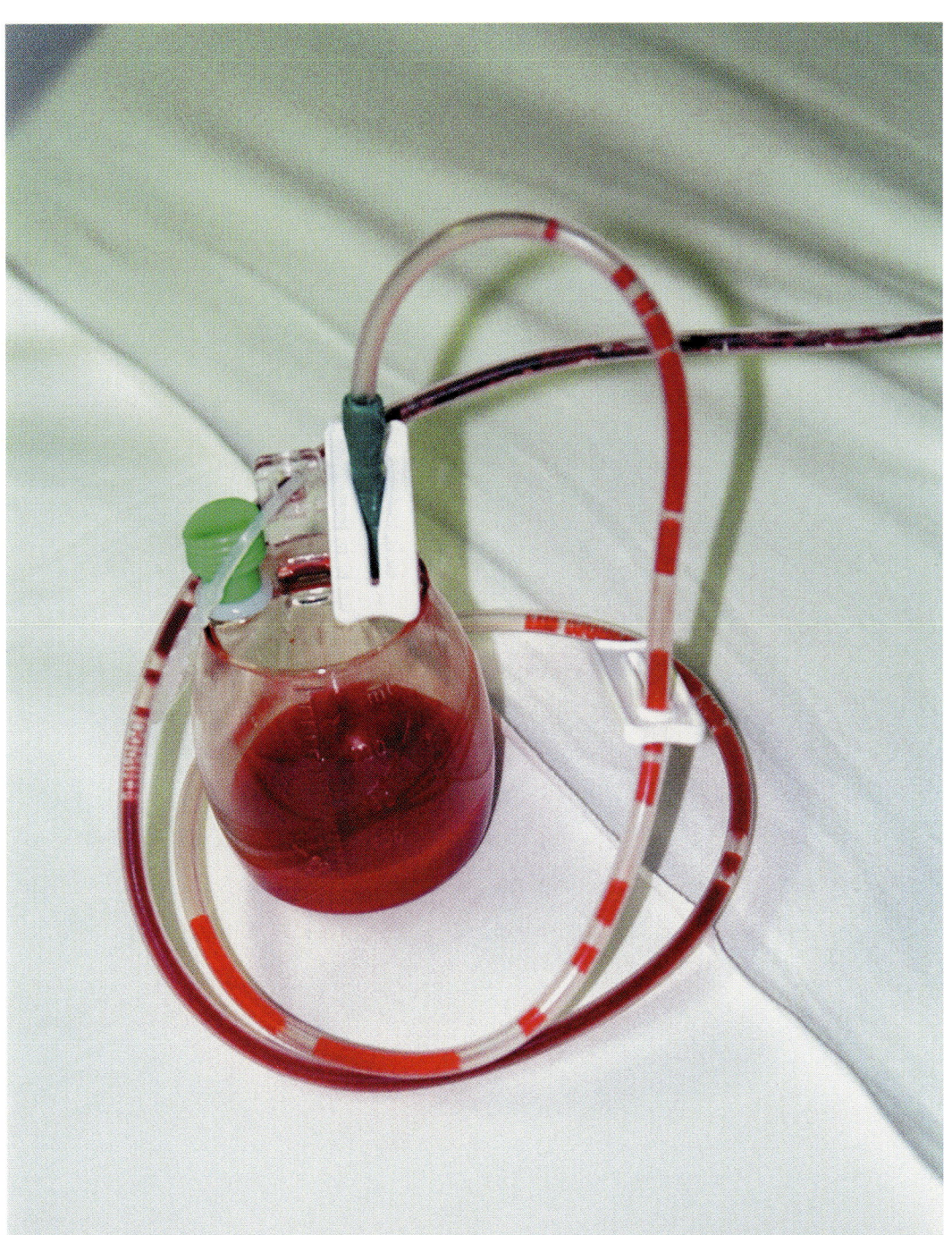

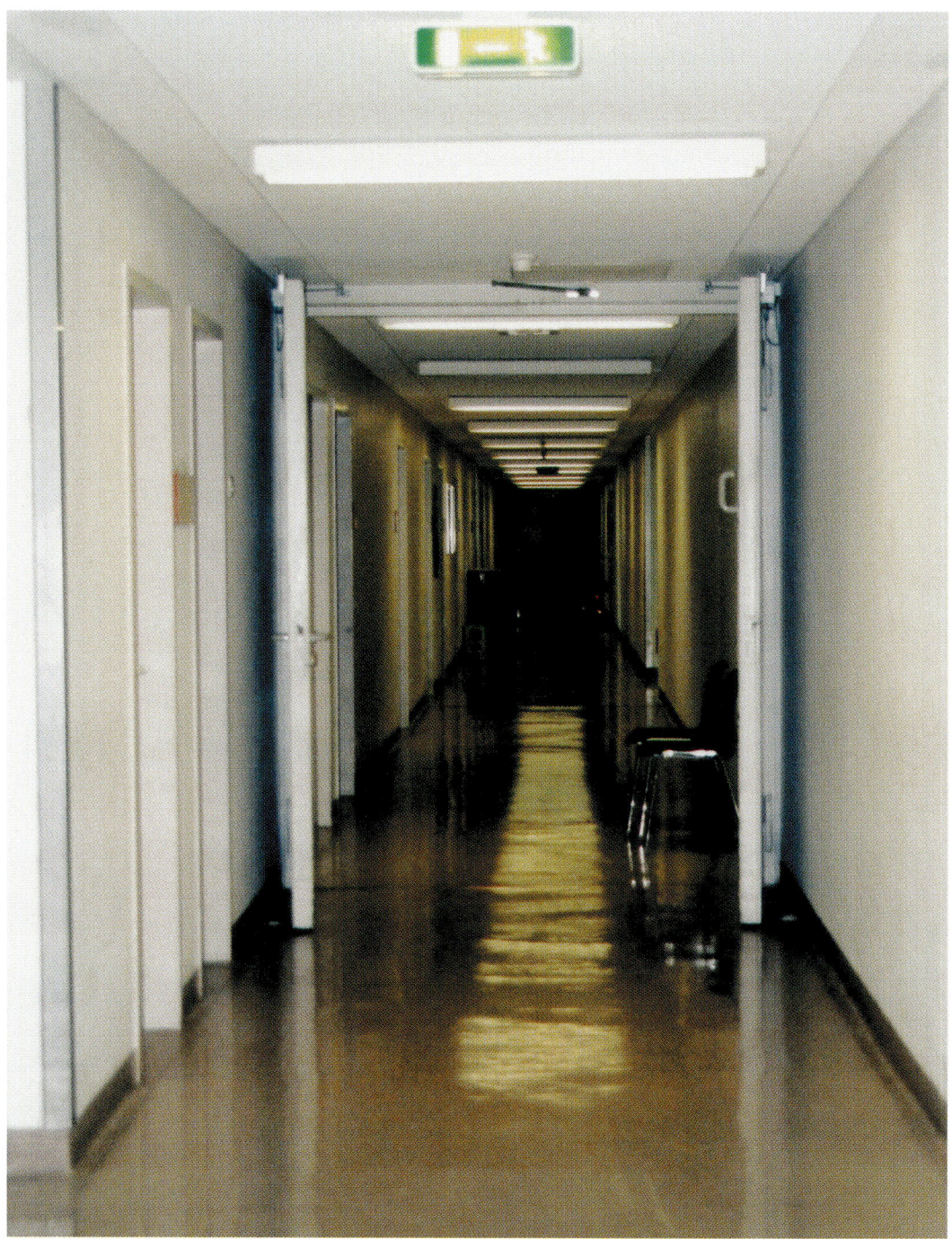

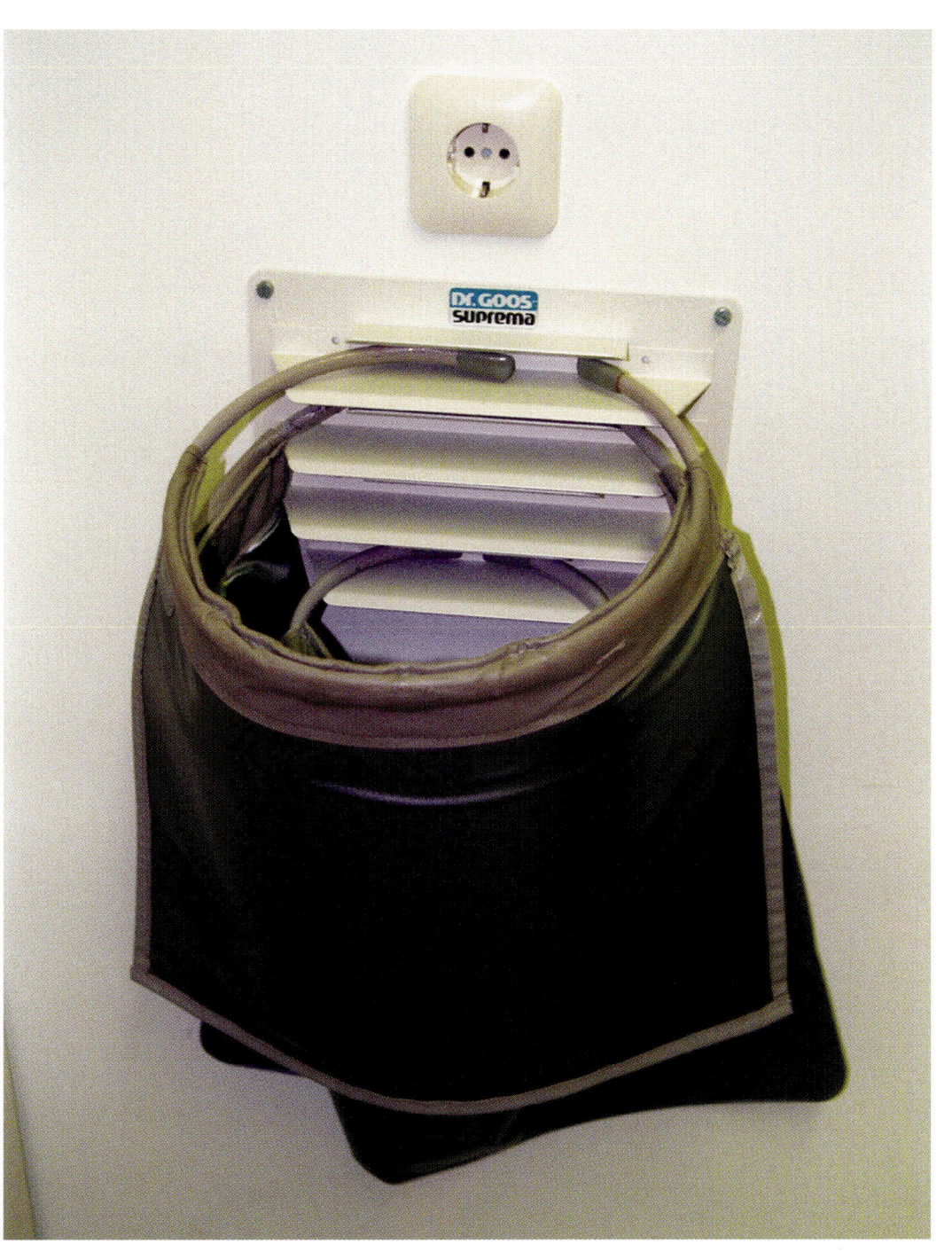

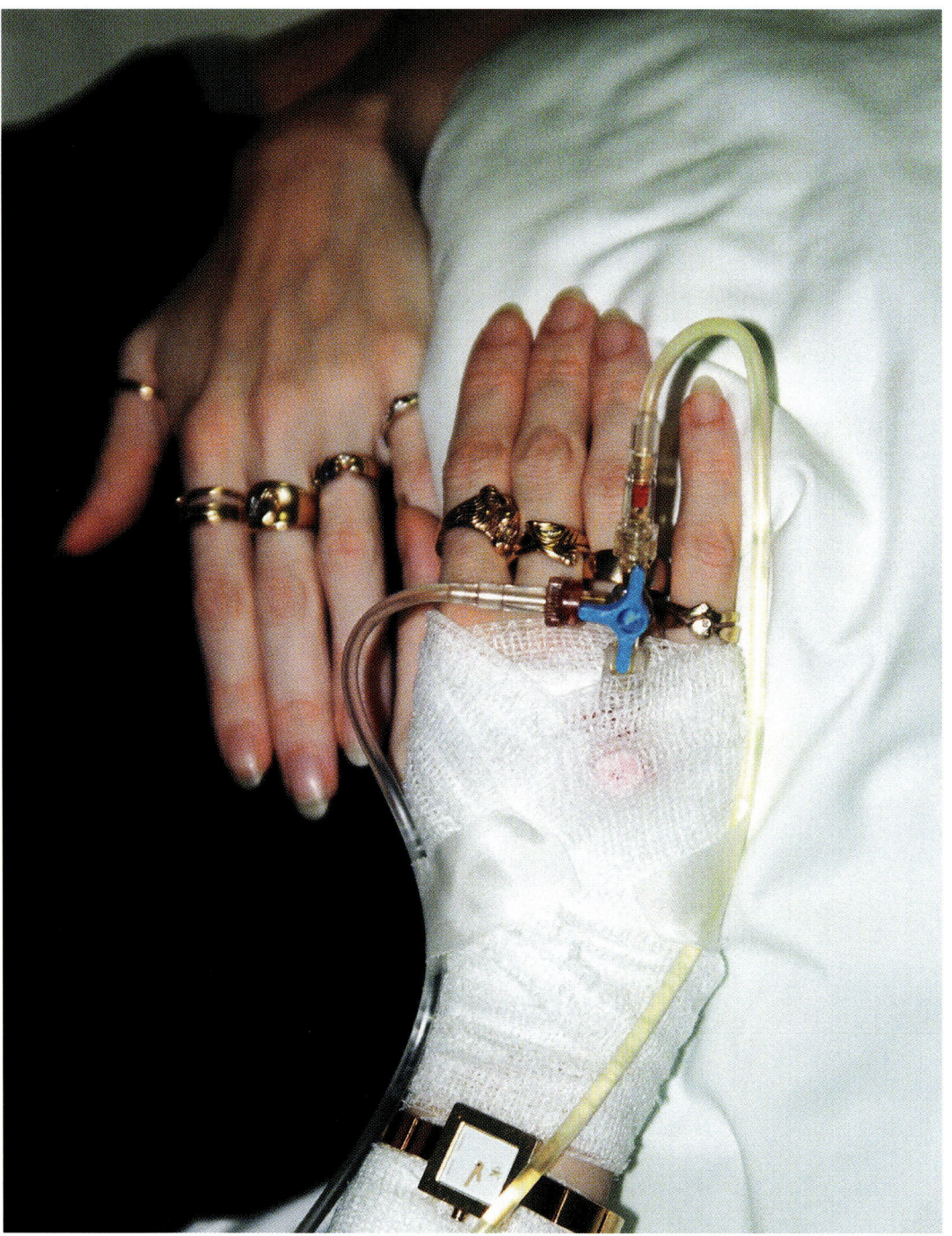

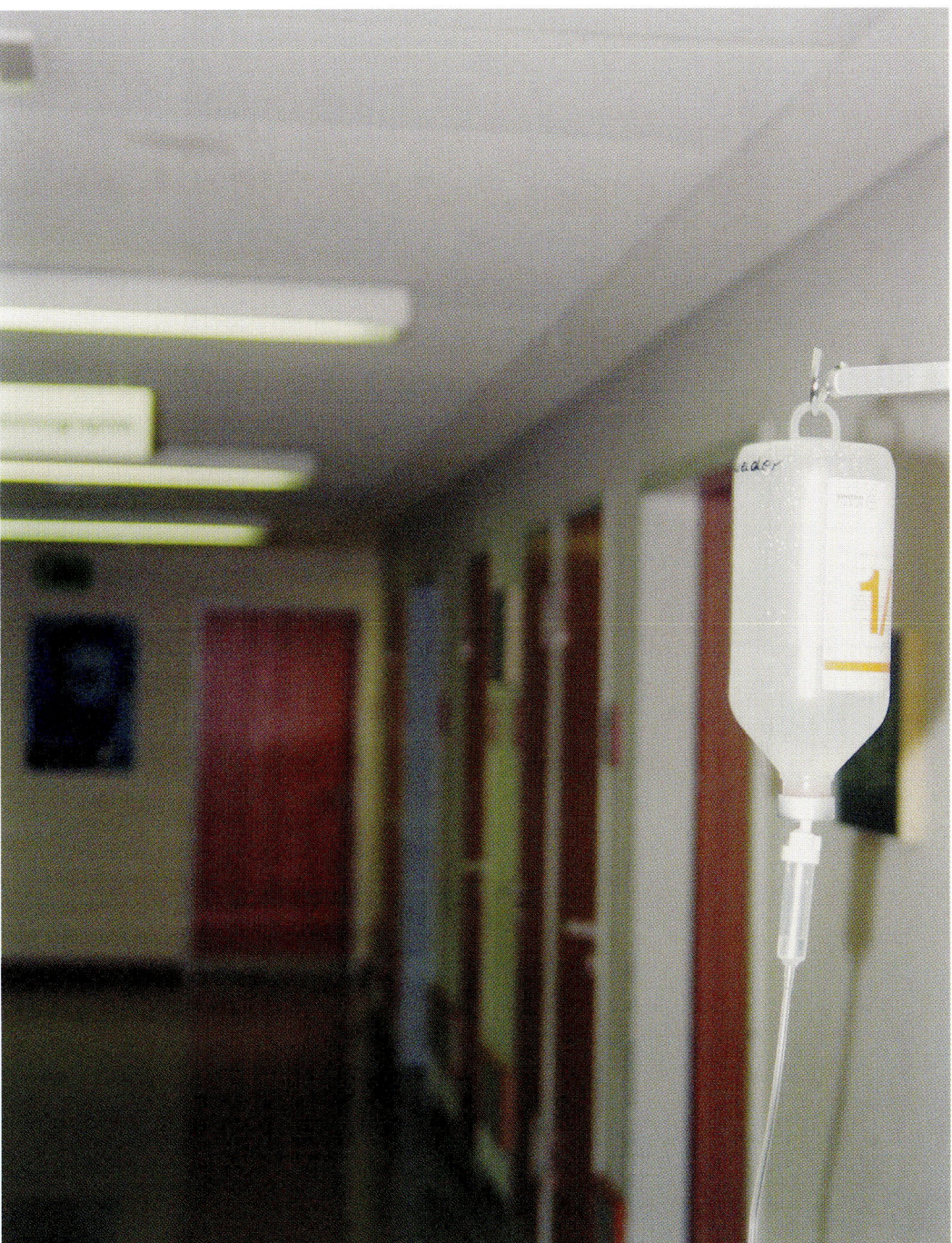

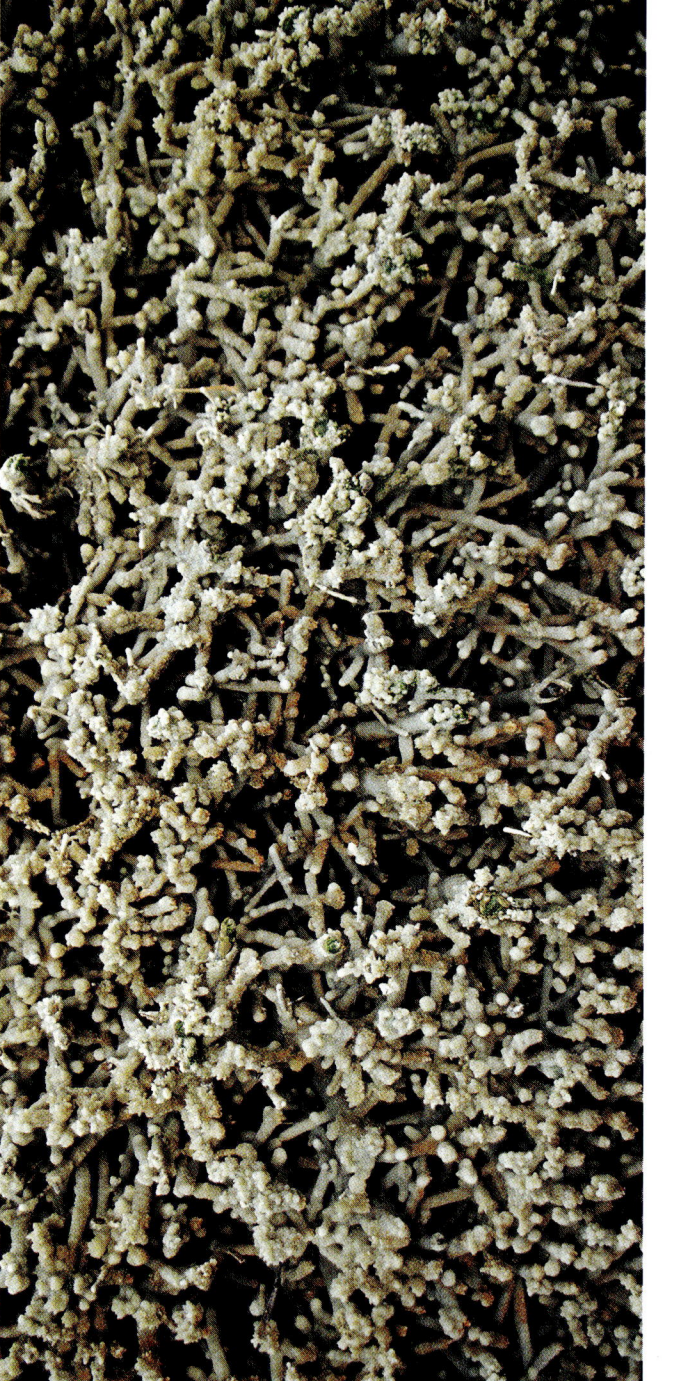

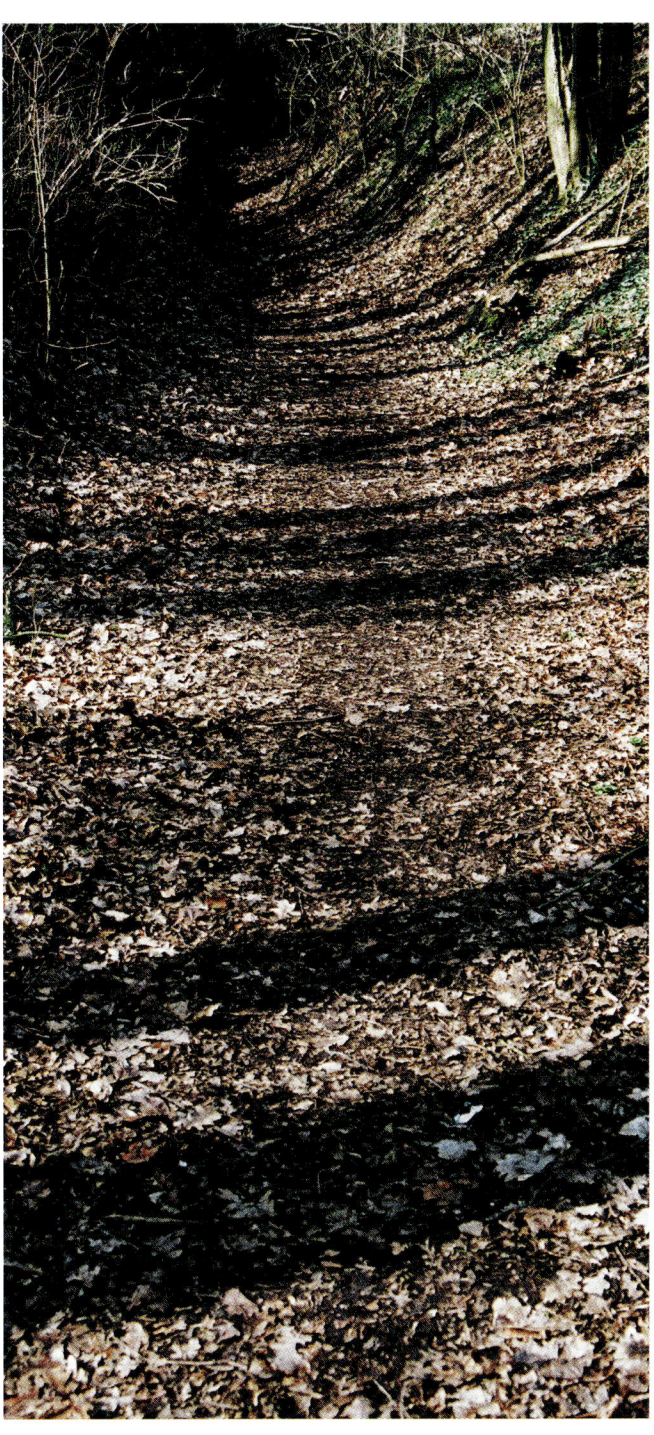

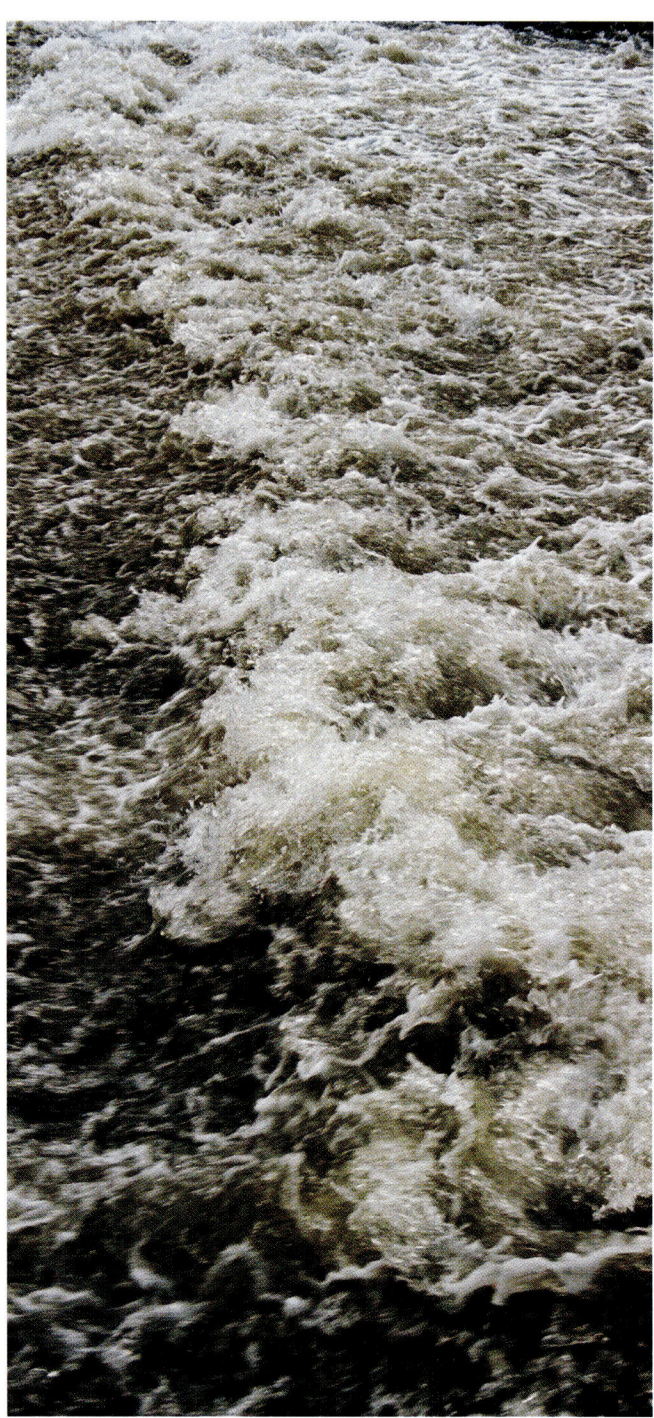

Aomori

In Japan kann ich zum ersten Mal öffentlich sagen, dass ich selbst Krebs gehabt habe. Schon komisch, da muss ich nach Japan fliegen, um dazu in der Lage zu sein. Ich brauche die räumliche Distanz zu Deutschland, Abstand, auch zu meinen Eltern, die nichts von meiner Krebserkrankung wissen. Meine Mutter hat den Krebstod meines Bruders vor sieben Jahren nicht verkraftet, ihr geht es gesundheitlich schlecht – unmöglich, es ihr zu sagen, sie würde es nicht verkraften. Also ein kompliziertes, anstrengendes Versteckspiel ...

Eine durchwachte Nacht geht meinem öffentlichen Eingeständnis voraus: »Soll ich, soll ich nicht ...?« Mein Gott, es geht doch nicht um ein Verbrechensbekenntnis: Ich habe doch keinen abgemurkst! Ein regelrechter Kampf unmittelbar vor meinem Vortrag über »Die Vorteile des Lachens« im Rahmen meines »Alive-Laughter-Sculpture-Projects« – und der Sieg: Ein Halbsatz, der mir flüssig über die Lippen kommt, mit einem hörbaren Aufatmen hinterher. Meine Übersetzerin gerät kurz ins Stocken. Vieles haben wir besprochen, meinen Redetext habe ich ihr lange vorher zum Übersetzen gegeben, aber diese Information ist neu. Sie fasst sich schnell wieder und fährt mit dem Übersetzen fort. Das Publikum folgt weiter konzentriert meinen Ausführungen, reserviert, ohne Regung.

Die Auflockerung kommt mit den praktischen Übungen. Ich kann sie mit großer Energie angehen, weil ich mich erleichtert fühle, lebendig bis in die kleinste Kapillare. Zunächst sind die Japaner scheu und skeptisch, aber nach und nach scheint ihnen die Sache zu gefallen. Unglaublich, der ältere Mann, der zu Beginn besonders zurückhaltend war, traut sich jetzt, ausladend zu gestikulieren und lauthals zu lachen. Die Stimme der schüchternen jungen Frau, die vorher auf meine Fragen nur leise flüsternd antwortete, hat jetzt normale Lautstärke; ihr Lachen ist hell und durchdringend, das Eis ist gebrochen. Erfolgserlebnisse rundum, ich sehe in strahlende Gesichter – und bin glücklich.

Später Tränen der Erleichterung: Es ist raus und es ist gut gegangen. Das Gefühl koste ich aus. Ich möchte dieses Erlebnis ganz stark gewichten; enttäuschende bis bittere Erfahrungen, die ich beim Outen meiner Ex-Krankheit machte, sollen ausradiert sein, oder zumindest »Schwamm drüber«. Einige dieser Spuren sind aber weder in Bleistift noch Kreide, da muss ich wohl mit Terpentin ran ... Meine alten Schwierigkeiten mit dem Vergessen, Vergeben spielen mir manchmal einen Streich.

In meinem kleinen Appartement wiederhole ich für mich ein paar der Lach-Übungen. »Der Löwe« streckt mir aus dem Spiegel die Zunge entgegen – und ich lache über mich selbst, die oft zu Ernsthafte, wenig Humorvolle, die manchmal Ängstliche bis Panische in Bezug auf die Krebserkrankung. Gerade habe ich Menschen Freude und Entspannung vermitteln können, sie haben sich mitreißen lassen von meinem Lachen, sich gegenseitig mit ihrem Lachen angesteckt. Die

Atmosphäre war gegen Ende genauso entspannt und freundschaftlich wie in der Gruppe, die ich seit über zwei Jahren zu Hause in Deutschland leite, basierend auf der Lachyoga-Lehre des indischen Arztes Dr. Madan Kataria.

Ähnlich positiv verläuft es an anderen Orten Japans. Besonders viel Spaß macht es mir, mit dem »Alive Laughter Sculpture Project« im Aomori City Hospital zu arbeiten – mit hoch motiviertem Krankenhauspersonal. Für Krankenschwestern und Ärzte, tagtäglich mit Krankheit, Tod und Sterben konfrontiert, ist Lachen besonders wichtig. Die wohltuende Wirkung eines aufmunternden Lächelns vom Arzt oder der Schwester hat wahrscheinlich jeder Kranke schon einmal verspürt.

Von den vielfältigen Resonanzen und der Unterstützung der Aktion spüre ich Energie. Das Auf-mich-Angewiesen-sein beim alleine Herumreisen in Japan mit Flugzeug und Schinkansen-Schnellzug und die Erfahrung, dass ich meine Ziele erreiche, stärken mich. Die alten Kräfte sind wieder mobilisiert, ich vertraue meinem Körper. Wie lange?

Ich denke an die Zeit in Aomori, als mir die Haare büschelweise ausfielen. »Du bist in der Mauser«, sagt scherzhaft die finnische Stipendiatin, als ich wieder einmal im Bad einen Haarteppich hinterlassen habe. Verdammt, ich habe doch regelmäßig alle Medikamente geschluckt, was ist denn jetzt schon wieder los? Meine »Apotheke« habe ich diskret unter der Spüle verstaut. Vielleicht war dieses Versteck zu gut und ich habe ein paar Mal vergessen, das Tamoxifen einzunehmen? Oder habe ich das Selen zu hoch dosiert und mich damit vergiftet?
Der Blick in den Spiegel ist entmutigend. Ich fühle mich entsetzlich alt. Mir kommt der Blödsinn in den Sinn, mit dem mich ein Gynäkologe schockierte. Nein, Tamoxifen solle ich auf gar keinen Fall weiter nehmen. Man altere dadurch 20 Jahre früher. Bei mir sei schon die Gebärmutter abgeknickt und ich habe bereits damit begonnen, in die Vergreisung einzutreten.
So schnell wie er angefangen hat, hört der Haarausfall plötzlich und ohne ersichtlichen Grund auch wieder auf. Gott sei Dank, denn ich will nicht zum Arzt gehen; schließlich habe ich in den Bewerbungsunterlagen für das Artist-in-Residence-Stipendium unterschrieben, dass ich gesund und belastbar bin. Die kahlen Stellen an den Schläfen kaschiere ich so gut es geht, indem ich Haare von oben darüber kämme. Sicher, so toll sieht diese Frisur nicht aus. Das kann man an manchen Tagen wahrscheinlich auch von meinem gesamten Erscheinungsbild sagen. Manchmal vergesse ich bzw. habe keine Lust, das Gummiband meines Overalls in der Taille festzuziehen. Die Folge ist ein Bären-Bauch und mit Sicherheit wirke ich noch plumper und unförmiger, wenn ich darüber zusätzlich meinen geliebten Fleece-Mantel trage. Mir ist das Aussehen egal, anderen anscheinend nicht.
Ich erinnere mich, dass der künstlerische Leiter des Art Centers während meines Aufenthalts in

Aomori einmal erklärte (wenn ich sein nicht besonders gutes Englisch richtig verstand), dass ich auch wegen meiner früheren Arbeiten in Japan eingeladen worden sei. Damals, in einer anderen »existenziellen Phase«, haben zwei meiner spektakulären Aktionen in ganz Japan für Aufsehen gesorgt – die eine zum Thema Gewalt und Sexismus in Mangas (den Japanischen Comics) und eine spätere zu van Gogh, zum Ankauf des Sonnenblumenbildes durch einen japanischen Versicherungskonzern. Eine meiner Performances während eines japanischen Performance-Festivals, bei dem er – damals selbst noch Performancekünstler – auch einen Auftritt hatte, muss er wohl auch gesehen haben. Zeitungsfotos aus dieser Zeit und Abbildungen in alten Katalogen zeigen mich als junge Frau mit schlankem Körper, um die 55 kg wog ich damals.

»When… searching for beauty«, bekomme ich es jetzt hinterher sogar schriftlich von ihm, wäre er bei mir dieses Mal nicht fündig geworden; es fehle die Erotik in meiner Arbeit. »Searching for beauty«, auf der Suche nach Schönheit – damit meint er wohl seine Art der Kunstbetrachtung. In sexy Outfits kann er die hübsche Jüngste von uns Stipendiatinnen bewundern, knappe Miniröcke und hochhackige Stiefelchen, Anfang 30, 16 Jahre jünger als ich. Sie lässt keine Gelegenheit aus, ihm bei seinen Besuchen vorzuschwärmen, dass er der größte Künstler und großartigste Mensch überhaupt ist. Er genießt die Bewunderung seiner kleinen, zierlichen Verehrerin sichtlich, schenkt ihr eine Digitalkamera.

Als eine internationale Gruppe von Menschen, die sich mit »Kunst, Krankenhaus, Kunst als Therapie etc.« beschäftigen, das Kunstzentrum besucht, wird mein Name genannt. Einige kennen mein »Alive Laughter Project« im Krankenhaus und andere haben selbst am »a performancelife«-Projekt für Gesunde und Kranke teilgenommen. Aber nicht ich werde hinzugezogen und den Leuten vorgestellt, sondern unsere jüngste Stipendiatin.

»We feel a strong will and a clear message from her exhibition...«, schreibt die To-o-Nippo Zeitung über meine Arbeit. Ich müsse die Journalistin beeindruckt haben, meint ein japanischer Hochschullehrer, der Ehemann einer Freundin. Normalerweise seien die japanischen Zeitungsberichte distanziert-beschreibend, hier würde aber so etwas wie emotionales Engagement der Schreiberin deutlich. Das Foto neben dem Artikel zeigt meine Übersetzerin, die Kuratorin – und mich, bärhaft-massiv im weißen Overall, lächelnd.

Mein Projekt zu Krebs bekommt viel Aufmerksamkeit, in den Augen des künstlerischen Leiters vielleicht zu viel; das Kunstzentrum könnte längerfristig damit assoziiert werden. Lieber doch mit Anderem – etwa schöner Kunst und schönen Künstlerinnen. Da würden »die Vorstellungen der Besucher beflügelt und ihren Fantasien freier Lauf gelassen«, so ist er sich sicher. Bei meiner Fokussierung auf das Thema Krebs und Heilung dagegen, so schreibt er, habe er die Befürchtung, dass die Fantasie des Betrachters eingeschränkt werde. Hier irrt er gewaltig. Er ist es, der Einschränkungen vornehmen will. Die Kunst ist frei. Kunst ist universell – und natürlich ist der Bereich Krebserkrankung/Krankheit nicht ausgegrenzt sondern Bestandteil dieser allumfassenden Lebensäußerung. Von einem Künstlerkollegen hätte ich ein bisschen Sensibilität erwartet. Brustkrebs ist für ihn nur ein Wort; ich denke an Frauen, denen Brüste und Gebärmutter entfernt wurden. Ihr Alltag ist vom Leiden an Therapiefolgen und Therapiespätfolgen geprägt. Primär sorgen sie sich ums Überleben, die Sorge um die Erotik kommt irgendwo viel, viel weiter hinten... ich identifiziere mich mit ihnen; hätte ich meinen Knoten nicht frühzeitig entdeckt, wäre ich heute in derselben schwierigen Situation. Bei seinem Macho-Vorwurf der fehlenden Erotik in meinem Krebsprojekt bleibt mir die Spucke weg. Schließlich ist die Zeit an ihm genauso wenig spurlos vorbeigegangen, auch ohne Krebserkrankung.

Was soll's: Japan war das Beste, was mir passieren konnte, das kann mir keiner mies machen.

Kyoto

Wunderschön – mir kommt es vor, als würde ich mit den Augen essen. Ich kann mich nicht satt sehen an den faszinierenden Herbstfarben in Kyoto. In einem ganz besonderen Rot leuchten die Blätter des kleinen Japanischen Ahorn, der den MO-MI-JI und den HYU-GA SI-N-TO Schrein märchenhaft verwandelt. Alle Poren meiner Haut scheinen den Anblick mit aufzunehmen. Diese Farbgebung, solche Kompositionen – unnachahmlich, unerreicht, von keinem Bild, von keiner noch so eindrucksvollen Performance... Ich schwelge und genieße.

Im Atelier des Künstlerkollegen, bei dem ich übernachte, habe ich schon vor 12 Jahren eine Performance gemacht. Immer noch dieselbe Hühnerleiter, um auf der Empore zur Gästematratze zu klettern. Elendig kalt ist es in dem wohl seit Urzeiten nicht mehr geheizten, riesigen Raum, genauso wie im »Gästebett« – trotz elektrischer Wärmedecke und einer mit heißem Wasser gefüllten Trinkflasche. Authentisches Künstlerleben.

Eigentlich, so hatte er mir gemailt, sollte ich wieder eine Performance machen, diesmal zusammen mit seinem Sohn. Als der junge Mann erfuhr, dass mein Auftritt etwas mit dem Thema »Krebs« zu tun haben könnte, war er an einer Zusammenarbeit nicht mehr interessiert. Andere dafür umso mehr, wie wir beim Rundgang durch Museen und Galerien feststellen, wo ich für das »a performancelife«-Projekt viele Unterschriften bekomme.

Im Rathaus von Kyoto hat man schon Wochen vorher mit dem Unterschriftensammeln für mein Projekt begonnen. Dort überreich man mir bei einem Empfang einen weißen Anzug, beschriftet mit vielen Kangis, darunter das des »ersten Bürgers der Stadt Kyoto«; derselbe Bürgermeister hat auch schon bei meinem Vorgängerprojekt »Wunschspur – Wishingtrack« mitgemacht.

Sendai

Wie ein wertvolles Geschenk empfinde ich meinen Aufenthalt im Seishi Nakamoto Museum in Sendai. Der Künstler Nakamoto verstarb im Jahr 2000 an Krebs. Sein Werk und seine Philosophie leben weiter – im Museum und in seiner »family«, einem Verbund liebenswerter Menschen: Musiker, Künstler, Freunde, und, als treibende Kraft, seine leidgeprüfte Lebensgefährtin. Sie musste sich mehrfach Hüftoperationen unterziehen und kann nur an einem Krückstock gehen. Am Morgen nach meiner Performance brunchen wir zusammen im »Japanese style«. Ein Tisch voller Köstlichkeiten, eine intensive Unterhaltung, bei der z.T. der Einsatz von Händen, Füßen und dem Zeichenstift notwendig ist, obwohl sich die junge Übersetzerin sehr bemüht. Ich erfahre über die Hausherrin, dass ihr Blick seit dem Tod ihres Lebenspartners sehr zurückgewandt gewesen ist. Gestern, als sie in meinem Workshop seit langer Zeit wieder einmal so richtig gelacht habe, hätte sie beschlossen, dass sie sich von nun an mehr nach vorn orientieren wolle. Ich springe auf und renne um den Tisch herum, reiße die kleine, zierliche Frau fast von ihrem Stuhl, so sehr muss ich sie drücken. Wir liegen uns in den Armen, Tränen fließen. Jetzt ist – genauso wie am Tag zuvor bei den Lachübungen – keine Übersetzung mehr notwendig. Lachen und Weinen – zwei Seiten einer Medaille.
Sie möchten, dass ich bleibe. Ich möchte bleiben...

Eigentlich bin ich immer noch nicht wieder richtig in Deutschland angekommen – oder doch? Mitte Januar geht's in die Reha. Dort dann wieder diese Untersuchungen.
Es wird schon alles in Ordnung sein...

Teil III

Viel haben Sie ja nicht verloren ...
Brustamputation, Brustaufbau, Brustrekonstruktion

Barbara Kettnaker

»Viel haben Sie ja nicht verloren!«*

> 35 Jahre bei Diagnose 1999
> TNM-Klassifikation: T3, G2, No, Mo
> Diagnose: duktal-invasives Mammakarzinom
> Therapie: Amputation ohne Rekonstruktion

Ich habe nie darüber nachgedacht, ob ich meine Brüste liebe – bis ich mich von einer trennen musste. Maxie Wander schrieb, sie habe diejenige Brust verloren, die sie lieber mochte. Hatte ich eine lieber als die andere, hatte ich sie überhaupt lieb? Das habe ich mich nie gefragt, bis ich eine hergeben musste. Hergeben? Wem geben? Dem Krebsgott opfern? Dem Pathologen, der sie scheibchenweise konserviert.

Ich lasse mich nicht an unserem Wohnort Berlin operieren, sondern in meiner Heimatstadt bei Stuttgart. Mein Vater macht meine Narkose und die Familie ist in der Nähe.

An dem Wochenende, das uns vor der Amputation bleibt, verabschieden Adriaan und ich uns zärtlich von ihr: Wir fotografieren, duschen, liebkosen sie und machen einen Gipsabdruck von ihr. An diesem Wochenende gehen wir eher zufällig in ein Sanitätshaus, nur um mal zu schauen, wie Prothesen überhaupt aussehen. Wir denken an Hautfarben und Omas. Ich erkläre der Verkäuferin, dass ich übermorgen meine Brust verliere und wissen will, wie die Ersatzbrüste aussehen. Die schwäbische Dame lächelt uns Vertrauen erweckend an und winkt uns diskret in ein Separée im Keller.

An der Wand empfehlen Zertifikate der Marktführer für Prothesen und BHs, Amoena und Anita, die Verkaufstalente der Verkäuferin. Die Schwäbin holt gut gelaunt Prothese um Prothese aus dem prall gefüllten Regal, zeigt BH um BH. Die Prothesen lagern in gelbblauen Kosmetikkoffern. Ich komme mir ein bisschen vor wie auf einer Tupperparty. »Der ganz weiche BH ist direkt nach der Operation angenehm, wenn alles noch empfindlich ist, da bekommen Sie auch eine Prothese aus Watte, alles gaaanz weich.« Wieso ganz weich, wie fühlt sich wohl meine Brust ohne meine Brust an? »Und nach ein paar Wochen können Sie dann eine richtige Silikonprothese

* Dieser Text erschien bereits im Freitag (12.10.01) und unter dem Titel »Ich hätte gerne eine schöne neue Brust« in der Frankfurter Rundschau (23.02.02). Außerdem ist er auf der Website der Brustkrebsinitiative (www.brustkrebs.net) veröffentlicht.

nehmen und einen BH nach Ihrem Geschmack. Die Kasse zahlt die Prothesen und einen Zuschuss zu BH und Badeanzügen, jedes Jahr einen neuen. Und die Erstausstattung natürlich auch!« Wie bei einem Säugling eine Erstausstattung? BH nach meinem Geschmack?

Die Verkaufsdame zeigt begeistert verschiedene BH-Modelle: aus Baumwolle, Spitze, hautfarben, hellblau, weiß, hässliche, schöne, biedere, witzige – für beinahe jeden Geschmack etwas. Ich bin froh, nicht vor 25 Jahren an Brustkrebs erkrankt zu sein. Die BHs haben entweder links, rechts oder beidseitig eine Innentasche für die Prothese, damit die nicht bei Bewegungen verrutscht. Klug, denke ich. Die Prothesen fühlen sich weich und glatt an, es gibt sie in allen Größen: in Dreiecksform, mit Flügeln links oder rechts, innen mit Baumwolle beschichtet oder nicht, mit aufwändigem Hohlkammersystem, hellhäutig, dunkelhäutig. Es gibt sogar Badeprothesen, die sind leichter, damit sie sich beim Auftauchen aus dem Wasser verhalten wie ihr lebendiges Gegenüber. »Wenn Ihnen mal in der Menge einer dran kommt, da merkt keiner den Unterschied.« Ich denke schon, dass mindestens ich den Unterschied merke. Aber ich bin verwundert, wie weich die sind, ich habe mir das alles viel unangenehmer vorgestellt: hart wie die Brüste von Schaufensterpuppen. Die Schwäbin taut immer mehr auf und ist gar nicht mehr zu bremsen – wirklich ein Verkaufsgenie. Sie strahlt und zeigt den neuesten Schrei: selbsthaftende Silikonprothesen! »Die kleben direkt auf der Haut, da können Sie jeden BH tragen!« Und um zu demonstrieren, wie toll die sind, reißt sie ihren Sanitätshauskittel auf, klebt sich die Prothese direkt auf ihren Bauch und hüpft auf und ab, um zu zeigen, wie fest sie haftet. Wir staunen nicht schlecht, mehr über die Verkäuferin, als über die Haftprothese und verlassen kichernd mit vielen Prospekten das Sanitätshaus. Beim Eisessen lesen wir, dass es eine Chefdesignerin für Brustprothesen gibt, die jetzt in den Ruhestand geht, dass es auch halbe Prothesen gibt nach brusterhaltenden Operationen, bei denen oft ein großer Teil der Brust wegoperiert wird und dass hauptsächlich zwei Firmen Prothesen herstellen.

Zunächst vergesse ich nach der Amputation die Prothese ganz, denn ich kann mir nicht vorstellen, »ganz weich« auf dem operierten Bereich zu tragen. Ich habe einen Verband und fertig. Aber für mein erstes Besuchswochenende zu Hause machen mir Schwester Carola und Schwester Imke liebevoll eine Wollprothese – sogar mit Brustwarze. Ich trage die Wollprothese so gerne, dass sie bald eine Nachfolgerin braucht.

Ich denke viel über Audre Lorde nach: über ihre Wut auf die Prothesen, die den Brustkrebs für die Anderen unsichtbar machen. Sie ärgert sich über die Dame von »Reach for Recovery« – »Griff nach der Genesung« – die ihr noch am Krankenbett eine weiße Wollprothese aufschwatzen will, damit sie sich besser fühle – in Wahrheit fühlen sich die anderen natürlich besser, weil sie dann nicht mit Krebs konfrontiert werden. Audre Lorde entwickelt Mode für Einbrüstige, möchte die Einbrüstigen erkennen. Ich weiß noch nicht, was ich tun werde: mit Prothese, ohne, mal so, mal so – ich weiß es nicht. Vielleicht will ich nicht, dass mich alle als Amazone erkennen, ich bin nicht immer stark und kämpferisch. Ich will nicht angegafft werden, will selbst bestimmen, mit wem ich über meinen Krebs reden will. Natürlich habe ich auch manchmal Lust, meine Umwelt zu schockieren. Aber eben nicht immer. Und ich war schon immer eine BH-Liebhaberin. Ich habe sogar BHs aus Portugal und noch aus der Sowjetunion: der hellblaue spitzige ist aus Lissabon, das geblümte Leibchen aus Moskau.

Zurück in Berlin, machen Adriaan und ich uns auf in ein gut sortiertes Sanitätshaus in der Nähe. Gestärkt von den Stuttgarter Erfahrungen gehen wir gut gelaunt auf eine junge Auszubildende mit Dreadlocks zu. Ich sage ihr ganz unverkrampft, dass ich eine Brustprothese brauche. Das Mädchen lächelt tapfer und bittet mich, mit ihr in die Umkleidekabine zu gehen, sie möchte sich die Brust mal anschauen. Ich wundere mich, denn eigentlich wollte ich ja Prothesen und vor allem die dazu passenden BHs sehen. Naja, denke ich, sie wird schon ihre Gründe haben und folge ihr in die Kabine. Ich mache mich auf ihre Bitte hin obenrum frei. Meine Operation ist erst kurz vorüber, die Narbe noch nicht verheilt und mir fehlt eine Brust. Die Auszubildende hat wohl so etwas noch nie gesehen, sie wird abwechselnd bleich und grün und stürzt sofort aus der Kabine. Adriaan steht draußen und wundert sich, als sie an ihm vorbei nach hinten verschwindet.

Im nächsten Sanitätshaus steht eine alte Matrone hinter der Theke, neben ihr ein Kollege mit Beinprothese. Ich bin ganz beruhigt, die beiden sehen nicht so aus, als könnte sie so rasch etwas umhauen. Ich sage ihnen mit einem gewinnenden Lächeln, dass ich mich für Brustprothesen interessiere. Die Matrone schnauzt mich an: »Wie, interessieren, brauchen Sie nun eine oder nicht?«

Dritter Versuch, ich leiere wieder meinen Spruch runter von wegen Interesse und Prothesen. Die Verkäuferin mustert mich von oben bis unten und sagt: »Ich will Ihnen ja nicht zu nahe treten, aber viel haben Sie ja nicht verloren.« Langsam wird die Sache zum Sport: Wir machen uns getrennt auf die Suche – auch in entlegeneren Bezirken. Adriaan versucht sein Glück in einem neuen Sanitätshaus. Die Verkäuferin ist so mitfühlend, als er sich nach Brust-Prothesen für seine Lebensgefährtin erkundigt, dass sie beinahe in Tränen ausbricht, weil wir doch so jung sind und das ist ja alles so furchtbar. Über ihrer Trauer vergisst sie ganz die Kundenberatung. Das kann doch nicht wahr sein! Langsam verlieren wir die Lust auf eine Prothese, ich spiele sogar mit dem Gedanken, nach Stuttgart zur dreibrüstigen Schwäbin zurückzufahren.
Der rettende Tipp kommt aus einer Selbsthilfegruppe, die ich um Rat frage. Ja, klar können sie mir ein Sanitätshaus empfehlen. Das ist zwar am anderen Ende der Stadt, aber einen Versuch

ist es wert. Hier arbeiten wirkliche Profis: freundlich, kompetent und erfahren im Prothesen ver-
kaufen. Sie erklären mir auch, wie ich in meine alten BHs Trikottäschchen einnähe und sie so
weiter verwenden kann. Ganz schön praktisch, ich habe mir nämlich extra vor der Operation
noch einen neuen BH gekauft – wäre ja schade drum, schließlich bin ich ja Schwäbin. Und ich
erfahre, dass ich nicht nur jedes Jahr eine neue Prothese bekomme, sondern auch, wenn meine
Brust größer oder kleiner wird, weil ich zu- oder abnehme. Es gibt sogar einen Nippel für die
Prothese, die haben wirklich an alles gedacht. Regelmäßig waschen soll ich sie, so wie mich.
Wie: mit meiner Seife??? Ich habe früher nie bemerkt, dass meine Brust zyklusbedingt größer
oder kleiner wird, meine Prothese bleibt aber immer gleich groß – sieht lustig aus. Ob das außer
mir jemand sieht?

Jetzt trage ich doch meistens eine Prothese, habe vier echte Prothesen-BHs und den neutralsten
Badeanzug, den ich bekommen konnte – die sind leider doch erschreckend blumig oder kariert,
obwohl Amoena[1] lateinisch ist und »anmutig« heißt. Manchmal juckt mich meine Brust und ich
merke, wie ich meine Prothese kratze – sind das Phantomempfindungen? Dann werde ich ganz
wehmütig und streichle zärtlich meine Prothese. Manchmal schwitze ich auch unter der Prothese und ertappe mich dabei, wie ich tief in mein Dekolletee greife, um mich direkt auf der Haut
zu kratzen. Ob das jemand wundert? Guten Freunden zeige ich meine Prothese, die meisten
kichern und schauen leicht angewidert auf den hautfarbenen Pudding, den ich zwischen uns
auf den Tisch lege. Irgendwie scheinen die sich was anderes unter einer Ersatzbrust vorgestellt
zu haben. Sollte sie sinnlicher aussehen? Mit Nippel, duftend? Oder bunt wie Kinderzahn-
spangen statt hautfarben? Eigentlich finde ich sie schön weich und freundlich, sie lädt fast dazu
ein, sie durch die Lüfte zu werfen wie ein Frisbee. Man kann sie auch streicheln wie eine Pup-
pe. Wenn ich sie trage und sie gestreichelt wird, spüre ich das.

Manchmal fantasiere ich, dass ich die Prothese aus ihrer Halterung nehme und sie den jungen
Hühnern in meinem Fitness-Studio um die Ohren haue, wenn die sich über ihre perfekten Körper unterhalten. Oder einem jugendlichen Gaffer, der mir auf die Brüste starrt. Ich werde oft
gefragt, ob ich einen »Aufbau« plane. Ich weiß nicht, bis jetzt interessiert es mich nicht, meine
alte liebe Brust bekomme ich ja sowieso nicht zurück. Letztes Jahr bin ich bei einem Besuch in
Stuttgart im Sanitätshaus vorbeigegangen und habe der Verkäuferin gedankt, weil sie mir mit
ihrer Unverkrampftheit viel Zuversicht gegeben hat. Ohne ihre Vorführung mit der Haftprothese hätte ich weder die Auszubildende noch die Matrone ertragen.

Anmerkung

1 Der Artikel basiert auf Erfahrungen von 1999. Zwischenzeitlich hat sich AMOENA den veränderten modischen Bedürfnissen
brustoperierter Frauen angepasst und dies entsprechend in den Produkten Wäsche und Bademoden umgesetzt

Olga S.

Ich bin doch nur krank

49 Jahre bei Diagnose 1997, verheiratet, Verwaltungsangestellte

<u>TNM-Klassifikation:</u> wegen »Downstaging« keine Angabe
<u>Hormonrezeptoren:</u> Östrogenrezeptor IRS 9, Progesteronrezeptor negativ,
HER2-neu negativ, Tumormarker bisher im Normbereich
<u>Diagnose:</u> lokal fortgeschrittenes duktalinvasives Mammakarzinom,
3 Tumoren (ca. 3,5 cm, 1,2 cm und 1 cm)
<u>Chemotherapie:</u> 4 x nach dem EC-Schema
<u>Strahlentherapie:</u> Interstitielle Brachytherapie + 25 Bestrahlungen 50Gy, Ablatio + Rekonstruktion der Brust mit TRAM-Flap (direkter Aufbau aus dem Bauchmuskel)
<u>Hormontherapie:</u> Tamoxifen

»Ich bin doch nur krank.« Dieser Satz spielt während der akuten Zeit meiner Erkrankung eine große Rolle in meinem Leben. Er spiegelt eine Entmündigung wider, ich habe das Gefühl, fast jeder versucht mich zu entmündigen. Gravierend ist das Gefühl von Entmündigung durch die Ärzte, ihnen ist ein natürliches Überlegenheitsgefühl eigen. Es beginnt schon bei der Diagnosestellung.

Diagnose

Strahleninstitut einer Universitätsklinik:
1. Tag Mammographie und Ultraschall
2. Tag Magnetresonanzspektroskopie
Keine Auskunft zu bekommen. »Wenden Sie sich in den nächsten Tagen an Ihren Arzt.« Was soll das? Feige – oder »nicht zuständig«? Angst und doch schon die Gewissheit. Dann Termin bei meiner Gynäkologin: Mitleid im Blick, Tässchen Kaffee und: »Ich organisiere sofort für Sie ein Bett in der Uniklinik. Da sind Sie in guten Händen, Montag können Sie schon operiert werden.« Was kommt auf mich zu? »Nun, eben das Übliche: Operation, Chemo, Bestrahlung.«
Nein!!! Ich will das nicht. Ich erkenne an, dass ich der Krankheit ausgeliefert bin, aber nicht den Ärzten. Es muss auch anders gehen. Ich will nicht in die Uniklinik, und dafür habe ich meine Gründe.

Ich werde aktiv, hektisch, nehme alles selbst in die Hand. Telefoniere mit Krankenhäusern, mit Ärzten, mit Betroffenen, sammele Informationen. Ich finde ein Krankenhaus, in dem sie eine neuartige Behandlung durchführen: Sie beginnt mit Chemo, um den Tumor zu verkleinern, zwischenzeitlich Brachytherapie. Dann weitere Bestrahlungen und danach erst die Operation, bei der gleichzeitig ein Brustaufbau aus dem Bauchmuskel gemacht werden soll. Ich bekomme sofort einen Gesprächstermin, umgehend eine Einweisung, und es geht los.

Meine Gynäkologin ist pikiert. So etwas ist ihr noch nicht passiert: eine aufmüpfige Patientin, wo gibt's denn so was? Und dann mein Hausarzt. Wir kennen uns seit 20 Jahren, sind Nachbarn, Freunde. Er, ein gestandener Landarzt, möchte mich auch in die Uniklinik schicken. Wieder bin ich eigensinnig: Ich will die Behandlung, die ich mir ausgesucht habe. Es gibt zwei Möglichkeiten, entweder wir arbeiten zusammen oder ich muss meinen Weg allein gehen. Es geht ein wenig hin und her, Kompetenzgerangel, dann endlich die Bereitschaft, sich über die neue Methode zu informieren und schließlich Einverständnis, mich auf diesem Weg zu begleiten.

Chemotherapie

Im Krankenhaus: Eine junge Ärztin legt die Kanüle für die Chemo. Ich habe sehr bescheidene Venen. Rumgestochere. »Stellen Sie sich nicht so an«, sagt sie. Ich bin ruhig. Alles ist neu für mich. Ich habe Angst. Mir ist übel. Die Infusion läuft endlich. Allerdings daneben. Ich habe ein Loch in der Hand. EC (Kombination der Zytostatika Epirubicin und Cyclophosphamid)[1] ist daneben gelaufen. Nicht gut, kann aber vorkommen. Drei Wochen später das Gleiche noch mal: Die Ärztin stochert mit Gummihandschuhen an mir herum. EC läuft über meinen Arm. Erstmaliges Aufbegehren meinerseits: »Sie haben dicke Gummihandschuhe an, und mir schütten Sie das Gift über«, sage ich. »Ich bin ja auch noch im gebärfähigen Alter«, bekomme ich zu hören. Diese Ärztin macht mich sprachlos. Immer noch ängstlich und unsicher fällt mir keine Antwort ein.

Strahlentherapie

Weil ich in der Nähe wohne, soll die Strahlentherapie in der Uniklinik durchgeführt werden. Das finde ich gut, weil ich an der Uni arbeite und für ein paar Stunden ins Büro gehen kann. Die Termine sind von »meinem« Krankenhaus organisiert, abgesprochen mit der Uniklinik. Genaue Einhaltung der Termine sei zwingend notwendig, ist mir mit auf den Weg gegeben worden, weil die nachfolgende OP langfristig angesetzt werden muss.

Strahlenkliniken sind in Kellern und haben eine unheimliche Atmosphäre. Die in der Uniklinik ist dazu noch eng und düster. Ich warte lange, dann Audienz beim Professor: »Wir können gar nichts machen, Ihre Unterlagen sind nicht da.« Prima, ich habe sie selbst mitgebracht. »Außerdem werden unsere Geräte gewartet, wir können frühestens in sechs Wochen beginnen. Sie sollten besser noch eine Chemotherapie machen.« Hat er überhaupt eine Vorstellung davon, was eine Chemotherapie bedeutet? Therapieschema? Zeitschema? Standard? Chemo zur Überbrückung? Alles egal?

In diesem Moment ist jegliche Angst, Unsicherheit und Respekt vor dem Professor einem großen Zorn gewichen. Ich bin doch nur krank! Ich bin kein kleines Kind. Auch keine Idiotin. Warum darf man mich so behandeln? Nur weil ich Krebs habe, kann man jede Form menschlichen Umgangs fallen lassen, mich rumschubsen, demütigen? Ist Höflichkeit, Beratung, Unterstützung und Verständnis nur Gesunden vorbehalten?

Mit dem Rest meiner guten Erziehung sage ich dem Herrn Professor genau dies. Schnappe meine Unterlagen und gehe. Noch von der Telefonzelle auf dem Unigelände aus rufe ich das Krankenhaus an und bitte darum, dort die Strahlentherapie machen zu können. Leichtes Kopfschütteln über die Uniklinik und die Zusage, mich zu behandeln.

Am selben Abend ruft mich der Professor zu Hause an. Er habe das noch einmal überdacht, man könne eventuell schon nach drei Wochen beginnen. »Besten Dank, ich komme nicht mehr zu Ihnen.«

Jeden Tag, genau 25 Mal im Januar und Februar, fahre ich 70 Kilometer, über eine Rheinbrücke mit Dauerbaustelle. Kein Weg ist mir zu weit.

Plötzlich bin ich nur noch halb so krank. Ich habe mich gewehrt, und nichts ist passiert. Keine Strafe, kein Gefängnis, gar nichts. Ich habe einen Schlüssel zum Umgang mit Ärzten entdeckt. Ich brauche mich nicht mehr zu wehren, meine neue Einstellung ist spürbar. Ich bin doch nur krank.

Und sie sind für mich da. Sie haben das Wissen, mir zu helfen. Ich brauche sie, aber sie brauchen mich auch, und wenn sie mich schlecht behandeln, gehe ich fort. Ich gebe ihnen schlechte Noten.

Sie haben keine Macht über mich. Der Krebs ist schlimm genug. Ich brauche keine Menschen um mich, die mein Unbehagen noch verstärken.

Die Operation

Ich bekomme einen Behandlungsplan über den gesamten Therapieverlauf: präoperative Chemotherapie, lokale Brachytherapie, perkutane Radiotherapie und OP. Aus dem Behandlungsplan: »Im Falle der kompletten Ablation wird die Brustrekonstruktion durch untere Rectuslappenplastik (TRAM-flap) durchgeführt.«

Was ist ein TRAM-flap? Also, man lockert einen Muskel im Unterbauch, dreht ihn und zieht ihn unter der Haut dorthin, wo gerade die kranke Brust entfernt worden ist. Das hört sich ganz schrecklich an, aber die Operation gelingt, ich habe keine Schwierigkeiten. Ich werde danach wach und die neue Brust ist an Ort und Stelle, nur die Brustwarze wird erst einige Monate später modelliert. Ich bin nie ohne Brust gewesen.

Zusätzlicher Vorteil: Mein nie ganz schlanker Bauch ist flach, ich bin glücklich. Das ist nach sechs Monaten Behandlung der letzte Schritt und für mich irgendwie auch der Abschluss.

Es folgen Kuren, Nachsorgeuntersuchungen, Hormontherapie und schwarze Löcher.

Mit der neuen Brust aus meinem eigenen Gewebe habe ich es allein von der Optik her leichter in meinem Leben. Da ich viel Sport mache, muss ich häufig Gemeinschaftsduschen benutzen. Ich werde nicht mit Fragen konfrontiert, weil es kaum zu sehen ist. Diese Brust nimmt mit mir ab und zu, leider mehr zu, sie gehört also ganz zu mir. Nur ein kleiner Pferdefuss ist da. Ich habe vor der OP nicht aufgehört zu rauchen. Man hatte es mir ganz dringend nahe gelegt. Dadurch gab es Probleme mit der Wundheilung. Meine Narbe am Bauch ist nicht so schön, aber da bin ich selbst Schuld. Seit der Operation rauche ich nicht mehr.

Im April 2003 sind fünf Jahre seit meiner Operation vergangen. Die Nachsorgeuntersuchungen sind abgeschlossen, es geht mir gut. Inzwischen bin ich ein bisschen älter geworden, und ein bisschen schwerer – dank Tamoxifen, das ich seit kurzem nicht mehr nehme. Und ein bisschen hat alles seine Unschuld verloren, denn so wie die äußerlichen Narben bleiben, sind da auch noch die Narben auf der Seele. Alles in allem glaube ich, ganz gut davongekommen zu sein, innerlich und äußerlich. Und um allen Mut zu machen: Ich bin amtierende Vereinsmeisterin im Tennis.

Anmerkung

1 *Diese Kombination gilt als besonders wirksam, aber schwerer verträglich. Die Substanzen können sehr schwere Schäden verursachen, wenn sie »daneben« laufen, medizinisch auch para (Paravasate) genannt. Die schweren Schäden, die dabei verursacht werden, sind in der medizinischen Fachliteratur beschrieben und Ärzten gut bekannt.*

Mara G.

Kein Trostpflaster

Kontakt: mara-g@gmx.net

39 Jahre bei Diagnose 1999, verheiratet, 1 Sohn (11 Jahre)

TNM-Klassifikation: pT2m(3), pNx (0/9, Sentinelmethode), R1/R0, G3, Hormonrezeptoren ER 4 IRS, PR 3 IRS, HER2-neu Score 3+ (über 80% der Tumorzellen)
Diagnose: lokal fortgeschrittenes, multiloculäres, schlecht differenziertes invasiv-duktales Mammakarzinom, zusätzlich DCIS high grade (9 Punkte)
Therapie: zunächst BET, später Ablatio mammae mit Sofortrekonstruktion
Chemotherapie: 4-mal nach dem EC-Schema, high-dose
Strahlentherapie: Brustwand und Lymphknoten (Mammaria interna), Ovarektomie
Hormontherapie: Femara, 1 Jahr Antikörpertherapie mit Herceptin weekly, seitdem Bisphosphonattherapie

Amputation, im Fachjargon auch Ablatio, heißt soviel wie Entfernung oder Abtragung. Ablatio mammae, die Entfernung der Brust, Amputation. Nie hätte ich mir träumen lassen, dass ausgerechnet mich das treffen könnte, obwohl bereits meine Großmutter, die Mutter meiner Mutter, das gleiche Schicksal durchlitt. Sie starb, als ich 10 Jahre alt war, und ich habe mir nie viel Gedanken um das, was mit ihr passiert war, gemacht. Sie hatte bei der Diagnose Brustkrebs die Amputation verweigert und erhielt dann chirurgisch das, was man heute modern »BET«, also Brust erhaltende Therapie nennt. Damals musste sie sich allerdings gegen die Ärzte durchsetzen und nur ihre Entschiedenheit ersparte ihr zunächst die Amputation. Doch die Krankheit war stärker, der Krebs kam zurück und sie musste sich schließlich der gefürchteten Operation unterziehen.

Das alles nahm ich nur sehr entfernt wahr, es hatte etwas Erschreckendes, aber richtig vorstellbar war es für mich nicht. Es drang nicht weiter in mein Bewusstsein vor als eine wissenschaftliche Reportage, ein Film, den man mit Abstand betrachtet, wobei das Dargestellte einen aber niemals selbst treffen kann. Nie wäre ich auf die Idee gekommen, dass ich selbst eine Risikopatientin für Brustkrebs sein könnte und wenn doch, dann auf keinen Fall in jungen Jahren.

Die Diagnose traf mich völlig unvorbereitet und warf mich aus der Bahn. Auch heute, nach drei Jahren Leben mit Brustkrebs habe ich noch oft das Gefühl, neben mir zu stehen, das Vertrauen in mein eigenes Leben verloren zu haben. Mein Verstand beherrschte die Situation nicht mehr und ich bestand größtenteils aus Angst und Weinkrämpfen.
Ich wollte die Situation nicht ganz aus der Kontrolle verlieren. Als ich den Knoten kurz vor Weihnachten entdeckte, suchte ich sofort einen Facharzt auf. Er machte um das Thema Krebs einen großen Bogen und wollte nur den Tumor entfernen. Nach einer Ultraschallkontrolle beruhigte er mich: »Das sieht mir aber eher aus wie eine Zyste.« Nach der Biopsie stand fest, dass es Krebs war, was ich immer noch nicht ganz glauben konnte.

Ich entschied mich für die Therapie in einem großen Tumorzentrum, wo man der Meinung war, dass eine »Brust erhaltende Therapie« kein Problem sei. Mich störte die verharmlosende Art, auf die ich auch im Tumorzentrum traf. Der niedergelassene Onkologe empfand meinen Schritt, ein Tumorzentrum aufzusuchen, übertrieben und hätte die Operation ohne große Umstände und ohne weitere Untersuchungen in seiner Belegklinik durchgeführt. Und im Tumorzentrum sagten sie mir: »Ein kleiner Brustkrebs, das ist kein Problem.« Sie hielten die Brust erhaltende Therapie für die einzig mögliche und ich zog das nicht in Zweifel. Sie waren die Experten, und ich hatte keine Ahnung.

Vermutlich hätte ich es als ungeheuerlich empfunden, wenn bereits zu diesem Zeitpunkt jemand die Amputation der Brust vorgeschlagen hätte. »Sicherheit vor Schönheit« diktierte ich dem Chirurgen bei der Aufklärung, was er handschriftlich auf dem Aufklärungsbogen notierte. Das Leben hatte oberste Priorität, mein Kind war gerade mal 11 Jahre alt und die Vorstellung, es allein auf dieser Erde zurücklassen zu müssen, die schlimmste von allen. In meinem Kopf hatte ich das Bild eines herannahenden Zuges, während ich auf den Gleisen stand, unfähig, mich zu bewegen.

Bei meiner ersten Operation, der BET, machte mir eigentlich nur die Entfernung der Lymphknoten in der Achsel Probleme, von der Brust-OP merkte ich nicht viel. Nach der Operation stand der Chirurg Dr. C. an meinem Bett und murmelte etwas von »... wenn der histologische Befund nicht so ist, dann müssen wir noch einmal operieren...«. Es war grauenvoll, denn mir war sofort glasklar, dass eine weitere Operation unumgänglich sein würde. Eine Welle der Angst erfasste mich in dieser Nacht. Ich dachte, nun müsste ich sterben, weinte ohne Ende und konnte mich kaum beruhigen.

Der Schaden am Busen hielt sich in Grenzen. Eine Delle und eine rundliche Narbe, fein vernäht. Ich bekam langsam wieder Hoffnung und dachte: Wenn es dabei bleibt, kann ich gut damit leben. Nach vier Tagen wurde ich entlassen, mit Schläuchen und Redonflasche, die ich mit mir herumschleppte.

Über eine Amputation hatte ich bis zu diesem Zeitpunkt noch nicht ernsthaft nachgedacht, irgend etwas in mir ließ diesen Gedanken nicht zu. Im Aufenthaltsraum der Klinik lagen kleine Informationsbroschüren mit dem Titel *Ein Brustimplantat für mich?* Ich habe sie nicht einmal angeschaut. Das betraf mich doch nicht.

Täglich fuhren wir zur Kontrolle ins Krankenhaus. Mit dem histologischen Befund kam das, was der Chirurg längst wusste (ich konnte es fünf Monate später im OP-Bericht nachlesen).

Ich erhielt die Empfehlung zur Entfernung der Brust. Es waren zwei Tumoren der aggressivsten Sorte, die Schnittränder waren nicht tumorfrei und das gesamte entfernte Gewebe war zusätzlich bereits von einer Krebsvorstufe[1] durchzogen.

So rückte die Realität des Krebses und der Amputation schrittweise in mein Bewusstsein und plötzlich fiel mir die kleine Broschüre aus dem Aufenthaltsraum wieder ein. Zuerst hatte ich gedacht: Wenn die Brust ab muss, dann muss sie ab. Das war aber rein theoretisch. Immer noch hatte ich nicht begriffen, dass so etwas auf mich zukommen könnte. Scheinbar gibt es irgendetwas in unserem Unterbewusstsein, das diese schwer erträglichen Realitäten erst mal ausblendet.

Aber ich hatte ja noch ein Trostpflaster: Wenn die Brust schon ab muss, dann lass ich sie gleich »rekonstruieren«, ich wache nicht mit einer amputierten Brust auf, ich will ein Implantat. Der Gedanke nahm mir erst mal wieder den größten Schrecken. Die moderne Medizin hat sich doch weiter entwickelt, ein Brustimplantat für mich!

Es schien mir eine geradezu ideale Lösung: Austausch des Brustgewebes gegen ein Silikonimplantat. Bedenken gegen Silikon hatte ich keine, mein Problem war Krebs, nicht Silikon. Die Probleme, die Silikon verursachen kann, erschienen mir minimal und völlig nebensächlich.

Für lange Erklärungen hatte kein Arzt Zeit. Mein Operateur, Oberarzt Dr. C., bevorzugte die Methode, bei der ein Teil des Rückenmuskels verwendet wird, so viel bekam ich aus den Gesprächen mit anderen Patientinnen mit. Dr. C. wies mich auf eine Patientin hin, die diese Operation gerade hinter sich hatte. Allerdings war bei ihr der Rückenmuskel nur verwendet worden, um ein Narbenrezidiv damit abzudecken, und ich konnte mir nicht gut vorstellen, wie eine Brustrekonstruktion wirklich aussehen würde.

Ich bekam wieder eines dieser Vordruckformulare, wie sie aus praktischen Gründen in Krankenhäusern verwendet werden, diesmal für den Fall einer Brustrekonstruktion. Die drei gängigen Methoden zur Rekonstruktion waren hier aufgeführt: mit Silikon, unter Verwendung eines Teils des Rückenmuskels oder eines Teils des Bauchmuskels. In Anbetracht der Vorstellung, ohne Brust aufzuwachen, erschien mir die Wahl der Methode so unwichtig, dass ich einfach unterschrieb.

Ängste vor Komplikationen bewegten mich am Morgen der Operation dazu, den Arzt zu bitten, ein Implantat zu verwenden. Dies war die Methode, die mir in diesem Moment am idealsten erschien und sie wurde meinem Wunsch entsprechend bei der Operation angewandt.

Wieder reichlich naiv dachte ich nach der Operation, nun sei die Brustrekonstruktion mit Implantat bereits fertig, aber ich erwachte mit einem Expander in der Brust, ohne überhaupt zu wissen, was das ist. Ein Expander ist auch ein Implantat aus Silikon, das dann eingesetzt wird, wenn die Hautfläche zu gering ist, um eine Brust daraus zu rekonstruieren. Der Expander wird durch ein Ventil unter der Haut nach und nach mit Kochsalzlösung aufgefüllt, damit die Haut langsam auf die notwendige Größe gedehnt wird. Dann ist eine erneute Operation notwendig, um das endgültige Implantat in die Brust einzusetzen. Darauf, dass eine weitere Operation, eventuell sogar mehrere notwendig sein würden, hatte mich niemand vorbereitet.
Dennoch war ich heilfroh, dass da etwas war und nicht einfach eine Narbe auf dem flachen Brustkorb. Die Brustwarze war verschwunden, sie könne später rekonstruiert werden, hieß es, woran ich zunächst keinen Gedanken verschwendete. Früher hat man öfter versucht, die Brustwarze zu belassen oder zumindest teilweise zu erhalten. Sie wurde zum Beispiel in der Leiste »zwischengeparkt«, wo sich dann aber in einigen Fällen auch Krebszellen weiterentwickelten, so dass man von diesem Verfahren wieder abgekommen ist. In der Regel muss bei Indikation zur Amputation die Brustwarze mit entfernt werden, da sie auch aus Drüsengewebe besteht und es zu risikoreich ist, sie an Ort und Stelle zu lassen.

Die »neue Brust« war ein wenig zu klein, aber insgesamt optisch gesehen ein Erfolg. Ich konnte meine normalen BHs weiter tragen und kaufte mir gleich noch ein paar besonders schöne Modelle. Als ich meinem Mann das Ergebnis der Operation zum ersten Mal zeigte, weinte er. Das war seit vielen Jahren das erste Mal, dass ich ihn weinen sah. Ein paar stille Tränen rannen ihm aus den Augenwinkeln und er konnte nicht sagen, warum er weinte. Ich denke, ihn schokkierte das unglaubliche Ausmaß der mir zugefügten Verletzung.
Mein Hausärztin, die auch Chirurgin ist, fragte, wie das mit der Brustwarze werden würde, ich konnte es ihr nicht erklären, aber sie fand die Rekonstruktion »viel schöner als eine normale Amputation«.
Kurze Zeit nach der Operation, es begann noch vor meiner Entlassung aus dem Krankenhaus, wachte ich nachts immer mit dem Gefühl auf, einen Stein auf meiner Brust liegen zu haben. Ein unglaublicher Druck schien von diesem kleinen Implantat auszugehen und es wurde immer heftiger.

Ich begann mit der Chemotherapie, ein hartes »Regime«, welches bewusst auf Lebensqualität keine Rücksicht nimmt, da man davon ausgeht, dass es unter Umständen lebensrettend ist. Dann bekam ich hohes Fieber, das über viele Tage anhielt, so dass ich fiebersenkende Medikamente nehmen musste. Das Fieber verschwand und kam wieder. Zusätzlich musste ich nun Antibiotika einnehmen, aber es half nicht, das Fieber stieg, fiel wieder, stieg, fiel, immer im Rhythmus der Einnahme der fiebersenkenden Medikamente.

Im Krankenhaus wollte man von einer Infektion der Brust nichts wissen, obwohl sie gerötet war und weh tat. Erst nach zehn langen Tagen waren die Ärzte bereit, mich wieder aufzunehmen, aber eigentlich mehr aus Mitleid. Sie wollten mich gründlich checken, vermuteten etwas an der Lunge oder an den Nieren. Dass das Problem das Implantat war, konnte sich keiner vorstellen.

Dr. C., der die Rekonstruktion durchgeführt hatte, war auf einem Kongress. Ich bekam die Antibiotika nun dreimal täglich als Infusion über den Tropf. Das Fieber blieb, mir ging es immer schlechter. Ich war so krank, dass der Weg zur Toilette für mich so anstrengend war, wie den Mount Everest zu besteigen. Ich hatte selbst Mühe, mir ein Tempo vom Nachttisch zu nehmen. Mein Sohn sprang um mich herum und nahm mir stundenlang leise und rücksichtsvoll sämtliche kleinen Handgriffe ab, die mir unendlich schwer fielen. Ich träumte endlos von einer grauen Wüste, in der ich ständig drohte, in einen Abgrund zu stürzen und ein inneres Gefühl sagte mir, dass der Grat sehr schmal war. Nebenbei fielen meine Haare ratzeputz aus. Ich bekam allerdings kaum mit, dass ich jetzt eine Glatze hatte.

In völliger Verzweiflung verlangte ich nach weiteren zwei Tagen den diensthabenden Arzt und bat um einen Ultraschall der Brust. Er erklärte sich widerwillig bereit und führte ihn durch, nicht ohne zu betonen, für wie überflüssig er dies hielt und dass er es nur zu meiner Beruhigung täte. Eine Infektion der Brust sähe ganz anders aus, erklärte er mir und ließ mich dann entnervt im Untersuchungszimmer stehen. Ein anderes Antibiotikum wurde angesetzt und für den kommenden Montag weitere Untersuchungen der Lunge, der Nieren, der Leber. »Ihre Blutwerte spiegeln eine hochgradige Infektion«, hatten sie bei der Visite am Morgen festgestellt. Es war Freitag Mittag.

Am Samstagabend, einen Monat nachdem mir das Implantat eingesetzt worden war, kurz vor Ende der Besuchszeit, platzte die Brust an der Naht auf und ein breiter, nicht enden wollender Strom lief mir den Bauch hinunter. Zuerst begriff ich nicht, was geschah und überprüfte, ob nicht der Tee aus meiner Tasse im Bett gelandet war. Mein Sohn war ganz grün im Gesicht und ich schickte ihn nach der Schwester. Sie rief den diensthabenden Arzt. Er sei kein Brustexperte, erklärte er mir und ordnete eine Spülung an. Dann telefonierte er mit dem Brustexperten, der mir am Tag zuvor den Ultraschall gemacht hatte. Meine Bettnachbarin wurde wegen der Infektionsgefahr in ein anderes Zimmer verlegt.

Ich war erleichtert, denn jetzt wusste ich wenigstens, dass sich mein Problem lösen würde. Am nächsten Morgen erschien der Brustexperte Dr. Q. zur Visite, der mir am Freitag erklärt hatte, dass Implantatinfektionen ganz anders aussähen. Es war Sonntag und er war allein. Er hatte genau einen Satz für mich: »Vorbereitung zur OP am Montag, das Implantat wird entfernt.« Am späten Nachmittag brachte er es fertig, mir einen Aufklärungsbogen ins Zimmer zu bringen: »Das müssten Sie dann noch unterschreiben.« An diesem Sonntag weinte ich wieder pausenlos. Ich lag allein im Zimmer und es gab keine Menschenseele, die auch nur einen Blick für mich übrig gehabt hätte an diesem traurigen Morgen in einem großen deutschen Tumorzentrum.

Die »zweite Amputation« stand an, diesmal ohne Trostpflaster aus Silikon. Ein neues Implantat konnte nicht eingesetzt werden. Ich redete mir gut zu: Sei vernünftig, erst mal gesund werden. Abends kam Schwester Vera ins Zimmer. Sie versprach, am nächsten Tag nach der OP nach mir zu sehen, doch dann vergaß sie es.
An die Operation und die Zeit danach kann ich mich nur sehr schemenhaft erinnern. Aber eines kann ich nicht vergessen: Keine Menschenseele brachte es fertig, ein freundliches oder tröstliches Wort auszusprechen und das machte wirklich alles noch viel schwerer, als es ohnehin schon war.
Ich erwachte ohne Brust und ohne Implantat. Die Ärzte empfahlen mir, zu Hause alle Spiegel zuzuhängen und später erneut eine Rekonstruktion zu versuchen.

Ich brauchte eine längere Zeit, bis ich mich selbst mit dem Ergebnis der OP konfrontieren konnte. Im Krankenhaus wurden danach über einen dicken in die Brust eingenähten Schlauch weiterhin Spülungen gemacht. Jedes Mal fühlte sich das an, als würde mir der Brustkorb gesprengt. Ich schaute an die Decke und vermied den Blick auf das, was nun mein Körper sein sollte. Zuhause arbeitete ich mich Zentimeter für Zentimeter an den Narben entlang, bis ich mich traute, einen Blick auf das Gesamtergebnis zu werfen.

Du bist für mich die selbe geblieben

Amputation – das Wort hat nichts von seinem Grauen verloren. Welche Auswirkungen würde diese Operation auf mein weiteres Leben haben? Die Auseinandersetzung mit den Folgen, die Brustkrebs für meine Sexualität hat, ein Zusammenhang, der oft totgeschwiegen, ausgespart, im besten Fall am Rande erwähnt wird, ist für mich längst überfällig. Denn Brustkrebs schlägt im Zentrum der weiblichen Sexualität ein wie eine Bombe.
Mein Mann tröstet mich und sagt: »Du bist für mich die selbe geblieben. Für mich hat sich

nichts verändert.« Aber ich bin nicht mehr die selbe für mich. An meinen Körper mag ich nicht mehr denken, empfinde mich, wenn ich in den Spiegel sehe, mit einer Brust grotesk, verletzt, beschädigt, zerstört.

An eine erneute Rekonstruktion denke ich noch nicht. Die Kraft für diese schwere Operation, die mit Silikon allein nicht mehr machbar sein wird, habe ich zur Zeit nicht. Zu sehr kämpfe ich mit den anderen Folgen der Therapien: Chemo, Bestrahlung, Hormonbehandlung, noch mehr Therapie. Es kostet viel Kraft, das Leben überhaupt zu bewältigen. Leben mit dem Wissen, dass nicht einmal die Heilung vom Krebs sicher ist. Da der Tumor sehr bösartig war, ist die Prognose »ungünstig«.
Die Erkenntnis, dass es mehr im Leben zu verlieren gibt, als die Brust, sickert langsam in mein Bewusstsein. Die Gewichtungen verschieben sich.

Bestandsaufnahme

Mein Gedicht hat eine Vorgeschichte. Ich hatte einige wenige kleine Schmuckstücke, an denen ich hing. Als ich mit den Therapien durch war, fehlte mir plötzlich mein Lieblingsring, ein seltsames, aus einem alten Ehering gemachtes Stück mit einem flach gearbeiteten Stern aus Granat. Ich hatte ihn bei einem Trödler gekauft. Jetzt war er weg. Und auch an der dünnen Halskette, an der ich immer mehrere kleine Anhänger trug, hingen jetzt nur noch zwei kleine Pinguine, die Lieblingstiere meines Sohnes, und ein sehr kleiner, einfach geschliffener, rechteckiger Aquamarin. Mir fehlte ein Anhänger, aber welcher? Ich hatte diese Schmuckstücke viele Jahre lang getragen, doch ich konnte mich nicht erinnern. Mein Sohn ist zu meinem wandelnden Gedächtnis geworden, und als ich ihn danach fragte, sagte er: »Mami, du hast dein Herz verloren.« Ich konnte mich noch immer nicht erinnern. Ein Herz? Mein Herz? Welches Herz? Ich hatte sogar vergessen, dass ich ein Herz gehabt hatte und wollte es zuerst nicht glauben. Mein Sohn wollte es mir beweisen und holte ein altes Foto herbei. Da war es zu sehen, ein herzförmiger, hellblauer Aquamarin hing an der Kette um meinen Hals, wie hatte ich den vergessen können?
Ich hatte mein Herz verloren – irgendwo während der zahllosen Krankenhausaufenthalte, in einer Umkleidekabine für irgendein CT, vor einer OP, keine Ahnung, wo. Und das war nicht alles.
Eines habe ich begriffen mit dieser Krankheit: Man kann nichts im Leben behalten. Alles, was uns scheinbar gehört, was selbstverständlich zu unserem Leben zu gehören scheint: Wir werden es nicht behalten können.

Verloren

Zuerst den Boden unter den Füßen verloren
einen Teil der Brust: verloren
dann die ganze Brust: verloren
sie nennen es abgenommen
rekonstruiert, aufgebaut
Brustwarze verloren
Implantat aus Silikon bekommen
Infektion: das Implantat verloren
verlorene Brust ein zweites Mal verloren

Die Lymphen unter dem Arm und
die Beweglichkeit des linken Arms verloren

Einen Port bekommen
sie nennen es Zentralen Venenzugang
eine kleine Kammer eingebaut unter die rechte Schulter
die Beweglichkeit des rechten Arms zum Teil verloren

Dann Chemo bekommen
Geschmack am Essen verloren
Gefühl für Duft verloren
Schlaf in der Nacht verloren
Kraft am Tage verloren
die schönen starken Fingernägel verloren
und
die Haare ...
verloren, ausgefallen am zwölften Tag unter der Chemo
meine meterlangen, wunderschönen Haare: verloren
die hellblonde Farbe der Haare verloren: sie sind ganz dunkel jetzt
die Struktur der Haare verloren: sie sind ganz lockig jetzt
meine langen dichten Wimpern verloren
Augenbrauen: auch verloren

Dann Strahlentherapie bekommen
mein winziges kleines Hiroshima

wo andere eine Brust haben
ist bei mir ein Bestrahlungsfeld

Als wenn das alles noch nicht reichte:
die eigenen Hormone verloren
meine Hormone sind gefährlich für mich
die Eierstöcke verloren
sie nennen es entfernt
Und die letzten kleinen Hormone
sie werden täglich eliminiert
eine kleine gelbe Tablette
vollbringt dies medizinische Wunderwerk

Meine wunderbaren Wonderbras unbrauchbar
verloren, verschenkt, entsorgt
Ersatz im Sanitätshaus gekauft
Epithesen-BH, Plastikbusen
fühlt sich an wie eine Brust
sieht aus wie eine Brust
bewegt sich wie eine Brust

Sexuelles Empfinden verloren
sexuelles Verlangen verloren
sexuelle Attraktivität verloren
wer will Frau mit einer Brust?

Auch Menschen verloren
Konfrontation mit Krebs macht Mühen und Angst

Gesundheit verloren
den Rest der Jugend verloren
den unbeschädigten Körper verloren
sogar meinen eigenen Geruch: verloren.
Abwehrkräfte verloren
eigene Stärke und Kraft verloren
Selbstbewusstsein verloren
die schönen Träume: verloren

Vertrauen in die Zukunft und das Leben verloren
Arbeitsfähigkeit verloren
Kraft des Krebses
Fast mich selbst verloren
Was forderst du noch?

Und dennoch die Hoffnung
suche ich
die kleinen Scherben
klebe sie
sorgfältig
Stück für Stück

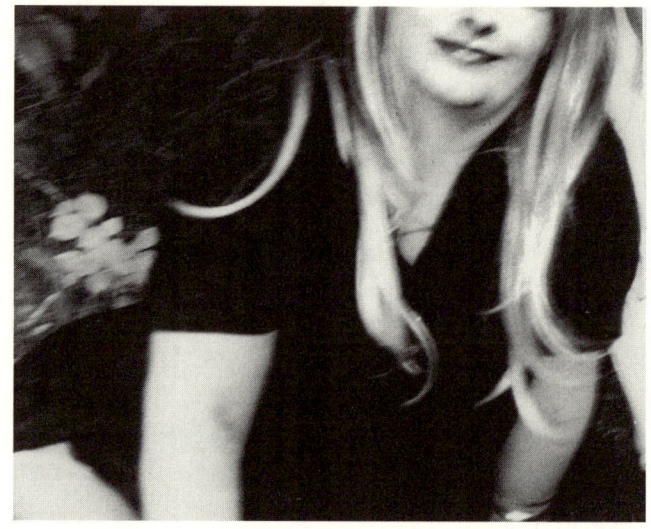

Bestrahlungsfeld

Drei Jahre später

Ich frage mich heute, ob die Mastektomie überhaupt notwendig war. Zwar gibt es einige Faktoren, die dafür sprechen, jedoch wäre aufgrund der seitlichen Lage des Tumors nicht doch ein Erhalt der Brust möglich gewesen? Bis vor kurzem konnte ich dies nicht einmal denken. Die Ergebnisse medizinischer Studien belegen jedoch, dass das Gesamtüberleben durch die Operationsmethode überhaupt nicht berührt wird. Lediglich »Lokalrezidive« (erneute Knoten in der erhaltenen Brust) sind geringfügig häufiger, doch auch diese können wieder chirurgisch und wiederum »Brust erhaltend« entfernt werden. Ungefähr 80 Prozent der Operationen können heute so durchgeführt werden. Die Brust erhaltende Therapie (BET) ist ein großer Fortschritt, und eine Teilentfernung (Quadrantektomie) ist vielleicht immer noch besser als der radikale Weg. Auch sind teilentfernte Brüste plastisch leichter zu korrigieren.

In Deutschland, aber auch in den USA, wird insgesamt immer noch zu oft die Brust gleich ganz entfernt.

Mehr um die eigene Brust kämpfen, wesentlich mehr Meinungen von Spezialisten einholen und sehr viel Information, auch und besonders von anderen Patientinnen suchen ... das würde ich jeder Frau in dieser Situation mit auf den Weg geben.

Anmerkung

1 DCIS Ductales carcinoma in situ, siehe Glossar

Carolin D.

Mein Leben, nicht deins!

Kontakt: strugglery@freenet.de

36 Jahre bei Diagnose 08/2000, seit der letzten Chemo alleinerziehend, 2 Kinder, z. Zt. Teilzeitarbeit

<u>TNM-Klassifikation:</u> pT3(m), pN2 (33/ 35, 14/16 LK Level1, 5/5 LK Level2, 14/14 LK Level3), pMX, L1, V0, DCIS (Van Nuys-Prognose-Index 9 Punkte), G 2 und G3, Östrogenrezeptor positiv, Progesteronrezeptor negativ, 70% der Tumorzellen Ki-67-positiv, Her2-neu 2+

<u>Diagnose:</u> multifokale, invasiv-duktale Karzinome, Carcinoma ductale in situ (DCIS)

<u>Therapie:</u> Ablatio mammae li ohne Wiederaufbau,

<u>Chemotherapie:</u> 4-mal nach dem EC-Schema und 4-mal Taxol,

<u>Strahlentherapie:</u> 33 Bestrahlungen + 18 Bestrahlungen der Lungenmetastasen,

<u>Hormontherapie:</u> Tamoxifen und Enantone, Misteltherapie

<u>Sonstiges:</u> beginnende Osteoporose (vielleicht wegen Hormontherapie?) und viel Angst vor den Nachsorgeuntersuchungen

Wenn ich so zurückblicke, war Krebs schon immer Bestandteil meines Lebens.

Ich erinnere mich noch gut daran, als ich zehn Jahre alt war. Der Oma geht es nicht gut, sie hat was mit der Brust, hieß es damals. Als ich Abschied von der Oma nehmen musste, ist es für mich unvorstellbar, dass man wegen einer schlimmen Brust sterben kann, zumal die Ärzte ja der Oma die Brust weggeschnitten haben. Vier Jahre später ist die eine Schwester meines Vaters »krank«. Sie lebt zu dieser Zeit in der DDR. Es wird also schnellstens ein Besuchervisum beantragt. In mir kommt ein ungutes Gefühl hoch, ist sie doch die Tochter der Brust-Oma. Die 39-jährige Tante sagt mir ganz offen, dass sie Brustkrebs hat. Das ist etwas Böses, was in ihrer Brust wächst und es kann gefährlich sein. Das müssen die Ärzte wegschneiden. Aber was soll sich ein 14-jähriges Mädchen in den 70er Jahren darunter vorstellen? Tod? Verstümmelung? Meine Eltern können oder wollen mit mir nicht offen über diese Krankheit reden. Also sehe ich die Krankheit meiner Tante mit jugendlicher Unbekümmertheit. Als ich 23 Jahre alt bin, verliert besagte Tante ihre zweite Brust. 10 Jahre später erkrankt die

201

andere Tante an Brustkrebs. Ich bin jetzt 33 Jahre alt und mache mir schon so meine Gedanken. Beide Schwestern meines Vater sind an Brustkrebs erkrankt. Aber mich trifft es ja nicht. Mir geht es ja so gut.

Ich? Nein, ich nicht.
Ein Jahr später erwischt es meinen Vater: Prostatakrebs. *Angst? Nein, ich habe keine Angst. Krebs ist doch eine Alte-Leute-Krankheit.* Ich lebe weiter, ohne mir überhaupt Gedanken über ein eventuelles Risiko für mich zu machen. Als meine Mutter 12 Monate später an Lungenkrebs inklusive Hirnmetastase erkrankt, denke ich, *das ist doch eine ganz andere Krebsform als das, was die anderen in der Familie haben.* Ich bin inzwischen 35 Jahre alt und habe zwei wohlgeratene Kinder, bin mehr oder weniger glücklich verheiratet und besitze ein Eigenheim, das wir mit viel Zeit und Liebe sanieren und restaurieren.

Für Krebs habe ich doch gar keine Zeit, Krebs passt nicht in meine Lebensplanung.
Im August 2000 nehmen mein Mann und ich den großen Hausflur in Angriff. Wände neu hochziehen, die holzgewurmte Treppe ausbauen, Bodenfliesen erneuern. Mensch, was tun mir an manchen Tagen die Arme weh vom Bauschutt schleppen und Fliesen rausschlagen, besonders der linke. Mein Mann arbeitet im 4-Schicht-System bei der Feuerwehr und ist deshalb wenig zu Hause. In seiner Abwesenheit schmeiße ich die Kinderbetreuung (ein Kind ist Legastheniker), den Haushalt und den Garten und bereite an Umbauarbeiten vor, was ich schaffe. Meine kranken Eltern wollten auch Aufmerksamkeit und dreimal die Woche gehe ich arbeiten. Ist mein Mann zu Hause, will er natürlich auch umsorgt sein.

Ich schaffe alles

Ich schaffe alles, ich kann es, das bisschen, was der Arm schmerzt. Stell dich nicht so an.
Es kommt der Tag x, und der Arm will nicht mehr. Also doch zum Hausarzt. Eine Entzündung. Antibiotika. Eine Woche später geht es ihm immer noch nicht besser. Blutabnahme. Abtasten. Vorsichtshalber Überweisung zur Mammographie. *Da kann nichts sein, ich war doch im Februar zur Krebsvorsorgeuntersuchung. Na, da machst du dir jetzt erst einmal ein schönes Wochenende mit den Kindern. Hast ja auch mal eine Auszeit verdient.*
Der Gedanke, es könnte etwas Schlimmes sein, kommt mir gar nicht. Ich stehe doch voll im Leben, werde gebraucht. Einen Ausfall kann ich mir nicht leisten. Nach der Arbeit fahre ich zum Röntgeninstitut.

Was soll da schon sein?

Die Ärztin und der Mammographiebefund teilten mir aber etwas anderes mit. Es wird noch eine Ultraschalluntersuchung gemacht. *Bitte? Ich soll Veränderungen in der linken Brust und in der Achselhöhle haben? Ich? Mit wem spricht die Ärztin?*

Auf den schriftlichen Bericht darf ich warten. Sofort fahre ich bei meinem Hausarzt vorbei. Der Blick, dieser wirklich traurige Blick, nachdem er den Befund gelesen hat. *Hat es mich doch wirklich getroffen? Herr Doktor, sagen Sie bitte, dass es nicht so ist. Bitte! Die Kinder, mein Mann, meine Eltern. Wir müssen zu Hause noch den Flur fertig bekommen.* Er nimmt mich in den Arm, er kennt unsere Familie seit meiner Kindheit. *Doch, ich! Wirklich ich?* Ich weine hemmungslos. Als ich zu Hause zur Tür herein komme, schauen mich zwei glasige Augen aus dem Bauschutt an. *Oh, hat er schon wieder einen intus?* »Und? Was ist?« Der Ton. Er hat wohl wieder mehr als genug. »Ich habe Krebs und muss übermorgen ins Krankenhaus.« Ja, so sage ich es meinem Mann. Er schaut mich erstaunt an: »Und nun?« Ich weiß keine Antwort. Ich weiß gar nichts mehr. Doch, jetzt gehöre ich zur Familie.

Die Nacht war furchtbar lang. *Oma, die erste Tante, die zweite Tante, mein Vater, meine Mutter...*

Der nächste Tag ist angefüllt mit Vorbereitungen, ich funktioniere einfach wieder.

Im Krankenhaus das Vorgespräch zur Probeentnahme. Meine klare Vorgabe lautet: Wenn sich beim Schnellschnitt herausstellt, dass es wirklich Krebs ist, dann sollen sie die Brust amputieren. An das Aussehen ohne eine Brust bin ich ja schon von meinen beiden Tanten gewöhnt. Ich finde das gar nicht schlimm. Empört wehrt die Ärztin ab. Man wolle brusterhaltend operieren. Na gut. Ich habe keine Angst und überstehe die OP am Donnerstag gut. *Der Gewebebefund?* »Die Gewebeprobe ist zur Feingewebsuntersuchung in der Pathologie, Sie müssen etwas Geduld aufbringen.« Das Wochenende schleicht so dahin.

Montag: kein Befund da. Dienstagmittag: kein Befund da. Jetzt liegen die Nerven doch blank. Dienstag später Nachmittag, ich komme mit meinem Mann aus dem Park zurück, die Ärztin ruft mich in ihr Zimmer. »Liebe Frau D., leider müssen wir Sie noch einmal operieren. Der Befund sieht nicht gut aus.« *Oh! Na dann mal ran. Ganz ehrlich, das habe ich gedacht.* Weitere Untersuchungen folgen, alles negativ, also keine Metastasen an den Organen. *Das hätte ich euch gleich sagen können, das hatten meine Verwandten auch nicht.* Der neue OP-Termin ist am Donnerstag. Mein einziger Gedanke:

Weg, weg mit dem Krebs.

So viel wie möglich. Nur noch eine Brust? Egal. Hauptsache der Krebs ist weg. Ich habe mich nicht von meiner Brust verabschiedet, sondern bin erleichtert, dass der Krebs weggeschnitten wird. Nach wiederum Tagen des Wartens, der für mich wirklich erste Tiefschlag. Das Gewebeergebnis: Der Tumor 5,1 cm, 8,3 cm DCIS mit einem weiteren 0,8 cm Tumorherd, G3. 33 von 35 entfernten Lymphknoten zeigen Tumorausbreitung. *Was? Die Lymphe auch? Oh verdammt.*

Ich glaubte bis dahin tatsächlich, wenn die Brust weg ist, dann ist's o.k. Die Ärzte klären mich dann sehr gut auf. Chemotherapie und Strahlentherapie sollen also noch auf mich zukommen. *Also dann, auf in den Kampf. Huhu Krebs, du hast jetzt einen Feind. Ich werde dich schon mächtig ärgern, du kriegst mich nicht. Du hast mich nicht gefragt, jetzt frage ich dich auch nicht.*

Mein Leben bestimme immer noch ich.

Trotz der guten Aufklärung seitens der Onkologen, freue ich mich regelrecht auf die erste Chemotherapie. Acht Chemos im Abstand von jeweils drei Wochen, schnell gerechnet, das heißt Februar 2001 die letzte. Doch mit dem, was kommt, habe ich nicht gerechnet.

Wir können die neue Treppe im Haus nicht so schnell einbauen lassen. Die neue Bodenplatte ist ja noch nicht einmal fertig gegossen. Das heißt für mich über eine Leiter in den ersten Stock. Bereits nach der zweiten Chemo sind meine Venen so schlecht, dass ich mir einen Port setzen lassen muss. Die Übelkeit hält sich in Grenzen. Aber ich bin einfach immer schlapp. Die Haushaltshilfe nimmt mir viel Arbeit ab, aber sie kann schließlich nicht mit dem Staubsauger über die Leiter in den ersten Stock. Das ist für sie viel zu gefährlich. So habe ich immer noch die oberen Zimmer zu machen. Aber ich bin froh, dass ich es noch schaffe, ja, ich bin stolz auf mich, denn in der onkologischen Ambulanz habe ich auch schon von Patienten gehört, die wirklich nichts mehr können. Die Hausarbeit an den Wochenenden und der Einkauf bleiben auch an mir hängen. Und es fällt mir von Chemo zu Chemo schwerer. Als dann ab der 5. Chemo Taxol eingesetzt wird, bin ich total unglücklich. Ich habe solche Knochenschmerzen, dass ich weinend vor der Leiter stehe und nicht weiß, wie ich hoch kommen soll. *Du musst da jetzt hoch, du kannst nicht unten stehen bleiben, oben ist dein Bett, los das schaffst du.* Ich komme die Leiter hoch, aber wie. Diese körperlichen Einschränkungen setzen mir so langsam aber sicher auch psychisch zu. Drei Monate zuvor habe ich noch eine Wand eingerissen und jetzt ist eine einfache Leiter fast unüberwindbar. Ich hasse den Krebs, ich hasse die Chemo, ich hasse mich.

Meine eine Tante, die ohne Brüste, ist mir in solchen Momenten eine gute Stütze. Mit ihr kann ich reden, bei ihr kann ich mich ausheulen. Wir führen ellenlange Telefongespräche. Leider trennen uns 600 Kilometer. Für meine kranken Eltern bin ich die starke Tochter, die alles schafft. Abgesehen davon bekommt meine Mutter auch gerade ihre letzte Chemotherapie. Mein Mann lässt nicht mehr viel an sich ran, er hilft zwar ab und an im Haushalt mit und fährt mich auch zu den Chemotherapien, aber eine Schulter zum Ausweinen bekomme ich bei ihm nicht. Im Gegenteil, wenn sich meine Beschwerden nicht mehr verbergen lassen, dann spricht er umso mehr dem Alkohol zu. Eine Selbsthilfegruppe für Krebsbetroffene mit ihren Angehörigen kommt für ihn nicht Frage. *Du sturer Dickkopf, du. Warum nicht? So kann es jedenfalls nicht weitergehen. Ich brauche Hilfe und du auch. Wir gehen ja beide vor die Hunde.*

Und die Kinder?

Weihnachten kommt immer näher. Was habe ich mir nicht alles vorgenommen. Schnell im Kalender nachgerechnet, wann die nächste Chemo ist. *So ein Mist, der 22. Dezember. Krebs, das sollst du mir büßen, jede einzelne Zelle von dir. Ich hasse dich! Wart nur ab, das ist die sechste Chemo, und du bekommst dann noch zweimal eins drüber.* Gemeinsam mit den Kindern fahre ich vor Chemo Nr. 6 zu einem Weihnachtsmarkt. Auch auf die Gefahr hin, mich bei meinen verschnupften Mitmenschen anzustecken. Aber das brauchen wir einfach. Normalität! Balsam für die angekratzte Seele. *Siehst du Krebs, mich kriegst du nicht.* Und die neue Treppe wird endlich eingebaut.

Bei einem Gespräch mit der Onkologin im Januar haut es mich fast um. Mein Mann ist mitgekommen, ich habe ihn darum gebeten, weil vier Ohren mehr hören als zwei. Da fragt er doch tatsächlich, ob meine körperlichen Ausdünstungen – *man riecht ja schon komisch während der Chemo* – für ihn gesundheitsgefährdend seien. *Der Krebs hat meinen Mann.*

Endlich, nach vielen Diskussionen mit meinem Mann, bekommen wir einen Internetzugang. Da ich von Natur aus neugierig bin, ist dieses Medium wie für mich geschaffen. Meine ersten Internetbesuche beschränken sich zunächst auf zwei Worte: »Suchmaschine« und »Brustkrebs«. Ich surfe stundenlang. Irgendwann stoße ich auf die Internetseite der Brustkrebs-Initiative. Viele Frauen meines Alters, mehr oder weniger gezeichnet durch den Krebs. Endlich Verständnis, Zuspruch, sich mal fallen lassen dürfen. Meine Selbsthilfegruppe. *Meine Oase.* Kein vorsichtiges Drumherumreden mehr, sondern klar und offen aussprechen und fragen dürfen. Klar, die Tante ist auch noch da, aber ehrlich gesagt, ihre Behandlungen sind schon so lange her und waren völlig anders.

Psychisch geht es mir bis vor der letzten Chemo gut. *Krebs, jetzt hast du aber deine Dosis bekommen.* Von wegen. Bei der Abschlussuntersuchung am Tag nach der letzten Chemo werden am Ende der Amputationsnarbe neue kleine Knoten ertastet.

Bleib ruhig Carolin, es kommen noch die Bestrahlungen!
Das Bestrahlungsvorgespräch. Der Radiologe will auch mal tasten. Er tastet noch mehr Knoten. Also wird das Bestrahlungsgebiet etwas ausgeweitet. *Jetzt tastet aber keiner mehr!* 28 + 5 Bestrahlungstermine. Die fünf extra Termine sind für die Narbe. *Du vermaledeite Ausgeburt der Zellteilung. Ich will dich nicht, ich will dich nicht. Wann kapierst du das endlich?*

Zu Hause kommt es zu einem heftigen Streit. Ich habe gut gemeinte Hilfe abgelehnt und bin nach meinem Einsatz ziemlich erschöpft. Traurig sitze ich auf einem Stuhl.

Er: »Was hast du?«

»Ich bin wütend über meinen Körper.«

»Warum?«

»Weil er nicht so will, wie ich das möchte.«

Da platzt es aus ihm heraus: »Lass doch auch mal Hilfe zu, dann bist du nicht so erschöpft. Bist du selber Schuld.«

»Kannst du das nicht verstehen, dass ich selber etwas machen möchte, so als Beweis für mich, dass es noch geht? Als Bestätigung?«

»Das ist doch völliger Blödsinn. Das wird schon noch wieder, stell dich nicht so an. Ich kann auch nicht immer, wie ich will.« Da habe ich meinen ersten öffentlichen Wutausbruch seit Diagnosestellung: »Du? Du kannst aber wann du willst, wie du willst und wie viel selbst bestimmen. Ich nicht. Lass mir doch meine kleinen Erfolgserlebnisse, und wenn ich danach k.o. bin. Das tut meiner Seele gut, und was der gut tut, kann dem Krebs nur schaden.«

»Ich kann das Wort Krebs nicht mehr hören. Alles dreht sich nur noch um dich und deinen Krebs. Ich will wieder Normalität.«

»Die gibt es nicht mehr. Der Krebs wird mich überall begleiten. Auf der Toilette, im Bett, beim Spaziergang. Den kann ich nicht ausziehen wie ein dreckiges Hemd. Er gehört zu mir, auch wenn ich ihn nicht darum gebeten habe. Entschuldige, dass ich mich etwas verändert habe und ich nicht mehr ganz so fröhlich bin. Aber du kannst hier zur Tür hinausgehen, kannst sie hinter dir zumachen und für dich sein. Ohne Krebs. Und wenn du auf eine Feier gehst, begleitet dich kein Krebs.« Das ist ihm zu hoch.

Zwei Tage später findet mein Frauenarzt weitere Knoten. Nach Rücksprache mit dem Radiologen und erfolgtem CT wird das Bestrahlungsgebiet bis zum Unterkiefer ausgeweitet. *Pass mal auf du blöder Krebs, wir schließen einen Kompromiss: Du willst mich haben? Kannste, aber erst wenn die Kinder alt genug sind, um auf eigenen Füßen zu stehen. Lass mich bis dahin in Ruhe!*

Sechster Bestrahlungstermin. »Frau D., wir haben noch eine Röntgenaufnahme der Lunge vergessen. Das ist Routine vor der Bestrahlung. Kommen Sie doch gleich mit.« *Wie, die sehen Veränderungen in der Lunge? Metastasen? Sind die sich sicher, dass sie meine Aufnahme nicht vertauscht haben? Ich merke aber doch gar nichts. Und nun?* »Tja, jetzt wird es schwierig. Ich habe schon mit der Onkologie telefoniert. Eine erneute Chemotherapie wird nicht anschlagen. Ihre ist noch nicht lange genug her.« Bestrahlung? »Wir können die Strahlendosierung nicht so ändern, dass auch die Lunge etwas mitbekommt. Außerdem hat eine Tiefenbestrahlung eine andere Strahlenart.« *Jetzt sagen Sie mir nicht, ich soll einfach abwarten. Worauf warten?*

Meinem Mann sage ich nichts. Das Brustkrebsforum! Herceptin! Meine Tante!

Eine verzweifelte Suche beginnt. Da muss es doch irgendeine Behandlungsmöglichkeit geben. Am gleichen Abend geht mein Mann aus. Im feinsten Zwirn. *Ach ja, die Abschiedsfeier vom Arbeitskollegen.* 2 Uhr in der Früh. Ich bin müde und gehe schlafen. Er ist noch nicht nach Hause gekommen. Aufgewacht, Samstag 8 Uhr, das Bett neben mir leer. Er hat im Wohnzimmer auf der Couch geschlafen. Früher Samstagnachmittag, er fährt ohne Abschied irgendwo hin, wohin, hat er nicht gesagt. Sonntagmittag, er ist wieder da. Montag, er hat 24-Stunden-Dienst, ich Bestrahlung. Dienstagmorgen 8 Uhr 30 ist er zu Hause. Er habe am Mittwoch und Donnerstag frei. Bestrahlung. Dienstagnacht, ich wache auf, das Bett neben mir leer. *Wie, sitzt er immer noch am PC?* Ich schaue nach. Überall. Sehe aus dem Fenster. Sein Auto ist weg. 11 Uhr Mittwochvormittag. Er ist nach Hause gekommen, es herrscht Schweigen. Beim Steuerberater war ich alleine. Bestrahlung. 16.00 Uhr, die Haustür klappt und ich höre sein Auto. Geduscht und weg! *Wir haben doch morgen Vormittag einen Termin bei einem Psychologen zur Eheberatung!* Ich rufe meine Freundin an, sie kommt sofort. Die Nacht ist furchtbar.

Kein Geräusch aus dem Bett neben mir

Dunkelheit. So muss es im Sarg sein. Ich habe Angst, male mir den Tod aus. Donnerstag früh 9 Uhr, er steht im Flur und fragt, ob wir zur Beratung fahren können. Meinen Bestrahlungstermin hatte ich schon vorher. Wir fahren. 18 Uhr, er ist wieder frischgeduscht unterwegs. »Mama, wo ist der Papa?« *Er hat doch morgen 24-Stunden-Dienst.* 3 Uhr in der Früh, Geräusche aus dem Bett neben mir. Freitag, Bestrahlung. Samstagmorgen kommt mein Mann mit dem Bereitschaftswagen nach Hause. Zwei Tage Bereitschaftsdienst. Ich koche Mittagessen. Die Haustür klappt. *Nanu? Er wurde doch gar nicht gerufen.* Die Kinder und ich essen alleine. *Wieder Nacht. Ich kann nicht mehr.* Das Spiegelbild zeigt ein verheultes, blasses Kortisongesicht. *Du siehst zum Kotzen aus.* Sonntagnacht 23 Uhr, er kommt zur Tür herein. Lange Diskussion. Er will nicht mehr, keine Lust mehr auf Familie und Co. Ich verlange von ihm, dass er am nächsten Tag die Tasche packt und geht. Wo er denn hin solle? Hä? *Fahr doch wieder zu deiner Internettusse!* Er fährt zur Arbeit, ich zur Bestrahlung, die Kinder sind heute nicht zur Schule. 11 Uhr, er kommt und packt eine Tasche. Die Kinder weinen, ich weine. Er nimmt das Handy und geht. Wohin? Keine Ahnung. Die Kinder sind sehr verstört und bleiben auch noch am nächsten Tag zu Hause. Bestrahlung. Die ersten Verbrennungen. Mittwoch. Ich kann nicht mehr, bin völlig fertig. Meine Freundin kommt. Donnerstag, er kommt, um das Finanzielle zu besprechen. Ich will versuchen, das Haus zu halten.

Am Freitag fahre ich allein zum Psychologen. *Mein Mann kommt tatsächlich nicht. Ich hatte gehofft.* Wochenende. Die Verbrennungen sind sehr schmerzhaft. Ich kann den Prothesen-BH nicht mehr tragen. *Das jetzt auch noch. Alles wegen dem Scheiß-Krebs.* Am Montag gehe ich ins Brustkrebs-Forum und hole mir dort Trost. In mir ist eine gähnende Leere. Mein Vater ruft an, meine andere Oma ist gestorben. *Na und? Lasst mich doch alle in Ruhe. Ich will nicht mehr, ich kann nicht mehr. Ich möchte endlich mal wieder duschen und mit meinen Kindern lachen.*

Die Grenze des Erträglichen ist für mich erreicht. Macht doch alle, was ihr wollt, aber ohne mich.

Tägliche Bestrahlung, täglich etwas mehr verbrennen. Am Freitag ist die Beerdigung. Ich stehe in der Kapelle vor dem Sarg.

Oma, lass uns tauschen

Nach der Beerdigung gibt mir die Schwester meiner Mutter die Fotos, die ich der Oma immer wieder mal geschickt habe. Da, das Foto, wo ich mit 20 Jahren auf dem Geländemotorrad und wehenden Haaren lachend über eine Trainingsstrecke fahre. Der Wind. Die Freiheit. Ausgelassenheit. Leben. War das schön. *War? Wie blöd bist du nur. Der Wind weht heute auch noch. Entscheidungen kannst du selber treffen. Ausgelassen können deine Kinder heute sein, wenn du willst, du auch. Du bist am Leben. Also lebe auch endlich wieder. Und wenn es nicht für lange sein sollte, aber lebe und erlebe!*

Am Sonntag das erste gemeinsame Lachen der Kinder und mir. Meine Tochter hat sich mit dem Puder für die Verbrennungen die Haare bestäubt. »Was gut für deine Haut ist, ist auch gut für meine Haare. Dann wachsen sie schneller.« Ein Bann ist gebrochen, wir lachen bis uns die Tränen kullern. Wir gehen im Wald spazieren und die Kinder bewerfen sich mit Laub. Ich bekomme eine Ladung ab. *Na warte!* So ausgelassen getobt habe ich schon Jahre nicht mehr.

Die Nacht ist lang, aber der Sternenhimmel ist wunderschön.

Und Krebs? Was machen wir beide? Ich habe begriffen, dass du sehr mächtig bist und nicht von mir lassen willst. Wir werden also miteinander auskommen müssen. Ich akzeptiere dich. Solange du mir keine Beschwerden bereitest, kann ich wunderbar leben. Wenn du es allerdings mal wieder zu bunt treiben solltest, dann wehre ich mich. Ich möchte mein Leben leben, nicht deins.

Beim Radiologen: »Herr Doktor, was ist mit Bestrahlung der Lunge, nach Beendigung der Bestrahlung im OP-Bereich?«

»So verbrannt wie Sie sind, ist es nicht machbar.«

»Wie lange soll denn die Metastase wachsen dürfen? Wann wäre es machbar?«

»Das ist ein unüblicher Weg.«

»Soll das etwa heißen, wenn unüblich, dann macht man es nicht? Auslassversuchen gegenüber bin ich nicht sehr aufgeschlossen.«

»Sie sind aber hartnäckig, ich werde mal mit dem Institutsleiter sprechen.«

Noch sechs Wochen, dann beginnt die Reha. Ich freue mich auf St. Peter Ording und die See. Die Lunge wird im Anschluss an die Erstbestrahlung bestrahlt.

Die Reha muss ich wegen eines schweren Autounfalls meines Mannes abbrechen, da niemand anderes die Kinder betreuen kann. Das Haus kann ich nicht mehr halten, also Wohnungssuche und Umzug. Hausräumung und Hausverkauf.

Ach ja, es ist an der Zeit die erste Nachsorgeuntersuchung machen zu lassen. *Mann, habe ich eine Angst!!!* Aber alles o.k. Ich freue mich wie eine Schneekönigin. Anruf von meinem Vater: Der Mutti geht es schlechter, die Bauchspeicheldrüse hat Metastasen. Wieder Chemo für sie. *Ich glaub' ich steh im Wald. Kannst du oller Krebs denn nicht einmal Ruhe geben? Muss es immer jemand aus unserer Familie schlecht gehen? Was willst du von uns?*

Ich treffe meinen Mann, seine Freundin hat ihn vor die Tür gesetzt. *Und? Was willst du von mir? Schon wieder jemand der was von mir will. Nix da.*

Zweite Nachsorgeuntersuchung mit Mammographie der rechten Brust. *Wie? Mikrokalk?* Drei Herde, Probeentnahme sei anzuraten. *Bei der kleinen Brust drei Proben? Da bleibt ja nix mehr über...* Am liebsten ginge man bei mir auf Nummer sicher. *Was heißt das? Wieso frage ich, ich ahne doch schon längst, was kommt.* Amputation. *Nee, nee, liebe Leute, das wird weiter engmaschig kontrolliert und damit basta. Stellt euch mal vor, da wird bösartiger Mikrokalk diagnostiziert. Ich habe die Schnauze gestrichen voll von dem Wort Krebs. Tschüss bis zum nächsten Mal.* Wirklich, so ist es gelaufen, ich bin vor der Gewissheit geflohen, habe sie ganz tief in mir vergraben.

Anruf von meiner zweiten Tante, sie müsse ins Krankenhaus, der Arzt wisse wegen ihrer Schmerzen nicht mehr weiter. Es stellt sich heraus, dass sie voller Metastasen ist. Überall, bis auf das Gehirn. Sie hat die letzten zwei Jahre keine Nachsorgeuntersuchung machen lassen. *Nein, nein, bloß nix hochkommen lassen.*

Meine Mutter muss wegen Lungenentzündung ins Krankenhaus. Ich zur erneuten Nachsorge: die Tumormarker sind leicht erhöht. *Kann wegen dem Stress sein oder Schnupfen.* Mutti hat wieder Hirnmetastasen und meine zweite Tante bekommt jetzt eine reine Schmerztherapie. *Na prima. Ja, aber selbstverständlich könnt ihr auf meine Hilfe zählen.*

Ich muss mich auf Arbeitssuche begeben. Mein Mann ist versetzt worden und dadurch wurden ihm hohe Lohnzuschläge gestrichen. Der Kindes- und Ehegattenunterhalt reicht nicht mehr zum Leben. In meinem Lebenslauf steht: getrennt lebend, 2 Kinder, 80% schwerbehindert, Teilzeitwunsch.

Nachsorgeuntersuchung. *Herr Doktor, meine Knochen tun mir so furchtbar weh, wenn es kalt ist.* Stirnrunzeln. Das kommt von Tamoxifen, dass kann schon mal passieren. *Sie tun mir aber wirklich heftig weh. Mann, bin ich zu blöde oder was? Ich habe Schmerzen.* Also Überweisung zum Knochenszinti und Knochendichtemessung. Das Szinti ist o.k., aber etwas Knochenschwund. *Gott sei Dank, damit kann ich prima leben.* Meine Mutter kann kaum noch laufen, Tante Nr. 2 hat schon 15 Kilo abgenommen und ich bekomme nur Absagen auf meine Bewerbungen.

Hey, du lebst noch

Wenn ich ganz ehrlich bin: Ich lebe mit einer Fassade. Mit einer Mauer, die ich erst jetzt beginne, Stein für Stein einzureißen. Ich lerne, meine Gefühle und Gedanken zuzulassen und auch in Worten auszudrücken. Es ist wie eine Achterbahnfahrt, noch bin ich nicht ganz bereit, alle Tiefen und die Trauer zuzulassen. Bisher meinte ich, immer die Starke sein zu müssen. Auch durch das, was mir Mitmenschen vermittelten. Sie sind schnell mit dem Spruch dabei: Das schaffst du schon. Ich kann diese Floskel nicht mehr hören!!! Am liebsten würde ich sie anschreien, weil sie gar keine Ahnung haben und nicht wirklich wissen wollen, wie es in mir aussieht. Leider besitze ich noch nicht so viel Selbstbewusstsein. In Wirklichkeit fühle ich mich klein, schwach und überfordert. Bei einer Therapeutin habe ich mir jetzt Hilfe gesucht. Ein erster Schritt, meine Mauer in Angriff zu nehmen.

Der Krebs hat meine Ehe zerstört, meinen Kindern einen Teil ihrer Kindheit geraubt, er hält meine Familie im Würgegriff und schielt mit einem Auge ständig nach mir.

Ich habe Angst, die mich manche Nacht nicht schlafen lässt - Angst vor der Zukunft. Wie lautete ein Filmtitel Rainer Werner Fassbinders? »Angst essen Seele auf«. Mit jeder Faser meines Körpers sage ich: Das stimmt.

Ich habe in zwei Wochen Nachsorgeuntersuchung und an meiner rechten Brust fühle ich mehrere, nein viele, Verhärtungen (der Mikrokalk?).Die Untersuchungen ergeben keinen Befund. Das Glücksgefühl ist schön.

Zwei Wochen später holen mein Vater und ich meine Mutter zum Sterben nach Hause, so wie sie es sich gewünscht hat. Zehn Tage später, im Mai 2002 stirbt meine Mutter in unserem Beisein. Es ist grausam, zugleich Erlösung und die Erkenntnis: So könntest auch du sterben. Trauer und Angst.

Einen Monat später werden bei meinem Vater Knochenmetastasen diagnostiziert – ohnmächtige Wut. Derweil kann meine zweite Tante aufgrund einer Metastase in der Halswirbelsäule ihre Arme kaum noch bewegen – verzweifelte Zurkenntnisnahme. Beide bekommen Chemo bei ein und demselben Onkologen und vertragen sie relativ gut.

Bei mir sind bisher alle weiteren Nachuntersuchungen ohne erschreckendes Ergebnis gewesen. Als Spätfolge der Taxolchemo habe ich Nervenschädigungen, die sich durch sehr starke bis unerträgliche Gelenk- und Knochenschmerzen bemerkbar machen. Eine Schmerztherapie mit Opioiden wird eingeleitet.

Die Nächte sind lang: Einschlafen und Durchschlafen bereiten mir noch immer Probleme. Die Kinder und ich, wir haben gelernt, mit meinen Stimmungsschwankungen zu leben.

Aber ich habe immer noch nicht gelernt, mit dem Krebs zu leben. Feuerpause ja, Friedensab-

kommen nein.
Ich möchte wieder lachen. Es ist doch mein Leben!

Mai 2003, aus dem Befund des MRT der Wirbelsäule: Initialbefund einer ossären Metastasierung im 4. und 5. HWK und 8. BWK bei steigenden Tumormarkern nicht auszuschließen.

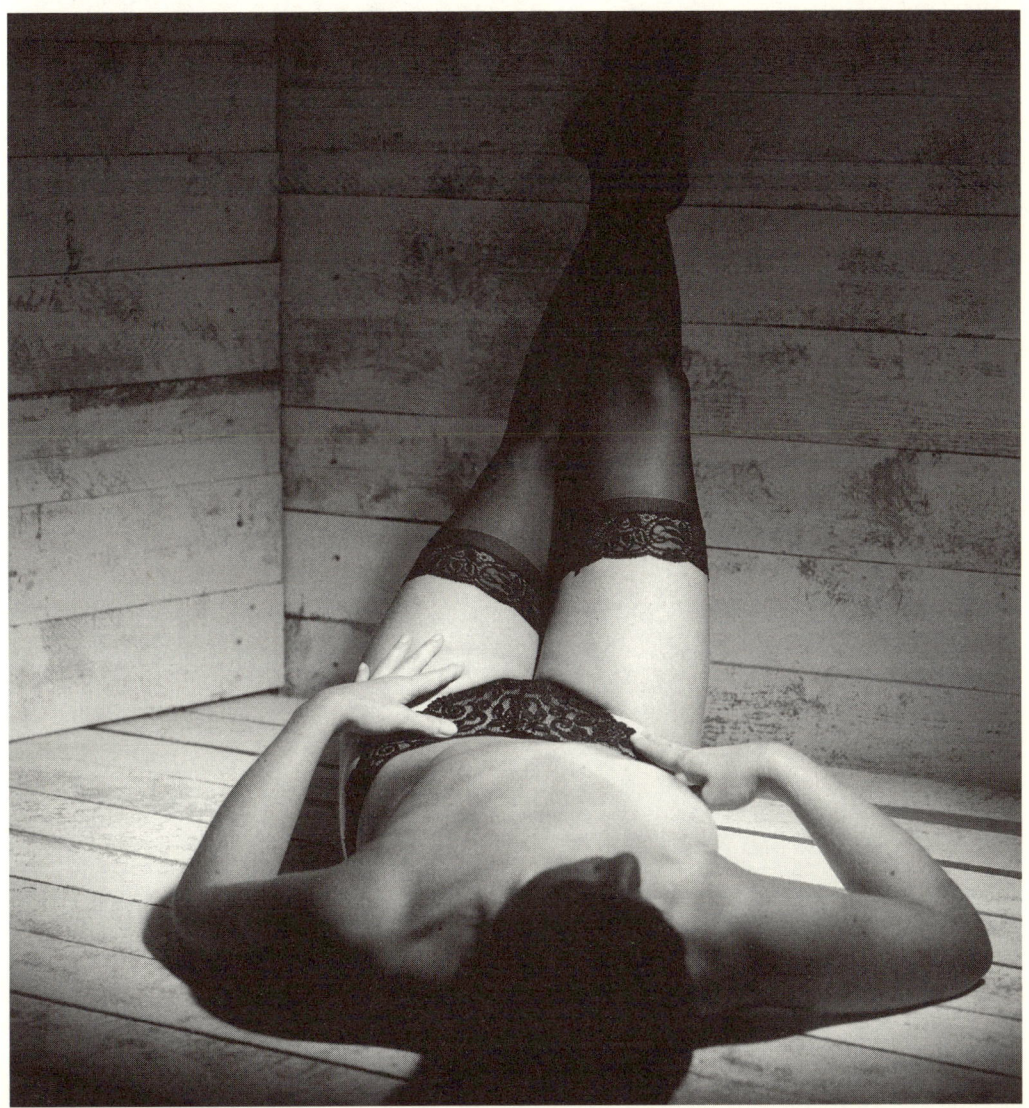

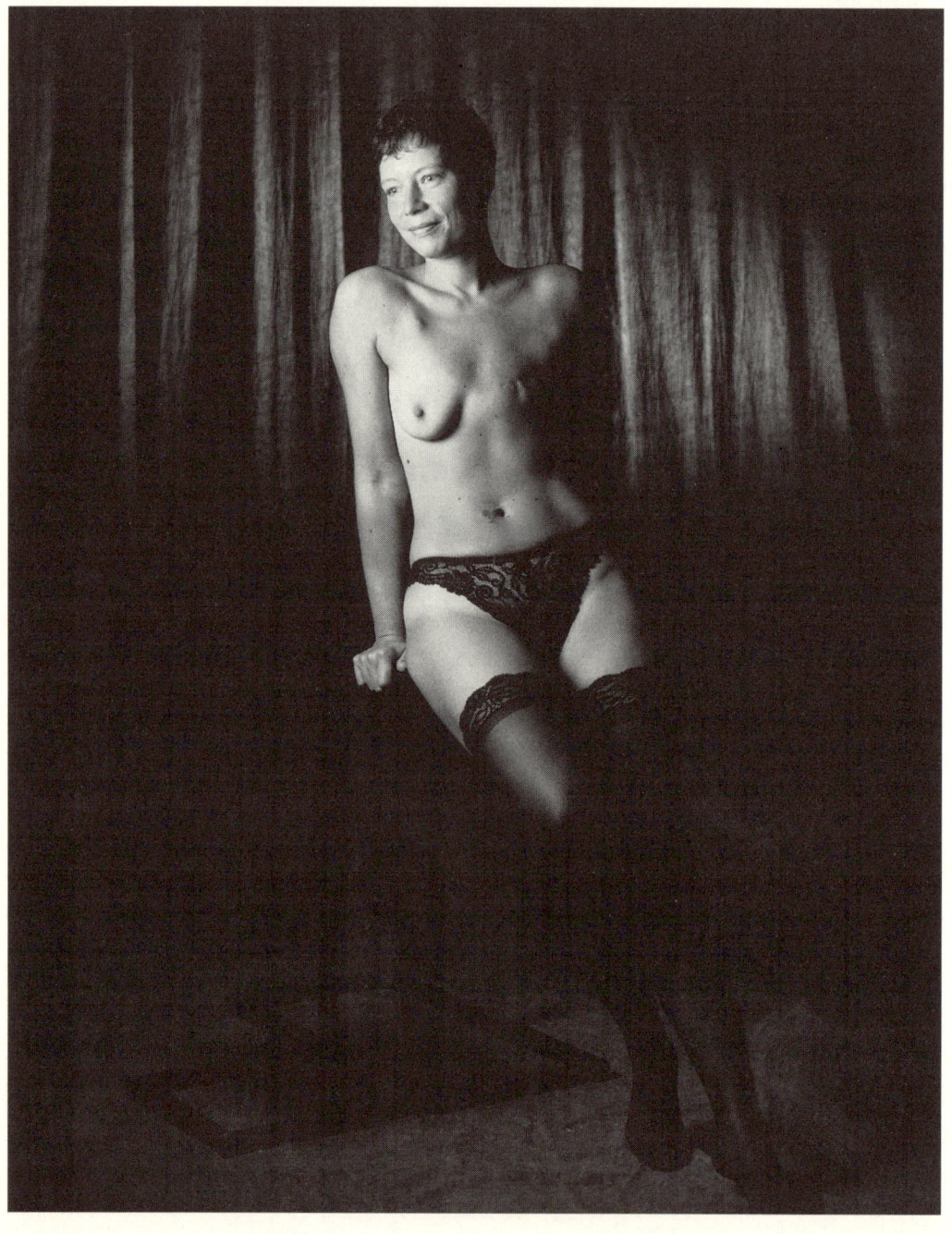

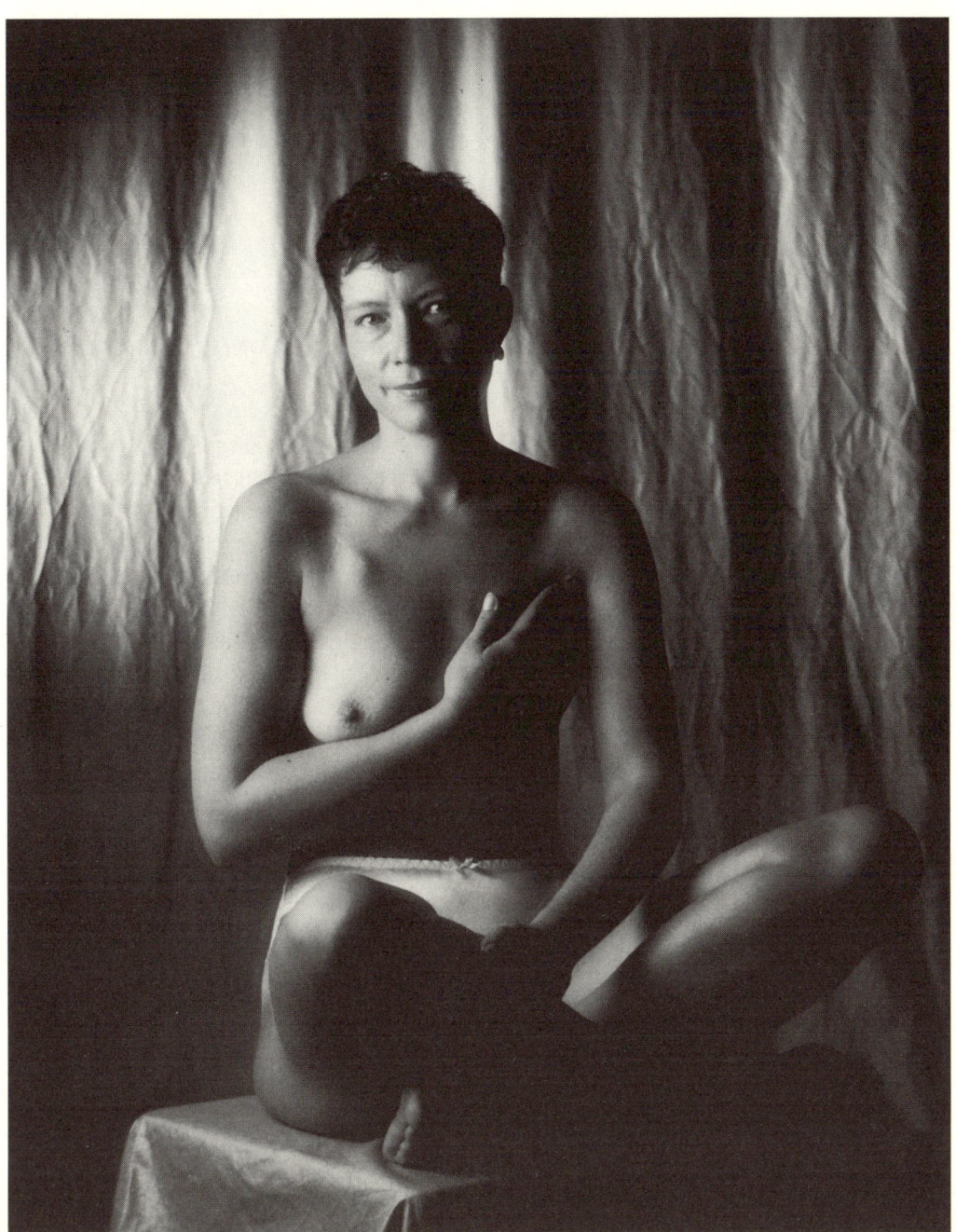

Heike Fuchs

Glück im Unglück

Kontakt: HeikeFuchs3@aol.com

36 Jahre bei Diagnose 06/2000, verheiratet, 2 Kinder (6 und 9 Jahre alt), Hotelfachfrau, z.Zt. Umschulung zur Fremdsprachenkorrespondentin

TNM-Klassifikation: PT1a, pN1a (1/15), M0, G1,
Hormonrezeptoren: ER negativ, PR stark positiv,
Herz neu: negativ, Score 0
Diagnose: Intraduktales Karzinom, low grade,
1 Lymphknoten befallen, 2 Mikrometasen
Therapie: Ablatio mammae mit Sofortrekonstruktion,
Mamillenrekonstruktion und Tätowierung der Mamille
Chemotherapie: drei Doppelzyklen CMF

Meine Geschichte beginnt eigentlich ganz unspektakulär. Im Januar 2000 überwies mich mein Frauenarzt wegen Schmerzen in der rechten Brust zu einem »Brustspezialisten« nach Fulda. Ich bekam einen Termin in seiner Privatpraxis und wurde dort von einer jungen Ärztin untersucht. Der Ultraschall ergab nichts. Die Mammographie sechs Monate zuvor war auch in Ordnung gewesen. Ich wies den Chefarzt und die Ärztin mehrfach darauf hin, dass aus der Brustwarze eine bernsteinfarbene Flüssigkeit austrete, was eigentlich nicht normal sein könne. Doch der Chefarzt reagierte nicht, auch nicht, als ihn die Ärztin nochmals darauf ansprach. In dem Glauben, dass alles in Ordnung sei, verließ ich die Praxis und fuhr wieder nach Hause.

In den nächsten Monaten wurde die Flüssigkeitssekretion aus der Brust immer schlimmer, einmal lief die Suppe sogar spontan, als ich mich vornüber gebeugt hatte. Da bekam ich es doch mit der Angst zu tun und vereinbarte sofort einen Termin bei meinem Frauenarzt. Als er hörte, was los war, entnahm er gleich eine Probe des Sekrets und schickte sie ins Labor. Dann vereinbarte er für mich einen Termin zur Galaktographie, das ist eine Darstellung der Milchgänge, in der Frauenklinik der Marburger Universität. Dieser Termin war Ende Juni 2000.

In Marburg wurde ich sehr gründlich untersucht. Erneut wurden eine Mammographie, erst ohne und dann mit Kontrastmittel, und zusätzlich eine Sonographie gemacht. Im untersuchten Milchgang fand man Papillome[1]. Weil aus Papillomen Brustkrebs entstehen kann, wurde mir geraten, sie sofort operativ entfernen zu lassen.

Am 6. Juli 2000 wurde ich stationär in der Unifrauenklinik in Marburg aufgenommen. Am folgenden Tag wurde der befallene Milchgang herausoperiert. Am 14. Juli bekam ich die Laborergebnisse – und war danach total mit den Nerven fertig. Man hatte im gesamten Gewebe Krebsvorstufen gefunden!!! Der Chefarzt Dr. A. besprach mit mir das weitere Vorgehen. Er empfahl mir, zur Sicherheit alle Milchkanäle sowie die Brustwarze der rechten Brust entfernen zu lassen. Da die rechte Brust meine kleinere war, bat ich Dr. A., die linke Brust in der Größe der rechten anzugleichen, da ich ja ohnehin eine Vollnarkose bekommen würde. Er erklärte sich damit einverstanden.

Die zweite OP fand am 24. Juli 2000 statt. Das Ergebnis aus der Pathologie kam drei Tage später. Am Vormittag hatte man mir alle Redons gezogen und mir ging es schon wieder richtig gut. Der Wundschmerz war nicht der Rede wert. Ich saß auf der Dachterrasse und las, als plötzlich die Stationsärztin vor mir stand und mich bat, zum Oberarzt zu kommen. Dieser wartete in meinem Zimmer auf mich, was mich nichts Gutes ahnen ließ. Er eröffnete mir, dass er per Zufall beim Abtasten der Wundhöhle rechts ein winziges Fitzelchen Gewebe gefunden habe, das ihm nicht gefallen hätte. Dieses Fitzelchen stellte sich als ein 4 mm »großer«, bösartiger Tumor heraus!!!! Ich war froh, dass ich schon saß, sonst wäre ich bestimmt umgefallen. Mir war, als würde ich in ein großes, tiefes Loch fallen. Den beiden Ärzten war anzusehen, dass es ihnen auch nicht leicht fiel, mir diese Nachricht zu überbringen.

Nun, da das pathologische Ergebnis ziemlich schlecht war (im gesamten entnommenen Gewebe Krebsvorstufen), rieten sie mir, das gesamte Brustgewebe zu entfernen und gleichzeitig einen Aufbau mit Silikon machen zu lassen. Dem habe ich nach einigem Zögern zugestimmt. Ich wollte nicht mit Prothesen-BH rumlaufen, dafür fühlte ich mich noch zu jung.

Mein Mann rief mich noch abends spät an und versicherte mir, dass ich ihm wichtiger sei, als meine Brust. Das hat mir sehr geholfen. Durch die große Entfernung zu unserem Wohnort konnte er mich leider nicht besuchen.

Am nächsten Morgen wurde ich weinend in den OP gebracht. Die ganze folgende Nacht konnte ich nicht schlafen. Jedes Mal, wenn ich am Wegdämmern war, konnte ich die Magensonde und den Beatmungsschlauch fühlen und war sofort wieder hellwach. Es war schrecklich.

Am nächsten Vormittag kam ich endlich wieder auf mein Zimmer. Ich wunderte mich, dass keine der Schwestern sich zeigte, obwohl ich schon lange genug auf der Station lag und mich gut mit ihnen verstand. Nach dem Essen ging ich mal schauen, wo sie denn blieben. Sie dachten, ich hätte geschlafen.

Als mich die eine der beiden dann fragte, ob ich eigentlich nicht weinen könne, verlor ich meine Beherrschung. Ich heulte buchstäblich Rotz und Wasser.

Der Oberarzt verdonnerte mich zu drei Doppelzyklen CMF. Den ersten Zyklus habe ich ganz gut vertragen, aber bei den folgenden ging es mir immer schlechter. Es war nicht die Chemo an sich, sondern ich hasste das Gefühl, dass man eine solche Menge Gift in mich hinein spritzte. Selbst ein Jahr nach der letzten Chemo wurde mir bei dem Gedanken daran immer noch übel. Meine Haare fielen bis auf »Restbestände« aus – ich sah aus wie ein Huhn in der Mauser. Mittlerweile habe ich viel dichteres Haar als früher und Locken wie ein Pudel – eine positive Nebenwirkung der Chemo.

Im Sommer 2001 habe ich die rechte Brustwarze neu aufbauen und bei der Gelegenheit gleich eine Sterilisation vornehmen lassen. Ich habe schon zwei Kinder und das dauernde Aufpassen liegt mir nicht. Die Pille darf ich nicht nehmen und die Spirale vertrage ich nicht. Also hilft nur eine endgültige Lösung. Mit meiner neuen Brustwarze bin ich sehr zufrieden – ich habe sie im August 2001 auch noch tätowieren lassen, sodass jetzt kaum noch ein Unterschied auffällt.

Im März 2002 war ich wegen starker Schmerzen im Ellenbogengelenk sowie im Unterbauch nochmals zur Skelett-Szintigraphie sowie zum Abdomen-CT– zum Glück ohne Befund. Ich habe nur eine Sehnenansatzentzündung und eine Zyste am Eierstock, die mich ab und zu ärgert.

Ich gehe nach wie vor gerne in die Sauna. Dass die Menschen schauen finde ich okay, solange sie nicht starren. Merke ich, dass ich angestarrt werde, schaue ich genauso penetrant auf exponierte Körperteile dieser Person. Sie werden dann rot und schauen ganz schnell weg.

Anmerkung

1 Gutartige Veränderung, die vom Bindegewebe ausgeht

Anna L.

Die Schmerzen bleiben – eine Brustrekonstruktion

Kontakt: sunshine50@gmx.de

49 Jahre bei Diagnose Brustkrebs 2000, geschieden, 1 Sohn (18 Jahre), Lehrerin

TNM-Klassifikation: T1c multizentrisch (3 Tumore, Durchschnitt ca. 1,5 cm), beidseits, N0, M0, G1, Hormonrezeptoren schwach positiv, HER2-Status negativ
Diagnose: Mammakarzinom beidseits
Therapie: Ablatio mammae rechts und links, beidseitige Entfernung der axillären Lymphknoten links, doppelseitige Rekonstruktion, Strahlentherapie

Wenn ich früher Beschwerden hatte, ging ich zum Arzt. Irgendwie konnte dieser auch immer helfen – bei Erkältungen, bei Zahnschmerzen, bei kleinen Entzündungen, oder wenn mal eine Zyste zu entfernen war. Sicher, meine häufigen Gelenkschmerzen wurden eigentlich nie kuriert, mal war es vielleicht Rheuma, mal beginnender Verschleiß, mal wurde mir mehr Bewegung empfohlen. Dann dachte ich, wenn ich mich nur richtig bemühe, werde ich auch den richtigen Arzt finden. Mangels Leidensdruck schob ich diese Idee vor mir her. Im Rückblick waren Ärzte für mich ganz unbewusst eine übergeordnete Instanz, die mir im Ernstfall ganz sicher helfen würden.

Dann wird es ernst. Ich habe es gerade so geschafft, mich von der Trennung von meinem Mann nach 23-jähriger Ehe zu erholen, bin ruhiger geworden, zuversichtlicher. Die Wunden beginnen zu vernarben. Für den Februar 2000 brauche ich noch einmal Kraft – für die Scheidung.
Seit Wochen spüre ich einen Knoten in meiner Brust, ganz nah an den Rippen. Ich gehe Anfang Januar 2000 zum Gynäkologen. Er meint nach einer Ultraschalluntersuchung, es sei ein harmloses Fibroadenom. Aber wenn ich wollte, könnte ich eine Mammographie machen lassen. Ich gehe in die Röntgen-Praxis, die ich immer aufsuche. »Alles in Ordnung«, sagt die Ärztin, nachdem sie die Brust hektisch abgetastet und einen flüchtigen Blick auf die Bilder geworfen hat. »Ja, und der Knoten?« frage ich. »Welcher Knoten? Ach der, ja der ist nicht mit auf den Bildern, der ist zu weit am Rand. Ihr Arzt kann das mit Ultraschall besser beurteilen. Aber beobachten Sie

den Knoten weiter und kommen Sie in einem Jahr wieder.« Ich will es glauben. So entlastet kann ich meine Kräfte für die bevorstehende Scheidung bündeln.

Meine Ruhe hält drei Tage an. Immer wieder taste ich den angeblich harmlosen, harten Knoten, der sich einfach anders anfühlt als die vielen Zysten, die ich manchmal in meiner Brust spüre. Schließlich besorge ich mir einen Termin bei einem dritten Arzt. Als es soweit ist, hätte ich den Termin fast vergessen: Noch sechs Tage bis zur Scheidung! Ich stelle mir vor, wie ich die Stufen des Gerichtsgebäudes hochgehe, wie ich neben dem Menschen stehe, mit dem ich ein halbes Leben verbracht habe, wie die Scheidung ausgesprochen wird. Es ist ein bedrückender Gedanke, den ich nicht noch durch meine Fantastereien, ich könnte vielleicht Krebs haben, verschlimmern will. Ich gehe also zu diesem dritten Arzt, weil ich meine Termine einzuhalten pflege, gehe davon aus, dass ich noch einmal hören werde: »Alles in Ordnung!«

Es gibt so schreckliche Dinge im Leben, dass man danach sagt: »Dafür geht es mir ja noch gut.« Nun schlittere ich von einem »läppischen Scheidungstermin« in die nächst höhere Stufe. Ich könnte sagen, ich habe noch Glück gehabt bei all dem, was mir passiert ist. Seit Ende Januar 2000 lebe ich nach dem Motto: Es hätte schlimmer kommen können. Und ich lebe ...
Der dritte Arzt, Dr. Meier, der sich auf Mammadiagnostik spezialisiert hat, entlastet mich nicht. Ich habe Brustkrebs, multizentrisch. Zwei Knoten links, einen Knoten rechts. Die linke Brust muss amputiert werden, die rechte könnte brusterhaltend operiert werden, aber mit weiträumiger Operation. So entscheide ich mich – zunächst nur aus kosmetischen Gründen – dafür, auch die rechte Brust amputieren zu lassen. Es wird noch ein Knoten gefunden, dann noch einer. Bis es zu dieser endgültigen Diagnose kommt, sind 14 Tage vergangen.
Bis zur Entscheidung für die Amputation erlebe ich wohl die bisher schlimmsten Tage meines

Lebens. Ich warte tagelang auf das Ergebnis der MRT. Von diesem Ergebnis hängt ab, ob links brusterhaltend operiert werden kann oder nicht. Ich flehe die Sekretärin im Abstand von zwei Stunden an, den Arzt ans Telefon zu holen. Vergebens.

Irgendwann am Anfang dieser 14 Tage gehe ich zum Gericht, begrüße meinen Noch-Ehemann und die Anwältin, schreite in den Gerichtssaal, höre einige Minuten

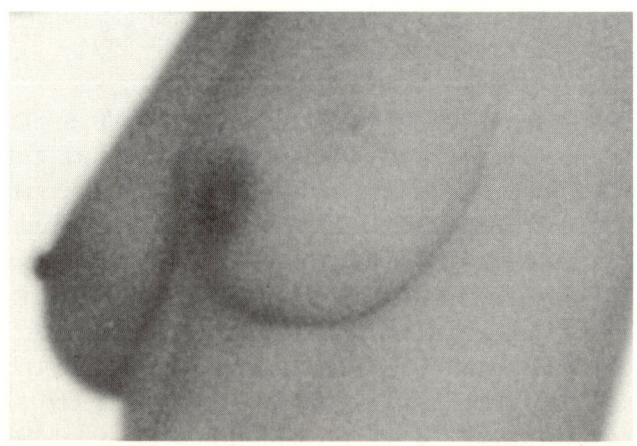

Nach Biopsie links

der Richterin zu, die irgend etwas sagt und irgend eine Ehe scheidet. Wir gehen. Ich habe mich mit 20 mg Valium ruhig gestellt und fühle nichts, wirklich nichts. Nur eine innere Stimme schreit unentwegt: »Du hast Brustkrebs, du hast Brustkrebs, du hast Brustkrebs!«

Dr. Meier gibt mir das Gefühl, ich bin aufgehoben, da kümmert sich einer um mich. Das ist dann zunächst auch das letzte Mal. Auf der gynäkologischen Station spricht stundenlang kein einziger Arzt mit mir. Ich sitze weinend auf dem Bett, als schließlich der Chirurg der Abteilung, Dr. Kramm, in mein Zimmer tritt. »Ich habe Sie eben auf dem Flur gesehen. Sie sind groß und schmal und ich habe mir eine schöne, für Sie passende Brust ausgedacht.« Ich stelle mir vor, wie er – vielleicht mit einem Zeichenblock ausgerüstet – für mich eine Brust kreiert. So ist es nicht wirklich, aber ich will es glauben. Er sagt, er werde nach der Operation sofort so genannte Expander unter meine Brustmuskel einlegen. Sie sind jeweils mit einem Ventil versehen. In regelmäßigen Abständen werden sie nach und nach mit einer Spritze durch die Haut mit Kochsalzlösung aufgefüllt. So dehnt sich langsam die verbleibende Haut. Nach ausreichender Dehnung werden die Expander entfernt und durch ein bleibendes Implantat ersetzt. Außerdem können danach die Brustwarzen rekonstruiert werden. Dieser Vorgang zieht sich ungefähr ein knappes Jahr hin. Das Ergebnis: Eine echt aussehende Brust, die sich auch so gut wie echt anfühlt. Er räumt ein, das einzige Hindernis sei, wenn eine Frau die Implantate als Fremdkörper nicht akzeptieren könne. Ich will nur den alten Zustand wieder herstellen. Vielleicht wird das Ergebnis sogar noch schöner werden?

Dann kommt die Operation. Ich liege im Bett, warte darauf, herausgeschoben zu werden und stelle mir vor: Das bin ich nicht! Das ist ein Film, in dem ich die Hauptdarstellerin bin. Es gibt keine mir nahe stehende Person, die mir in dieser Situation die Hand halten kann. Und meinem 18-jährigen Sohn möchte ich dies nicht zumuten. Die verdammte Beruhigungspille wirkt nicht und ich rufe leise: »Mama, Mama, Mama ...«

Nach der Operation muss ich kotzen und habe unerträgliche Schmerzen, meine Blase ist zum Platzen gespannt. Erst nach Stunden bekomme ich einen Katheter und weine vor Erleichterung. »Sie haben einen Blumenstrauß und eine Karte bekommen«, sagt die Schwester. Sie liest mir vor: »Liebe Anna, es ist schön, dass es dich gibt.« Meine Kolleginnen! Ich erinnere mich an die wohlige Aussicht, nun endlich schlafen zu können.
Wie wichtig es ist, das histologische Ergebnis der Krebsknoten zu verstehen, wird mir erst nach und nach klar. Ich denke, ein kleiner Knoten ist gut, ein großer Knoten nicht so gut. Während ich im Krankenhaus liege, verschlinge ich Fachbücher und bekomme immer mehr Angst. Und ich habe Glück im Unglück: Alle drei Knoten sind wenig aggressiv, kein Lymphknotenbefall, keine Metastasen.

Ich erhole mich langsam von der Operation. Nachdem der Verband entfernt worden ist, sehe ich die kleinen Hügel einer beginnenden Brust und denke, eigentlich sieht das jetzt schon besser aus als vorher. Frauen, die mich belächeln, weil ich mich für einen Brustaufbau entschieden habe, wehre ich ebenso ab wie Frauen, die ihre Brust mit Eigengewebe aufbauen lassen wollen und sich dafür ihren Körper noch mehr zerschneiden lassen. Mein Weg ist der richtige, denke ich. Es wird bald alles wieder gut sein.

Ich muss bestrahlt werden. Damit sollen vereinzelte, eventuell doch noch vorhandene Krebszellen abgetötet werden. Das ist ganz schlecht für die Expander, ganz schlecht für Frauen, deren Haut noch gedehnt werden muss. Die Haut wird dünn und unflexibel. Und dabei war von Anfang an klar, dass wegen der Randlage der Tumoren nachbestrahlt werden muss. Das wussten sowohl Dr. Kramm als auch der Professor der Abteilung. Nur ich nicht.
Schon während der Bestrahlung klage ich über Schmerzen und Spannungsgefühl. Einige Wochen später geht es mit der Auffüllung der Expander weiter. Die Haut lässt sich kaum mehr dehnen. Hinzu kommt, dass ich keine ärztliche Betreuung habe, Dr. Kramm hat das Krankenhaus und die Stadt verlassen, sein Nachfolger steht noch nicht fest. Ich muss meine starken Schmerzen mit der Stationsärztin diskutieren, die bei jeder zweiten Frage nervös reagiert. Ich hoffe bei jedem Gang ins Krankenhaus, dass ich überhaupt behandelt werde – vor allem aber richtig.

Dann habe ich das Gefühl, dass die rechte Seite viel größer als die linke ist und befürchte, dass

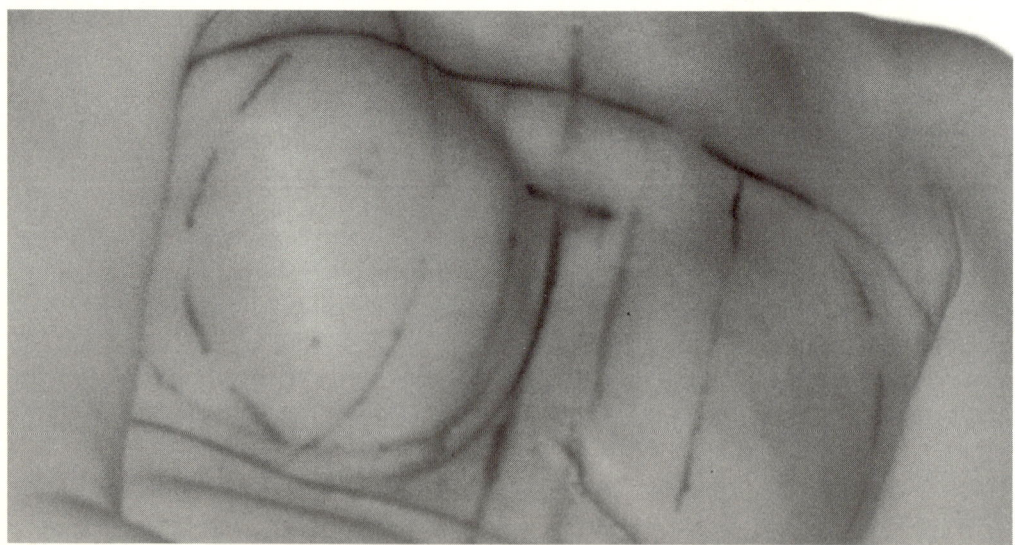

Die Expander sind etwas aufgefüllt, die Bestrahlungsfelder sind eingezeichnet.

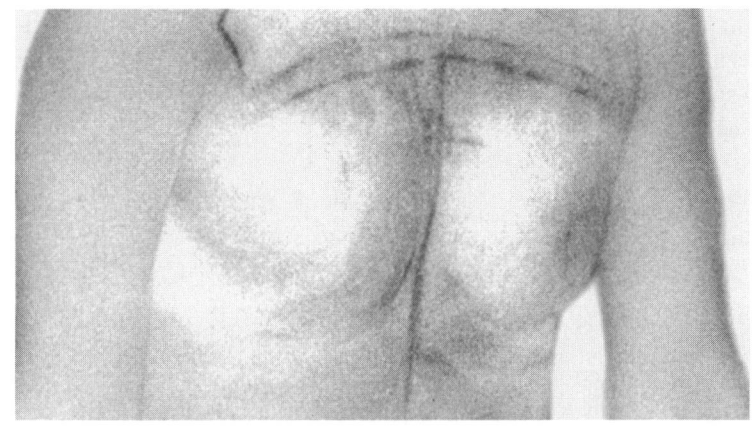

Immer fleißig einpudern ...

ein Expander undicht geworden ist. »Ich habe Ihnen doch schon einmal gesagt, dass die Expander eine unterschiedliche Lage haben! Der eine liegt mehr über dem Brustmuskel als der andere. Da haben Sie mir wieder einmal nicht zugehört«, befindet die Stationsärztin.

Wegen einer starken Blutungsanämie muss ich mir zwischenzeitlich meine Gebärmutter entfernen lassen. Dazu gehe ich in ein anderes Krankenhaus. Zum Glück läuft alles glatt. Bei seiner letzten Visite frage ich den dortigen Chirurgen, ob der Verlauf meines Brustaufbaus so in Ordnung wäre. Antwort: »Das, was wir gesehen haben, sieht nicht gut aus. Lassen Sie sich noch einmal woanders beraten.« Ich bin völlig überrascht und stottere: »Ich habe es doch nur durchgehalten, weil ich dachte, es wird gut. Bitte sagen Sie mir...« Der Arzt verschwindet mit den Worten: »Ich sagte Ihnen ja, lassen Sie sich noch einmal woanders beraten.«

Ich bin verzweifelt. Ein undichter Expander, was mir aber niemand bestätigen will. Kein betreu-

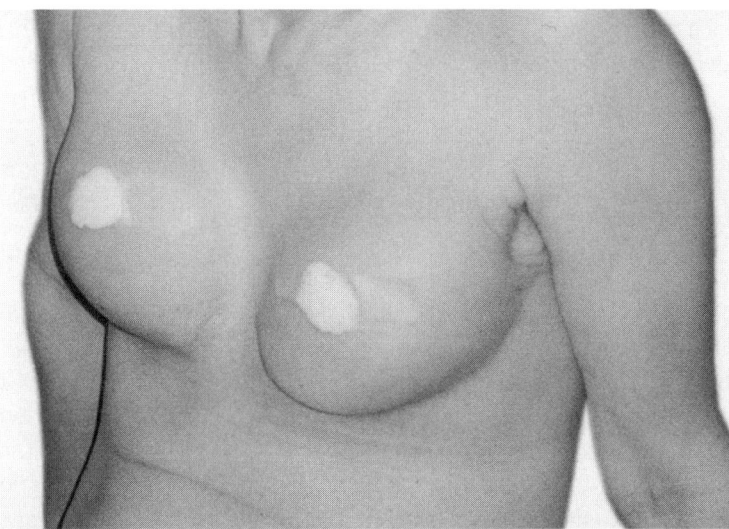

ender Arzt weit und breit, der mir hilft. Schmerzen über Schmerzen und unter der Haut einen Panzer, einen Fremdkörper. Hilfe suchend wende ich mich an den Professor eines anderen renommierten Krankenhauses. Zu seiner Kollegin, einer jungen Ärztin, sagt er: »Das ist undicht, das muss sofort gemacht werden.« Die Ärztin fragt nach: »Herr Prof. Albrecht, würden Sie die Opera-

Nach der Strahlentherapie werden die Expander weiter aufgefüllt. Ich habe starke Schmerzen, kann kaum noch atmen.

tion machen?« Antwort: »Ja, ja, kann ich ja machen.« Weg ist er, ohne mich nur einmal anzusehen oder anzusprechen. Nun habe ich die Bestätigung: Der linke Expander ist undicht. Aber was soll ich tun? Zu Professor Albrecht gehen, der mich gnädigerweise operieren würde, ohne mit mir zu sprechen? Und wie? Und wann?

Viele meiner Freundinnen bewundern mich dafür, wie stark ich bin. Es ist gut gemeint, aber ich kann doch nichts anderes tun als stark sein. Ich will nicht mehr stark sein. Nach so vielen Monaten könnte sich einmal jemand für mich stark machen, mich in den Arm nehmen, mich beschützen und endlich von der Quälerei erlösen.

Nebenbei habe ich noch mit allen Folgen der Scheidung zu kämpfen: Kindergeld für meinen Sohn beantragen, Mietvertrag, Unterhaltsgeschichten, Steuerklasse ändern – haufenweise Formalitäten, die für sich allein gesehen schon einen riesigen Berg darstellten. Und mein Ex-Mann und seine neue Frau verhalten sich für meine Begriffe absolut rücksichtslos. So wollen sie zum Beispiel mit ihrem Neugeborenen zur Abitur-Feier meines Sohnes erscheinen, ohne mich davon in Kenntnis zu setzen.

Für den Fall einer Dienstunfähigkeit habe ich zusätzlich große Existenzängste. Als dann auf dem Weg zu einem weiteren Arzt, mitten im Berliner Innenstadtverkehr zur Rushhour mein Auto verreckt, breche ich zusammen, weine ununterbrochen und kann nicht wieder aufhören.

Ich besuche eine Selbsthilfegruppe »Frauen nach Krebs«, angeleitet von einer Psychologin. Kurz vor meiner Krebs-OP habe ich mit meiner Kamera per Selbstauslöser den Verlauf meines »Brustaufbaus« fotografiert. In der Gruppe habe ich es schwer, für meine speziellen Sorgen Gehör zu finden (»ja, da muss jeder selbst wissen, was er macht...«). Meine Fotos aber sind von Interesse, vor allem für die Psychologin. Als ich mich überreden lasse, die Fotos zu zeigen, sagt sie: »Das ist ja so toll, man sieht sonst immer nur das Ergebnis, nie den Verlauf. Ich würde die Fotos gerne haben, für meine Patientinnen, zur Abschreckung!« Ich bin also ein abschreckendes Beispiel! Verkrüppelt vielleicht, und dazu so dumm, auch noch meine Fotos zu zeigen!

Als ich höre, dass es im ersten Krankenhaus, dem Tumorzentrum, einen Nachfolger von Dr. Kramm gäbe, der »auch ganz toll operieren würde«, gehe ich dorthin zurück. Ich brauche einfach nur Hilfe und fühle mich von Dr. Zarde, dem neuen Arzt, gut beraten. Die rechte Seite ist sehr gespannt und hoch, die linke flach und weicher. Der Implantatwechsel muss daher schon im Oktober 2000 gemacht werden. Eine Kompromisslösung, aber ich bin voller Hoffnung. Die Brustwarzen werden gleichzeitig mitrekonstruiert[1]. Die Operation dauert fast vier Stunden und ich spüre schnell, dass die Brüste wieder sehr hart sind und kaum ein Unterschied zu den

Expandern zu fühlen ist. Nur optisch ist es eine kleine Verbesserung. Dr. Zarde vertröstet mich: »Die Brust senkt sich noch, Sie müssen ein halbes Jahr warten, dann sehen Sie das Ergebnis.« Motiviert, noch sehr euphorisch, will ich ein neues Leben beginnen. Ich mache Sport und versuche alles zu tun, was mich körperlich stärkt. Leider habe ich bei jeder Bewegung viel Schmerzen. Bei den großen Problemen um den Brustaufbau kann ich mich kaum um den Krebs kümmern. Mensch, denke ich, du hast doch auch noch Krebs, dieser Brustaufbau nimmt dir alle Kraft. Seit meiner Krebsdiagnose habe ich eigentlich keinen Tag mehr wirklich gelebt. Die gesundheitlichen und privaten Probleme überlagern alles.

Im Januar 2001, drei Monate nach dem Implantatwechsel der mit Hydrogel[2] gefüllten Implantate, gehe ich noch einmal zu Dr. Zarde. Wieder vertröstet er mich. Alles sei in Ordnung und ich müsse Geduld haben. Mittlerweile bin ich mit der Optik auch gar nicht mehr zufrieden. Es hat sich nicht viel verändert, die Brüste sitzen sehr hoch und sind ziemlich unterschiedlich. Da hat sich nichts gesenkt. Ich habe eher das Gefühl, dass das Gegenteil der Fall ist.

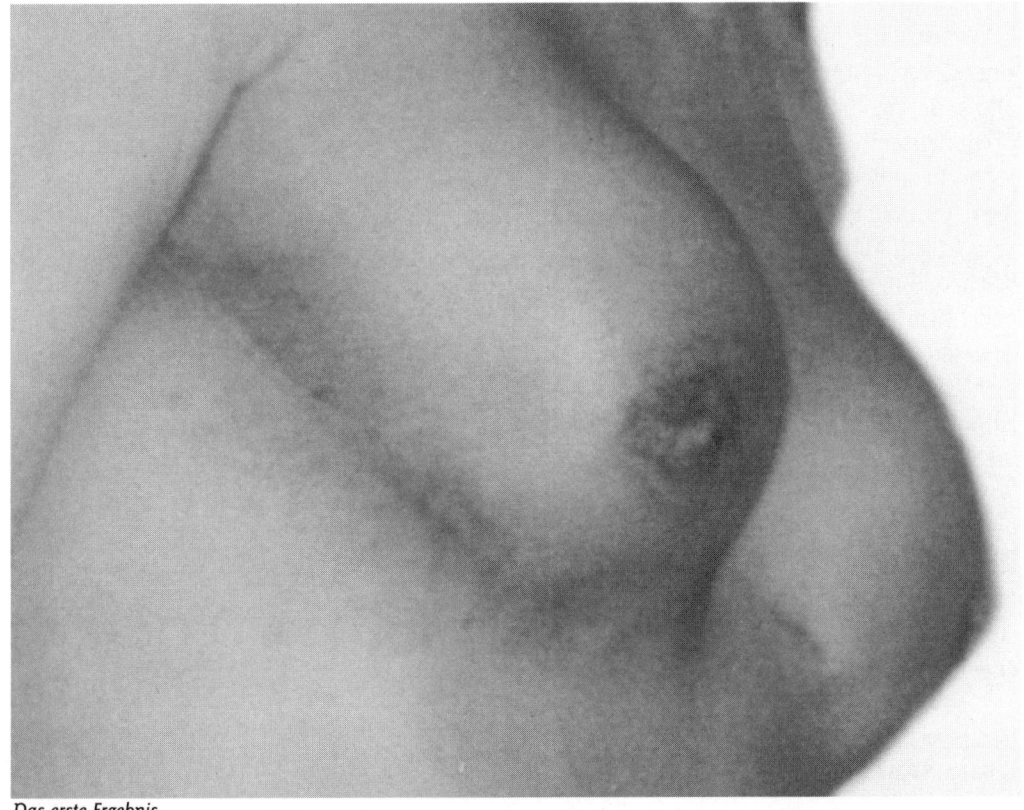

Das erste Ergebnis

Bei Brustimplantaten besteht die Gefahr einer Kapselfibrose, aber mir wird gesagt, die Wahrscheinlichkeit sei durch die Einführung einer rauen Hülle, der sogenannten texturierten oder auch strukturierten Oberfläche, sehr gering.[3] Und auch Dr. Zarde sagt, dass ich keine Kapselfibrose habe. Ich müsste jetzt versuchen, meine Brust so zu akzeptieren. Meine Nachfrage, ob es denn eine Möglichkeit der Rekonstruktion mit Eigengewebe gäbe, beantwortet er mit: »Sie haben ja gar keins, ich würde Ihnen abraten.« Für eine 14-tägige Schmerztherapie mit Schmerzmitteln ausgerüstet gehe ich nach Hause und bin wieder allein. Die Schmerzen bleiben. Also versuche ich intensiv, dem Arzt zu glauben und mich mental umzupolen.

Mitten in meiner mentalen Verarbeitung, während meiner ersten Nachsorgeuntersuchungen, die alle gute Ergebnisse zeigen, stellen sich Ende Februar 2001 weitere gesundheitliche Probleme ein. Ich habe heftige Bauchschmerzen, die sich über einige Tage hinweg entwickelt haben. Vorsichtshalber suche ich meinen Hausarzt auf. Er schickt mich zur Abklärung in die Notaufnahme des nächst gelegenen Krankenhauses. Mir geht es eigentlich schon wieder besser, aber bei der Ultraschalluntersuchung finden die Ärzte Flüssigkeit im Bauchraum und behalten mich deshalb gleich da. Nach mehreren Blutabnahmen, einer weiteren Ultraschalluntersuchung und einer Computertomographie kommt die Stationsärztin an mein Bett. Noch ganz zuversichtlich und kaum nervös sitze ich darauf und lese. »Frau L., ich muss Ihnen sagen, wir haben bei der Computertomographie einen großen Tumor gefunden, der den halben Unterbauch ausfüllt, ausgehend von den Eierstöcken, 10 mal 10 mal 11. Es sieht nicht gut aus.« Ich weiß sofort, das ist mein Todesurteil! Ich springe auf, laufe panisch durch das Zimmer und bleibe weinend in einer Ecke sitzen. Mir geht durch den Kopf: noch drei bis fünf Jahre leben, Chemojahre, Schmerzen, Siechen, Angst. Und dann: »Mein armer, armer Sohn« und »Ich habe die Zeit nicht genutzt, habe mich nur mit dem Brustaufbau gequält«. Und ganz profan: »Ich bin nicht einmal in Prag gewesen«. Beinahe ungläubig frage ich die Ärztin: »Sie kämen doch nicht hierher, wenn Sie sich nicht sicher wären ...?« Schweigend sitzt sie da. Warum sagt sie nichts? »Warum schon wieder ich?«, weine, schreie ich fast. »Das fragt sich jeder«, antwortet sie. Am Ende sagt sie: »Vielleicht irren wir uns ja auch ...« Ich bemerke, wie sie zittert und ihre Stimme brüchig wird.

Ich gehe zurück ins Tumorzentrum. Bis ich allerdings ein Bett bekomme, vergeht eine Woche. Ich suche meine Gynäkologin auf, recherchiere im Internet, erfahre, dass dieser Tumor wirklich alles sein kann, aber eher nicht Krebs, so dass ich diese schreckliche Woche einigermaßen überstehe. Bei der Operation stellen sie eine riesige Zyste fest. Eine andere Zyste ist geplatzt, Ursache meiner Schmerzen und der Flüssigkeit im Bauchraum.

Vielleicht hätte sich alles von allein wieder zurückgebildet. Aber nun habe ich einen Bauchschnitt, keine Eierstöcke mehr. Ich wollte sie entfernen lassen, weil ich nie mehr mit der Diagnose »Eierstockkrebs« konfrontiert werden will. Vielleicht war das eine übereilte Entscheidung. Aber Dr. Zarde sagt, dass die Entnahme der Eierstöcke bei Brustkrebs besser sei. Dabei haben meine Tumore gar keine Hormonrezeptoren, sind also hormonunabhängig! In der dramatischen Situation bin ich nicht dazu gekommen, alles zu überdenken. Ich komme rapide in die Wechseljahre.

Dieses Ereignis, so »gut« es ausgegangen ist, hat mir einen großen Schock versetzt. Als kürzlich eine Kollegin von ihrer bevorstehenden kleineren Unterleibs-Operation berichtete, kamen die ganzen Erinnerungen wieder hoch und ich musste die Tränen zurückhalten. Nie war ich mir so gewiss, dass ich bald sterben würde. Ich hätte ein ganzes Jahr leben können, ohne Krebs, ohne Beschwerden, wenn mir dieser Brustaufbau nicht alles zunichte gemacht hätte. Und nun bin ich immer noch mit zwei harten, unangenehmen Implantaten ausgestattet, die nicht einmal zulassen, dass ich ohne schmerzliche Folgen schwimmen gehen, geschweige denn anderen Sport machen kann.

Meine Gynäkologin schickt mich erneut zur Ultraschalluntersuchung, um feststellen zu lassen, ob nicht doch eine Kapselfibrose vorliegt. Der Arzt, den ich für die Untersuchung aufsuche, fragt mich: »Wie können Sie damit leben? Das ist ja steinhart ...« Meine Antwort: »Schlecht, aber welche Alternative habe ich?« Er schaut sich kurz meine Rippen an: »Na ja, ein bisschen mager sind Sie schon.« Ende. Der Verdacht auf Kapselfibrose bleibt bestehen, kann aber auch durch Ultraschall nicht eindeutig festgestellt werden. Wieder allein. Immer allein. Wohin bloß? Der Arzt schickt mich zur Kernspintomographie. Diese aufwändige stressige Untersuchung ergibt: »Im Vergleich zu rechts besteht links eine mittelgradige Kapselfibrose ...« Aber wenn rechts auch schon eine bestand? Ich reklamiere den Befund. Antwort: »Das wird immer so gemacht; die Seiten werden miteinander verglichen«.
Ich denke über Frauen nach, die sich ihre Brust mit Eigengewebe aufbauen lassen. Es erscheint mir so verdammt hirnrissig, riesengroße Narben am Bauch oder Rücken, einfach nur aus Eitelkeit! »Wer sieht dich denn noch nackend?«, sagt eine Freundin, als ich mit dem Gedanken spiele ...
Die mit der mühevoll gedehnten Haut gut rekonstruierten Brustwarzen, die irgendwie echt aussehen, einfach einnähen wie eine alte Rocknaht? Es wäre für mich wie eine zweite Amputation. Die erste Amputation war nicht wirklich real. Sie war vorübergehend. Und jetzt? Müsste ich jetzt jeden Morgen in den Spiegel gucken, mich vielleicht noch 10 oder 20 Jahre lang immer wieder fragen: Hättest du nicht doch ... Eigengewebe? Sollte ich diesen Weg jetzt noch gehen? Wie?
Ich recherchiere wieder stundenlang im Internet, lese die Bücher von Spezialisten, weiß schließlich über alle möglichen Methoden Bescheid und mir wird klar: Wenn ich mich für Eigengewebe entscheide, käme nur die Verlagerung des Latissimus dorsi[4] in Frage. Ich schreibe vielen Frau-

en, die mir ausnahmslos sagen, wie zufrieden sie sind. Ich treffe mich mit drei Frauen, die mir ihre Ergebnisse zeigen. Da kann mich nichts mehr abhalten: Ich will die Schmerzen loswerden und endlich die einzige, mir noch realistisch erscheinende Möglichkeit des Aufbaus wahrnehmen.

Ich suche zwei plastische Chirurgen auf, die mir unabhängig voneinander bestätigen, dass ich eine Kapselfibrose im Stadium »Baker 4« habe. Der erste Chirurg meint: »Das sieht man doch mit bloßem Auge, dazu braucht man keine aufwändigen Untersuchungen. Wie kann man bestrahlte Haut noch mit einem Expander versehen! Sie können froh sein, dass Ihnen der nicht um die Ohren geflogen ist«. Ich kann froh sein? Was habe ich denn getan?
Meine Entscheidung für den Rückenmuskel wird von beiden plastischen Chirurgen unterstützt. Der Aufbau aus Eigengewebe soll in zwei Operationen im Abstand von zwei Monaten erfolgen. Vier Wochen Wartezeit steigern meine Nervosität, ich leide doppelt unter den Schmerzen und den starken Wechseljahresbeschwerden. Doch ich bin mir sicher: Habe ich das erst einmal überstanden, wird alles gut, zumindest besser...

Ich habe schon das OP-Hemd und die Gummistrümpfe an, halte das OP-Häubchen in der Hand und warte auf die Beruhigungspille. Der Operateur, Dr. Herrmann, hat mit Filzstift eine Ellipse auf die Haut eingezeichnet. Da kommt die Stationsärztin, Frau Dr. Mollberg ins Zimmer und bittet mich, einige Muskel- und Armbewegungen zu machen, dann geht sie wieder hinaus. Minuten später erscheint die gesamte Ärzte-Crew. Wieder muss ich die gleichen Bewegungen machen. »Wir denken nämlich, dass Sie gar keinen Rückenmuskel haben, oder er ist stark unter-

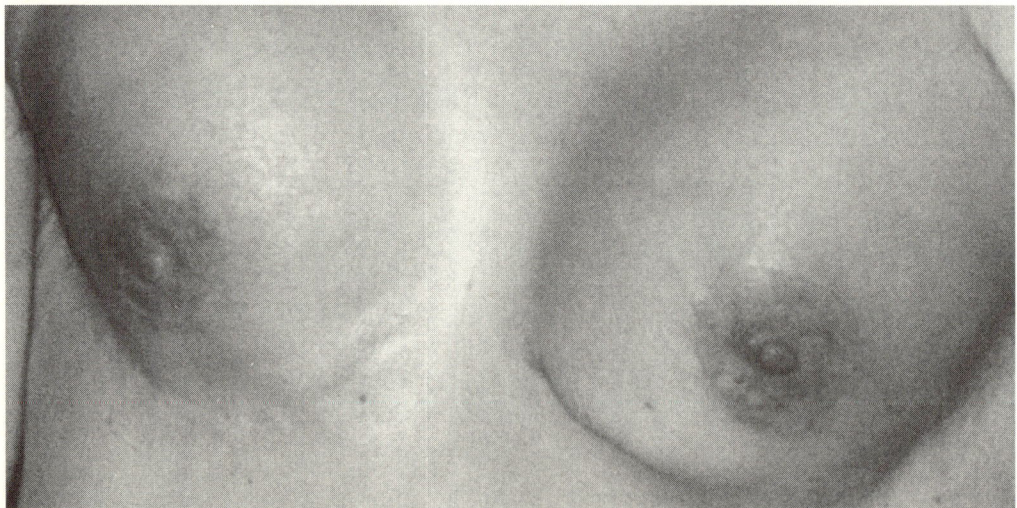

»Das ist normal so.« Kapselfibrose

entwickelt«, sagt der Chirurg zögernd, »Das habe ich in meiner gesamten Zeit noch nicht erlebt«. Ich halte es nicht mehr aus, weine und weine.

Nüchtern, aufgeregt und enttäuscht wie ich war, werde ich zum Muskelvermessen zu den zwei Neurologen des Hauses geschickt. Keiner ist sich wirklich sicher, ob der Muskel vorhanden ist. Schließlich entschließen sich die Ärzte, anstelle des Aufbaus mit Eigengewebe die Hydrogel-Implantate zu entfernen und sie gegen neue Silikonimplantate auszutauschen. Man will nicht das Risiko eingehen, doch keinen Muskel vorzufinden. Ich könne ja zwischenzeitlich den Rückenmuskel auftrainieren, falls ich die Implantate wieder nicht vertrage.

Merkwürdig – ich bin über diese Lösung fast erleichtert. Gleich flammt in mir die Hoffnung auf, vielleicht klappt es ja dieses Mal ohne Kapselfibrose, vielleicht ist Silikon weicher. Rückwirkend erinnere ich mich, wie gleichgültig ich dann die Operation über mich ergehen ließ. Ich glaube, ich hatte weniger Angst davor als vor einer durchschnittlichen Zahnbehandlung.

Das Ergebnis kann sich eigentlich sehen lassen. Die Brust ist zwar reichlich klein, aber gleichmäßig und natürlich geformt. Für mich ist es eine wichtige Erkenntnis, dass man bei einer Brustrekonstruktion in jedem Falle einen plastischen Chirurgen aufsuchen muss, selbst wenn ein Gynäkologe einen »guten Ruf« hat und es auch »gut macht«. Ich schöpfe wieder Hoffnung, dass ich vielleicht wieder einigermaßen »normal« durchs Leben gehen kann.

Zuletzt meinen die Ärzte, meine Haut sei so dünn, dass ich die Implantate immer spüren würde. Und: eine Kapselfibrose könne auch noch in den nächsten Jahren entstehen. Aber auch bei einer erneuten Brustrekonstruktion mit Rückenmuskel hätten sie Bedenken: Wahrscheinlich

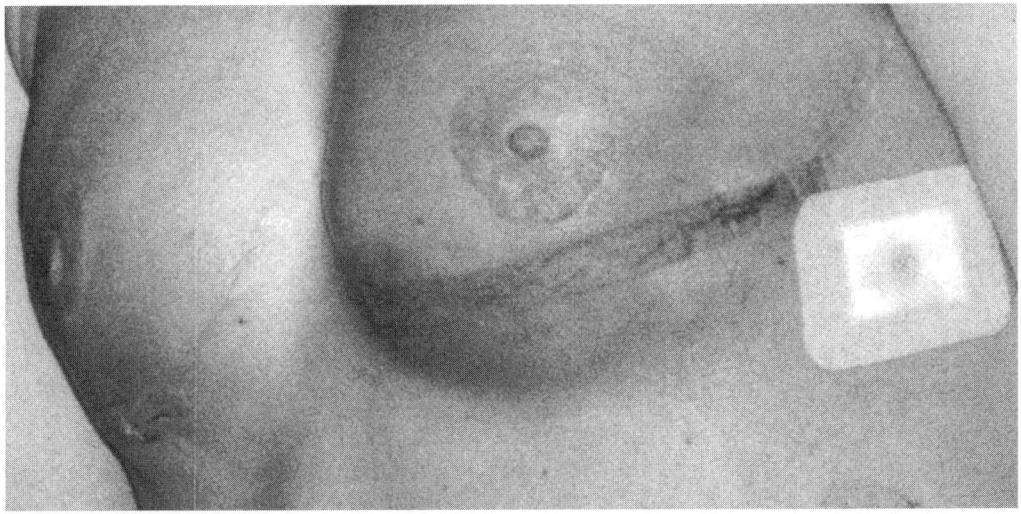

Zweites Ergebnis

würde ich nur mit weiteren Schmerzen reagieren, dann zusätzlich am Rücken. Außerdem bestünde das Risiko, dass der Muskellappen abstirbt. Mir ist dieses Risiko bekannt, doch scheint die Darstellung eines Problems immer davon abzuhängen, was die Ärzte selbst wollen. Bei meinem letzten Besuch glaube ich, sie raten mir ernsthaft von einer OP mit den Latissimus dorsi ab.

Im März 2002 sind fast neun Monate seit der OP vergangen. Ich arbeite wieder. Es lenkt mich ab von dieser langen Krankheitsgeschichte. Es ist für mich gut, ein Stück von »früher« zu schnuppern, ein bisschen zu spüren, »es ist wie immer«. Aber so wird es nie wieder sein. Leider nicht einmal für Minuten oder für ein paar Stunden. Die Angst vor der Wiederkehr des Krebses kann ich vielleicht sogar für Tage vergessen. Die Implantate spüre ich aber leider nach wie vor. Die Haut spannt und der linke Arm ist schmerzhaft steif. Jeden Morgen spüre ich die Narben und die Spannung in der Brust. Ich laufe zu vielen Ärzten, mache Krankengymnastik und Akupunktur. Mittlerweile schmerzen beide Schultergelenke und jeder Versuch, auch nur moderaten Sport regelmäßig zu treiben, wird mit Schmerzen quittiert: Schwimmen, Rückenaufbaustudio, Gymnastik.

Manchmal denke ich: »Du hast noch eine Option. Mach keinen Brustaufbau mehr – wenn dieser hier wieder schief gehen sollte. Sei froh, dass du dir deinen Rücken nicht hast zerstören lassen.« Aber ich mag nicht weiterdenken ...

Im Juni 2002 mag ich immer noch nicht weiterdenken. Ich habe mittlerweile erfahren, dass eine so genannte Explantation – die Entnahme der Implantate – gar nicht so einfach ist, weil deren strukturierte Oberfläche bereits mit der Haut verbunden ist. Und vor allem: Es gibt keine Garantie, dass die Schmerzen dadurch deutlich verringert werden. »Eher nicht«, hörte ich schon mehrmals. Meine Arm- und Nackenmuskulatur schmerzt immer mehr. Zurzeit mache ich Qi Gong. Es kann nichts schaden, tut mir sogar gut.
Von einer Freundin habe ich mir Tramal-Tropfen geben lassen, die bei sehr starken Schmerzen wirken. Ich habe 20 Tropfen »ausprobiert«, wartete auf die Wirkung und war verblüfft – endlich einmal schmerzfrei! Wie eine Süchtige harrte ich lächelnd der Dinge. Die Schmerzen wurden besser, aber ich stand völlig neben mir und musste mich krank melden.
Manchmal sitze ich vor dem Spiegel und weine mich an. Ich erzähle mir dann, wie schlecht es mir geht. Mein Sohn ist mittlerweile ausgezogen, studiert in einer anderen Stadt. Meine Psychotherapeutin sagte mir einmal: »Überlegen Sie, wozu brauchen Sie den Schmerz? Was passiert, wenn Sie ihn nicht mehr haben?« Sie hat Recht mit ihrer Frage, und dennoch – ich würde mich konfrontieren mit all dem anderen Schmerz, mit der Angst vor Krebs, mit der Angst vor der Einsamkeit, mit den vielen Verlusten nahe stehender Menschen – wenn ich nur wüsste, wie ich diese Schmerzen loswerden könnte.

Ende Juni 2002 habe ich auf Vorschlag meiner Psychotherapeutin begonnen, eine Schmerztherapie mit einem Antidepressiva zu machen. Auch diese Mittel können − unabhängig davon, ob eine Depression besteht oder nicht − die Schmerzbotschaft blockieren.

Und noch etwas Gutes: Bei Tchibo gab es neulich einen schönen Büstenhalter. Ich habe immer krumm gesessen, seit mehr als zwei Jahren, weil ich meinen zu kleinen, zu schiefen oder ungleichen Busen verstecken wollte, trug immer weite Blusen oder eine dezente Weste. Ach, und dieser BH passt erstmalig, gibt da noch ein bisschen zu, wo etwas fehlt und ich ziehe wieder stolz meine engeren T-Shirts an.

Juli 2002

Ich brauche Ruhe, kann nicht immer darüber nachdenken, was mache ich jetzt nur? Mache ich jetzt alles richtig mit diesem Brustaufbau? Erneut suche ich einen bekannten plastischen Chirurgen mit Spezialisierung auf Brustrekonstruktion in unserer Stadt auf, er ist bundesweit bekannt für seine Erfahrung und seine Fähigkeiten. Ich habe ein Frage an ihn: »Was meinen Sie, kann ich damit rechnen, dass die Schmerzen weniger werden oder gar verschwinden, wenn ich diese Implantate ersatzlos entfernen lasse?« Dr. Schulze wirkt ruhig und freundlich. Seiner Meinung nach werden die Beschwerden und Schmerzen verursacht durch das Narbengewebe, vor allem die Bestrahlung hätte einen großen Anteil daran. Auch Frauen ohne Brustaufbau würden über diese Schmerzen klagen und hätten oft das Gefühl, sie hätten einen Eisenring um den Brustkorb. Auch ein Aufbau mit Eigenwebe brächte wahrscheinlich kein anderes Ergebnis. Außerdem wäre bei mir nach dem dritten Aufbau auch nicht mit einem optisch guten Ergebnis zu rechnen. »Vielleicht können Sie froh sein, dass es mit dem Latissimus dorsi nicht geklappt hat. Sie hätten noch mehr Narbengewebe, kein befriedigendes optisches Ergebnis und wahrscheinlich mindestens die gleichen Schmerzen.« Dr. Schulze überprüft noch einmal meinen Rückenmuskel und sagt sehr klar: »Der ist vorhanden, und zwar kräftig genug − auf beiden Seiten.« Ich denke an die Situation im Krankenhaus, 30 Minuten vor der Operation, als die gesamte Ärzte-Crew kam, um mir mitzuteilen, dass ich wahrscheinlich keinen Latissimus dorsi hätte ... Die anschließende MRT ergab damals einen »sehr schwach ausgeprägten, für den Brustaufbau wahrscheinlich zu wenig ausgebildeten Latissimus ...« Dr. Schulze lässt mich gegen seinen Arm drücken und ich kann selbst einen deutlichen Muskel spüren. Was soll ich davon nun noch halten? Er empfiehlt mir, solange ich die Schmerzen irgendwie bewältigen kann, über operative Maßnahmen nicht mehr nachzudenken. Mein »mäßig befriedigendes Ergebnis« wäre vielleicht besser als ganz ohne Brust zu leben, wenn der Schmerzzustand ohnehin der Gleiche sein würde. Erst wenn ich es gar nicht mehr aushalten würde, könnte man über eine weitere Operation nachdenken, aber nur deshalb, weil sich dann ohnehin nichts mehr verschlechtern würde. Und Dr. Schulze gibt mir mit auf dem Weg: »Die wieder aufgebaute Brust ist – selbst wenn sie optisch noch so gelungen ist – nie wieder die Brust, die Sie einmal hatten. Sie erfüllt in keinem Fall mehr ihre ursprünglich Funktion – wie Sexualität, Gefühl oder das Stillen.« Der Chirurg ist überzeugend, sodass ich jetzt versuche, den Gedanken an irgendeine Operation zu den Akten legen.

Die Schmerzen bleiben ...

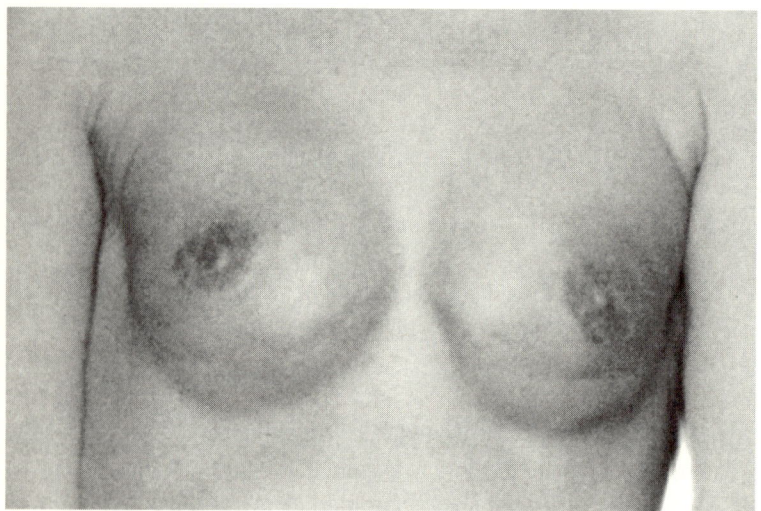

Mäßiges Ergebnis, aber besser als keine Brust

Anmerkungen

1 Für die Rekonstruktion der Brustwarze wurde aus der Leiste ein Stück Haut entfernt und als Warzenvorhof auf die Brust transplantiert. Für den sog. Nippel wurde die Brusthaut leicht angeschnitten und ein kleiner Nippel herausgedreht. Außer dass die Leistengegend anfangs sorgfältig gepflegt werden musste, um einer Entzündung vorzubeugen, verlief dieser Vorgang problemlos. Die Brustwarze sieht sehr natürlich aus.
2 Füllung der Implantate war: Hydrogel. Hydrogel wurde mangels ausreichender Studien vom Markt genommen.
3 In verschiedenen medizinischen Quellen gibt es dazu unterschiedliche Angaben, die zwischen 0,5 und 15 Prozent schwanken.
4 Latissimus dorsi (großer Rückenmuskel). Ein Teil des Muskels wird ellipsenförmig gelöst (ein kleines Ende bleibt für die Aufrechterhaltung des Blutkreislaufes bestehen), unter der Haut hindurchgeschoben und im Brustbereich wieder angenäht. Um an diesen Muskel zu gelangen, entsteht leider eine 12 bis 15 cm lange, meist waagerechte Narbe im Rücken. Meist bietet das Muskelgewebe alleine auch nicht genug Substanz, sodass noch ein kleines Implantat eingelegt werden muss.

Astrid

Die innere Stimme

38 Jahre bei Diagnose 10/1997, getrennt lebend, eine Tochter, Zahntechnikerin

TNM-Klassifikation: T1, N1, Mo, G 4
Diagnose: Mammakarzinom, 3 Lymphknoten befallen
Therapie: Amputation und Expanderaufbau
Chemotherapie: 4-mal nach EC-Schema und CMF
1999 Wechsel des Implantats

Wie alles begann

Inzwischen ist es vier Jahre her und die Erinnerungen fangen langsam an zu verblassen – eine der guten Eigenschaften des menschlichen Gehirns? Vieles erscheint mir nach dieser Zeit unwirklich. Manche Dinge, die früher für mich sehr wichtig waren, haben an Bedeutung verloren, andere erscheinen mir heute wichtiger als damals. Heute bezeichne ich die Zeit vor der Erkrankung manchmal scherzhaft als »mein erstes Leben«. Zwar war mir die Krankheit auch als Gesunde bewusst, aber in meiner Vorstellung betraf sie ja immer andere Frauen. Ein schreckliches Schicksal, das mich doch nicht treffen würde, man hört darüber von Ferne. Das war im Oktober 1997.

Die Zeit, in der sich mein Leben von Grund auf änderte, begann danach. Es war wie in einem schlechten Film: Ich stand unter der Dusche. Ich fühlte einen Knoten unter der rechten Achsel und nach einer unruhigen Nacht suchte ich meinen Frauenarzt auf. Er sagte mir, das sei harmlos, seine Frau hätte das seit 15 Jahren immer mal. Doch ich traute seinen beschwichtigenden Worten nicht, sondern verlangte eine Ultraschalluntersuchung. Mit den Worten: »Hier, Sie können aber sagen, es ist nicht so eilig«, gab er mir die Überweisung – die Erinnerung daran wird nie verblassen.

Ultraschall & MRT

Drei Tage später hatte ich den Termin zum Ultraschall bei einer Ärztin. Für mich eilte es nämlich! Nach Mammographie und Ultraschall der Befund: Zwei angeschwollene Lymphknoten. Da ich ein sehr merkwürdiges, ungewohntes Gefühl im Bauch hatte, ließ ich nicht locker. Also hieß es: »Wir machen noch einen Kernspin (Magnetresonanztomographie) der Brust.« Das Ergebnis: ebenfalls negativ, nichts zu finden, was nun? Ich entschied für mich: Was immer es war, es sollte raus, raus aus meinem Körper. Trotz Krankenhaus-Phobie und dem festen Grundsatz, mich nie operieren zu lassen, wollte ich freiwillig unters Messer. Die OP, bei der zwei suspekte Lymphknoten unter der Achsel entfernt wurden, ließ ich ambulant durchführen, so konnte ich die Klinik am gleichen Tag wieder verlassen.

Krebs

Tage später kam der pathologische Befund, in dem es hieß: »Undifferenziertes Karzinom, Metastase, am ehesten ein Plattenepithelkarzinom möglich.«. Jetzt folgte eine Untersuchung auf die nächste. Während die Pathologen versuchten, eine Erklärung zu finden, wurden bei mir CTs und alle möglichen Spiegelungen gemacht. Augenhintergrund, Kehlkopf, Magen, Darm und Bronchien, jeweils mit Gewebeproben. Beckenknochenstanze, diverse Blutuntersuchungen und PET, Melanomsuche in der Hautklinik. Ein dreiseitiger Bericht über meine sehr gute körperliche Verfassung war das Ergebnis. Darunter schrieb der Hämatologe der Uniklinik: »Wir empfehlen eine Poly-Chemotherapie auf alles.«!!! O-Ton Befundsprache. Das war im Dezember, kurz vor Weihnachten und dem siebten Geburtstag unserer Tochter. Ich lehnte ab und bekam gesagt: »Ja wie, wollen Sie sich nicht behandeln lassen?«

Auflehnung

Ich wollte eine Therapie, aber nur auf meine Krankheit bezogen und keinen unspezifischen Rundumschlag. Erst die Diagnose, dann die Therapie, das wollte ich. Ich begann zu lernen, dass ich nur ein Leben habe und Entscheidungen für mich treffen muss. Meine Mutter hatte weniger Nerven, sie drängelte und weinte, »Kind, lass dich behandeln.«

Eigenregie

Ich verlangte vom Pathologen die Herausgabe einiger Schnitte und sandte diese in das Lymph-knoten-Zentralregister nach Kiel. Leider waren die Pathologen nicht selbst auf diese Idee gekommen. Ich fand das sehr merkwürdig, denn es erschien mir so nahe liegend. Als ich sie darauf hinwies, begannen sich die Pathologen mehr Sorgen um meine Nerven als um meinen Krebs zu machen. Man wolle mir weitere Aufregungen ersparen, so die mir lapidar erscheinende Begründung. Bei der zweiten Anfrage hieß es dann, sie wollten Kosten sparen. Eine Ausrede war so faul wie die andere. Wie denn Kosten sparen, wenn dadurch noch aufwändigere Untersuchungen gemacht werden müssen wie beispielsweise die PET. Ich bestand auf Herausgabe der Schnitte. Die Kieler Spezialisten beurteilten sie als Mammakarzinom oder alternativ Schmincke-Tumor, eine Krebsart, die im Halsbereich auftritt und von einem Professor Schmincke entdeckt wurde.
Mittlerweile hatten wir Anfang Januar. Mein Chirurg beruhigte mich: »Nichts überstürzen.« Alles wurde erneut kontrolliert und wieder wurde nichts gefunden. Wir suchten nach der Steck-nadel im Heuhaufen. Ich kannte mittlerweile verschiedene Ärzte, die mich auch immer wieder beruhigten und dazu rieten, abzuwarten, da bei 5% nie wieder was gefunden würde.

Ein Mammakarzinom wird gefunden

Anfang Februar 1998 dann die Entdeckung: Beim Brust-Ultraschall war endlich etwas zu sehen. Die Ärztin, der Chirurg und ich sahen uns die Bilder an und beschlossen: raus damit, genaue Analyse und feststellen, was es ist. Die Operation erfolgte noch in der gleichen Woche. Wieder war es ein Lymphknoten, mittlerweile der dritte befallene. In der Brust neben dem Lymph-knoten ein drei Millimeter großes Etwas, bei dem die Pathologen mal wieder nicht sagen konnten, ob es eindeutig der Primärtumor war. Eines zeichnete sich jedoch ab: Alles was wir hatten, befand sich im Bereich der rechten Brust. Nach einem ausführlichen Gespräch mit meinem Chirurgen entschied ich mich bewusst für die Amputation. Es hätte noch ein Mikro-Tumor vorhanden sein können, der nur nicht entdeckt wurde. Ich hatte mittlerweile drei befallene Lymphknoten und mein Motto hieß: Lieber mit einer Brust leben, als mit zweien auf dem Friedhof liegen.
Am 14.2.98 wurde die Operation mit gleichzeitigem Expander-Aufbau durchgeführt.

Chemo

Drei Wochen später begann nach genauer Absprache mit meinem behandelnden Arzt die Chemotherapie. Ich entschied mich für 4 Zyklen nach dem EC-Schema und anschließend 3 Doppel-Zyklen CMF. Die Haare fielen mir aus und mir war oft übel. Die Rekonstruktion der Brust wurde parallel zur Chemo gemacht. Zwischendurch wurde immer wieder der Expander mit Kochsalzlösung aufgefüllt, um eine Dehnung des Brustmuskels für die notwendige Größe der Brust zu erreichen.

Aus dieser Zeit fehlen mir einige Erinnerungen, ich erlebte vieles wie durch einen Schleier, wobei ich immer dachte, irgendwann ist das alles vorüber. Als ich merkte, wie mir die Haare ausfielen, schloss ich mich im Bad ein und rasierte sie mir komplett ab. Lieber ein Ende mit Schrecken als ein Schrecken ohne Ende.

Die EC-Therapie war bei mir unberechenbar, mal vertrug ich sie einigermaßen, dann wieder sehr schlecht. Bei der CMF Therapie ging es mir teilweise schon wieder so gut, dass ich an besseren Tagen morgens ins Schwimmbad fuhr, um ein paar Bahnen zu schwimmen. Das half mir sehr und schien meinem Immunsystem auch gut zu bekommen. Ich ging viel mit unserem Hund spazieren. Als eine, die notfalls mit dem Kopf unter dem Arm arbeiten ging, lernte ich so, dass es auch ohne Arbeit gehen kann.

Von Medizinern und Ärzten

Ich lernte, zwischen Ärzten und Medizinern zu unterscheiden. Mediziner haben fachlich einiges auf dem Kasten, aber im menschlichen Bereich haben sie, milde ausgedrückt, einige Defizite. Meine Venen wurden merklich schlechter und haben unter der härteren EC-Therapie einen bleibenden Schaden genommen. Eine Situation steht mir immer noch unvergesslich vor Augen: Ich bekam die Empfehlung, mir vor der nächsten Chemo (gemeint war der nächste Zyklus im Falle eines auftretenden Rezidivs!) einen Port legen zu lassen. Im Gespräch mit dem Arzt äußerte ich die Hoffnung, dass ich keinen mehr brauchen würde. Er meinte, mich nochmals über die Art meiner Erkrankung informieren zu müssen: »Sie wissen ja, Sie haben ein Mammakarzinom, das ist nicht so ohne!«, und schwupp, war er zur Tür hinaus. Kleine, vernichtende Sätze, die oft mehrere Tage lang nachwirken. In meiner Vorstellung beschäftigte ich mich damals intensiv damit und dachte: Sie wissen etwas, was ich nicht weiß. Sie rechnen sowieso damit, dass der Krebs wiederkommt. Ich stellte mir die Frage, wofür ich das alles eigentlich machte.

Heute lege ich sehr viel Wert darauf, mich nur noch von Ärzten und Ärztinnen behandeln zu lassen, die mich auch als Mensch ernstnehmen, die Entscheidungen mit mir gemeinsam treffen. Ich kenne meinen Körper, sie haben Medizin studiert – also arbeiten wir doch zusammen. Einige der behandelnden Ärzte mussten über meinen Galgenhumor lachen, aber für mich stand irgendwann, als ich ganz unten war, fest: Entweder du kaufst dir jetzt eine Blume, setzt dich auf den Friedhof und wartest, bis du dran kommst oder du machst das Beste aus der Situation.

Es war eine schlimme Zeit für mich, aber ich stellte fest, dass ich eine großartige Familie und einen verlässlichen Freundeskreis habe. 1999 wurde der Expander gegen ein anderes Implantat ausgetauscht. Ich hatte genug Zeit, in Ruhe zu überlegen, womit das Implantat gefüllt werden sollte. Ich entschied mich für eine Mischung aus Kochsalz und kohäsivem Silikon.

Club der Busenfreundinnen

Durch meine Erkrankung lernte ich viele andere Frauen mit der gleichen Diagnose kennen. Es entstanden und entstehen immer noch wunderbare Freundschaften zwischen uns. So kam es, dass wir den Club der Busenfreundinnen gründeten. Den Namen wählten wir auch deswegen aus, weil wir uns erst über die Erkrankung unseres Busens überhaupt kennen gelernt haben. Wir haben sehr viel Spaß zusammen. Es tut einfach gut, sich mit anderen Frauen auszutauschen, die wissen, wovon man redet oder wie schlecht einem ist, wenn man nach der Chemo sagt: »Mir ist schlecht.«
Im Januar 2001 schlossen wir uns der Frauenselbsthilfe nach Krebs an, aus den wenigen Frauen, die wir anfangs waren, ist nach einem Jahr eine Gruppe von 38 Frauen geworden.

Ich habe mich verändert

Ich habe mich eigentlich nie gefragt, »Warum ich?«, sondern mir die Frage gestellt, warum ich wohl immer gedacht habe, dass »es« mir nicht passiert. Ich bin stärker geworden, teilweise auch härter, weil ich mich nicht mehr halbherzig auf irgendetwas einlasse, sondern nein sage, wenn mir danach ist, auch wenn ich damit mal anecke. Ich habe gelernt, mein Leben mehr zu genießen und Sachen, die ich machen möchte, nicht auf die lange Bank zu schieben. Ich würde gerne mehr reisen, aber leider fehlen mir dazu die finanziellen Mittel. Insgesamt geht es mir heute besser als zuvor. Ich mache heute viel Sport: BBP, Stretch & Relax, im Sommer kommen Schwimmen, Inlineskaten und Radfahren dazu. Denn nach der Chemotherapie setzte bei mir ein unheimlicher Bewegungsdrang ein, ich wollte nicht mehr so schlapp sein, ich wollte wieder fit sein und Kondition haben. Es tut mir sehr gut, ich baue auf diese Weise meinen Stress ab. Ja, ich vermisse meinen Originalbusen noch immer, komme aber mit der jetzigen Lösung gut zurecht. Ich habe gelernt, dass es Schlimmeres gibt auf der Welt. Dass Menschen, die zum Beginn meiner Erkrankung noch gesund waren, heute auf dem Friedhof liegen. Ich habe gelernt, mich wieder über Kleinigkeiten zu freuen und das Jetzt, das Hier und Heute zu genießen.

Kurz nach meiner Erkrankung bekamen wir zu Hause den ersehnten Internet-Anschluss. Seitdem kann ich mich noch besser über den Stand der Dinge bezüglich des Themas Brustkrebs informieren. Ich habe ein Forum entdeckt, in dem Frauen mit der gleichen Grunderkrankung sich austauschen können und im Chat einfach plaudern können. Es ist eine große Hilfe, festzustellen, dass andere Frauen das gleiche Problem haben oder dass der Arzt in Frankfurt, München oder Berlin nicht anders therapiert, als der Arzt in einem kleinen Kreiskrankenhaus. Wir können uns Tipps geben und uns in schlechten Phasen gegenseitig trösten. Die so entstandenen Freundschaften möchte ich nicht mehr missen.

So war es bei mir

Zum Schluss möchte ich auf etwas hinweisen, das mir wichtig erscheint: Jede von uns sollte intensiv auf die eigene innere Stimme hören. Nicht jeder geschwollene Lymphknoten bedeutet Krebs. Meine Frauenärztin erklärte mir später, viele Frauen kämen gerade im Sommer mit geschwollenen Lymphknoten. Für mich war das aber nicht normal. Ich hatte das in meinem 39-jährigen Leben noch nie erlebt und habe sofort reagiert.

Bei Früherkennung sind die Chancen einer Heilung des Brustkrebs meines Erachtens am besten. Nach meinen bisherigen Erfahrungen werden Knoten meist von den erkrankten Frauen selbst erkannt. Gerade für jüngere Frauen muss die Medizin endlich eine effektive Früherkennung entwickeln, denn bis zum heutigen Tage gibt es leider noch keine mir bekannte Vorsorge.

Roswitha H.

Den Informierten gehört das Leben

Kontakt: rhaucke@webv.de

40 Jahre bei Diagnose 1998, verheiratet, ein Sohn (14 Jahre), Krankenschwester, z. Zt. Erwerbsunfähigkeitsrente.

<u>TNM-Klassifikation:</u> pT2 (m), pN1bi (2/19) Mo Lo Vo Ro G1, Östrogenrezeptor positiv, Progesteronrezeptor stark positiv, Herz-neu negativ, Tumormarker bisher immer im Normbereich
<u>Diagnose:</u> multifokales, duktal-invasives Mammakarzinom (2,5 cm) mit mehreren kleinen Herden, 2 Lymphknoten befallen
<u>Therapie:</u> Modifizierte radikale Mamma-Amputation ohne Aufbau (auch nicht geplant)
<u>Chemotherapie:</u> CMF, zwei Zyklen, Abbruch wegen schwerer toxischer Nebenwirkungen
<u>Hormontherapie:</u> Tamoxifen für fünf Jahre, Bisphosphonat-Infusionen (adjuvant 14 Monate)
<u>Unterstützende Therapie:</u> täglicher Ausdauersport, vegetarische Ernährung ohne Milchprodukte.

Mein Beitrag in diesem Buch soll zeigen, dass Brustkrebs eine Erkrankung mit vielen Gesichtern ist und ausgesprochen unterschiedlich erlebt wird. Dabei sehe ich eine Gemeinsamkeit aller betroffenen Frauen: Es geht bei ihrem schweren Kampf gegen die Krankheit immer um das eigene Überleben.

Das Trauma Brustkrebs beginnt für mich an einem Freitagabend bei einem Glas Rotwein. Wie immer haben mein Mann und ich uns viel zu erzählen. Plötzlich spüre ich ziemlich starke Stiche in der linken Brust. Es sind so ganz andere Beschwerden, neue noch nie da gewesene Schmerzen. Automatisch greife ich an die Brust und weiß sofort, wo ich hinfassen muss. Eine Verhärtung, ein sehr gut zu tastender Knoten ist da zu spüren. Auch mein Mann spürt ihn, er schaut mich an und meint: »Du machst mir Angst.«
Diese Angst um meine Brust lauert schon lange in mir, seit über einem Jahr beobachte ich eine äußerliche Veränderung meiner linken Brust. Der Blick in den Spiegel sagt mir: Diese kleine Einziehung der Haut ist nicht normal. Doch der Verdrängungsmechanismus funktioniert bestens und ich schalte meinen Verstand aus. Zu meinem Spiegelbild sage ich: Roswitha, jetzt hast du

Orangenhaut an der Brust, vielleicht ist das ja so mit 40 Jahren!

Das Warnsignal habe ich in mein Unterbewusstsein abgedrängt, kann es mich doch nicht ein zweites Mal treffen. 10 Jahre zuvor ist bei mir Gebärmutterhalskrebs im Frühstadium diagnostiziert worden. Die Gebärmutter wurde mir entfernt, ich brauchte keine weitere Therapie, und es ging mir sehr gut danach.

Ich halte es nicht für möglich, dass ich erneut betroffen sein soll! Hätte ich bei meiner Vorgeschichte nicht besonders wachsam sein müssen? Natürlich, aber der Krebs hat mich schon einmal in einen absoluten Ausnahmezustand versetzt, nichts ist mehr, wie es einmal war.

Die Schmerzen an diesem Abend weisen mich mit aller Deutlichkeit auf das Kommende hin. Meine ohnmächtige Angst, Unwissenheit und mangelndes Selbstbewusstsein werden mir im Verlauf der Krankheit noch viel Kummer bereiten.

Am Montag habe ich einen Termin bei meiner Gynäkologin, die feststellt: »Die linke Brust ist etwas drüsiger, kein Grund zur Beunruhigung.« Daraufhin veranlasst sie eine Mammographie. Einige Stunden später reicht mir der Radiologe, der gerade wortlos eine Sonographie bei mir durchgeführt hat, meine Aufnahmen über den Tresen. In den vollen Warteraum hinein sagt er: »Frau H., gehen Sie damit schnellstmöglich zu Ihrer Ärztin, das muss unbedingt operiert werden.« Und schon ist er wieder verschwunden.

»... muss unbedingt operiert werden!«, schwirrt es mir durch den Kopf. Schnell, schnell, jetzt muss alles ganz schnell gehen, habe ich doch durch mein Verdrängen schon viel Zeit verloren. Es geht so weit, dass ich im Krankenhaus anrufe und darum bitte, nicht erst am Dienstag der darauf folgenden Woche aufgenommen zu werden, sondern wenn schon nicht mehr in dieser Woche, so vielleicht einen Tag eher, am Montag. Wie wenig ich doch zu diesem Zeitpunkt über die Krankheit weiß. Kraft und Mut für Eigeninitiative, um mich erst einmal in Ruhe zu informieren, fehlen mir in dieser Phase gänzlich.

Am Tag der stationären Aufnahme wird eine Stanzbiopsie durchgeführt, die sich wegen der Lage des Knotens als sehr kompliziert erweist. Von einer jungen Ärztin wird mir am nächsten Tag zwischen Tür und Angel das Ergebnis mitgeteilt: »Eine Brust erhaltende OP ist nicht möglich, die Brust muss amputiert werden. Die Histologie hat ergeben, dass es doch bösartig ist.« Sehr viel mehr Worte sind es nicht, die sie findet. Sie muss zur Chefarztbesprechung und hat, so teilt sie mir mit, »eigentlich jetzt gar keine Zeit für solche Gespräche«. Ich selbst bin zu diesem Zeitpunkt zu verzagt, um mehr für mich einzufordern.

Spätestens hier hätte ich einen Arzt gebraucht, der sich Zeit nimmt und mit mir spricht. Bei der Konfrontation mit einer so einschneidenden Erkrankung, bei der es um Leben und Tod geht, ist eine Möglichkeit, mit dem Arzt sprechen zu können, unverzichtbar. Chancen, Risiken, andere

Möglichkeiten, alles das kommt in den Gesprächen gar nicht vor. Dabei habe ich mich an ein renommiertes Tumorzentrum gewandt, das sich mit seiner Arbeit sogar als eines der wenigen in Deutschland auf die europäischen Leitlinien[1] beruft. Der Radiologe, der es zu Beginn an Einfühlungsvermögen fehlen ließ, ist nicht der einzige Arzt, der mir und meiner Psyche nicht gut tut. Dass Ärzte niemals Zeit haben – bei ihrer Wichtigkeit und der Auslastung unseres medizinischen Systems – dies bekomme ich im Laufe der Behandlung noch des Öfteren zu spüren. In dieser Situation der Hilflosigkeit hätte ich zu allem ja gesagt, auch wenn man mir angeraten hätte, die andere Brust prophylaktisch entfernen zu lassen. Wahrscheinlich hätte ich gesagt: »Nehmt, was ihr braucht, aber macht, dass ich wieder gesund werde.« Mein Selbstbestimmungsrecht habe ich bereits an der Pforte zum Krankenhaus abgegeben.

Aus heutiger Sicht kann ich sagen, dass sich der herrschende Medizinbetrieb auf das psychische Erleben einer Krebserkrankung fast grausam auswirken kann. Ausdrücklich möchte ich betonen, dass ich auch sehr gute Erfahrungen mit Ärzten gemacht habe. Mit Eigeninitiative und sicher auch etwas Glück fand ich über das Internet einen sehr interessierten und warmherzigen Onkologen, der neuen Behandlungswegen aufgeschlossen gegenübersteht. Schon der erste Termin, bei dem wir ein fast einstündiges Gespräch führten, war ein echter Lichtblick für mich.
Leider ist es immer noch Glücksache, einen Arzt zu finden, der sich die notwendige Zeit nimmt und alle ihm zur Verfügung stehenden Therapiemöglichkeiten ausschöpft. Informierte Patient/innen sind in vielen Arztpraxen noch immer nicht gern gesehen, sie kosten Zeit und oft auch mehr Geld.

Die Amputation meiner Brust verläuft ohne Komplikationen. Die darauf folgende CMF-Chemotherapie muss wegen schwerster toxischer Nebenwirkungen abgebrochen werden. Die Nebenwirkungen werde ich hier nicht näher beschreiben, um Frauen, die eine solche Therapie vor sich haben, nicht zu erschrecken. Leider bin ich eine der Frauen, die auf diese als relativ gut verträglich geltende Chemotherapie so empfindlich reagiert. Meine extreme Überreaktion führt dazu, dass ich ein zweites Mal stationär aufgenommen werden muss, aber ich habe einen Schutzengel.

Insgesamt brauche ich eine sehr lange Zeit, um in etwa wieder die alte Roswitha zu werden. Ich sage in etwa, denn bis heute konnte ich nicht wieder in den Berufsalltag zurückkehren. Nach zwei gescheiterten Arbeitsversuchen stellte ich einen Rentenantrag, dem nach anderthalb Jahren Bearbeitungszeit entsprochen wird. Ich muss mich während dieser Zeit bei ärztlichen Gutachtern vorstellen und werde zu einer sechswöchigen verhaltenstherapeutischen Kur geschickt. Auch von der Kur werde ich, wie von den Gutachtern zuvor, als arbeitsunfähig für meinen Beruf entlassen. Es vergehen dann noch einmal acht Monate, bevor der Rententräger mir seine Entscheidung mitteilt. Diese Zeit ist für mich psychisch sehr belastend. Ich muss mir Aussagen anhören wie: »Brustkrebs – kein Grund zur Berentung«, »40 Jahre – viel zu jung, es gibt doch viel ältere Frauen, die mit dieser Krankheit wieder in den Berufsalltag einsteigen« und »Arbeit lenkt von der Krankheit ab«. Ich merke, wie mir ein schlechtes Gewissen eingeredet werden soll. Und das, wo ich mir schon selbst Schuldgefühle und Selbstvorwürfe mache, ohne zu wissen, was ich eigentlich hätte anders machen können, um gesund zu bleiben. Auch dass ich bereits zum zweiten Mal gegen eine lebensbedrohliche Erkrankung kämpfe, lebe, leben will, wird nicht anerkannt.

Die informierte Patientin

Ich weiß nicht, wie ich all das Erlebte und diese schreckliche Zeit ohne meine Familie überstanden hätte. Mein damals 14-jähriger Sohn nahm mich in den Arm und versuchte mich mit den Worten zu trösten: »Ist doch nicht so schlimm, wenn eine Brust weg ist, die Hauptsache ist, dass du lebst.« Ganz zögernd kam die Frage hinterher: »Oder stirbst du daran?« Mein Mann versuchte von Anfang an nach außen hin einen klaren Kopf zu bewahren. Es tat so unendlich gut, ihn zu haben, immer wieder konnte ich mich an seiner Seite ausweinen und über alles mit ihm sprechen. Diese Krise in meinem Leben hat mich noch enger mit meinem Mann verbunden.
Als ich mich etwas erholt hatte, versuchte mir mein Mann das Internet näher zu bringen. Bis dahin hatte ich den Computer immer abgelehnt, jetzt suchte ich Informationen zum Überleben. Schon als mein Mann das erste Mal den Begriff »Mamma-Ca« in eine Suchmaschine eingegeben hatte, war ich überwältigt von der geballten Menge an Informationen. Von da an ließ mich das Internet nicht mehr los. Schon bald richteten wir für mich einen eigenen Computerarbeitsplatz ein. Im Laufe der Zeit habe ich mir ein umfangreiches Wissen zu Brustkrebs angeeignet. Das Brustkrebsforum im Internet habe ich leider erst nach meiner OP entdeckt.
Heute weiß ich über meine Krankheit sehr viel, sodass ich meinem Gynäkologen als informierte und mitdenkende Patientin gegenüberstehe. Dadurch habe ich an Selbstsicherheit gewonnen.

Mit meinem heutigen Wissen hätte ich mich für eine andere Therapie stark gemacht und wäre Krankheit und Therapie nicht so hilflos ausgeliefert gewesen. Bei der Chemotherapie hätte ich wahrscheinlich auf einen Wechsel zu anderen Medikamenten gedrungen. Lymphknoten waren befallen und ich immer noch relativ jung. Auch die Hormontherapie, die ich gemacht habe, erscheint mir von meinem jetzigen Kenntnisstand her nicht mehr optimal. Vielleicht hätte ich an einer Studie mit Zoladex, einem Medikament, das die Hormonproduktion in den Eierstöcke stark unterdrückt, teilgenommen.

Bis jetzt gehöre ich nicht zu den Menschen, die »Krebs als Chance« begreifen, aber ich bin dabei, zu lernen, mit Krebs umzugehen, damit zu leben. Das geht mal gut und mal weniger gut. R. L. Stevenson sagte einmal: »Im Leben kommt es nicht darauf an, ein gutes Blatt in der Hand zu haben, sondern mit schlechten Karten gut zu spielen.«

Ich versuche jetzt, durch möglichst viel Wissen über meine Krankheit dieses Prinzip umzusetzen. »Den Informierten gehört das Leben und hoffentlich auch das Überleben.« Worte einer ebenfalls an Brustkrebs erkrankten Frau, an die ich oft denke.

Inzwischen geht es mir immer häufiger gut und durch die Berentung kann ich meinen Lebensrhythmus meinem Befinden anpassen. Aber diese unerbittliche Angst wird immer bleiben. Jeder simple Muskelkater kann in Gedanken zur Knochenmetastase mutieren und ein kleines Hüsteln lässt mich sofort an Lungenmetastasen denken. Häufige Schmerzen im Arm erinnern mich daran, wie wenig belastbar ich bin. Aber ich weiß, damit bin ich nicht die Ausnahme, vielen Frauen geht es ähnlich. An dieser Stelle einen Dank an Curly Krohn vom Bundesverband der Brustkrebsinitiativen, die es mir möglich gemacht hat, mit betroffenen Frauen in Erfahrungsaustausch zu treten und so an wertvolle Informationen zu kommen. Der Austausch mit Frauen, die Ähnliches wie ich erlebt haben, dieselben Ängste und Gefühle kennen, ist sehr hilfreich in einer Umwelt, die prinzipiell wenig Kontakt mit an Krebs Erkrankten zulässt.

Mir erscheint das Leben heute doppelt kostbar. In einem bestimmten Alter fangen die meisten Menschen, ob krank oder gesund, an, über Leben und Tod nachzudenken. Im Verlauf meiner Erkrankung habe ich alle Statistiken gesprengt. Aber selbst in großer Verzweiflung und auch, wenn es mir akut schlecht ging, war und ist es trotzdem die großartigste Sache, am Leben zu sein.

Ich wünsche allen Frauen, die von dieser lebensbedrohlichen und heimtückischen Krankheit betroffen sind, auf ihrem schweren Weg einen aufrichtigen und verständnisvollen Partner, Freunde oder Angehörige und die besten Ärzte, die den Kampf mit dieser Krankheit gemeinsam mit ihr aufnehmen!

Anmerkung

1 Die Europäischen Leitlinien beinhalten Qualitätsstandards in der Diagnostik und Therapie von Brustkrebs. Sie werden von der EUSOMA = European Society of Mastology, der Europäischen Gesellschaft für Brustheilkunde herausgegeben.

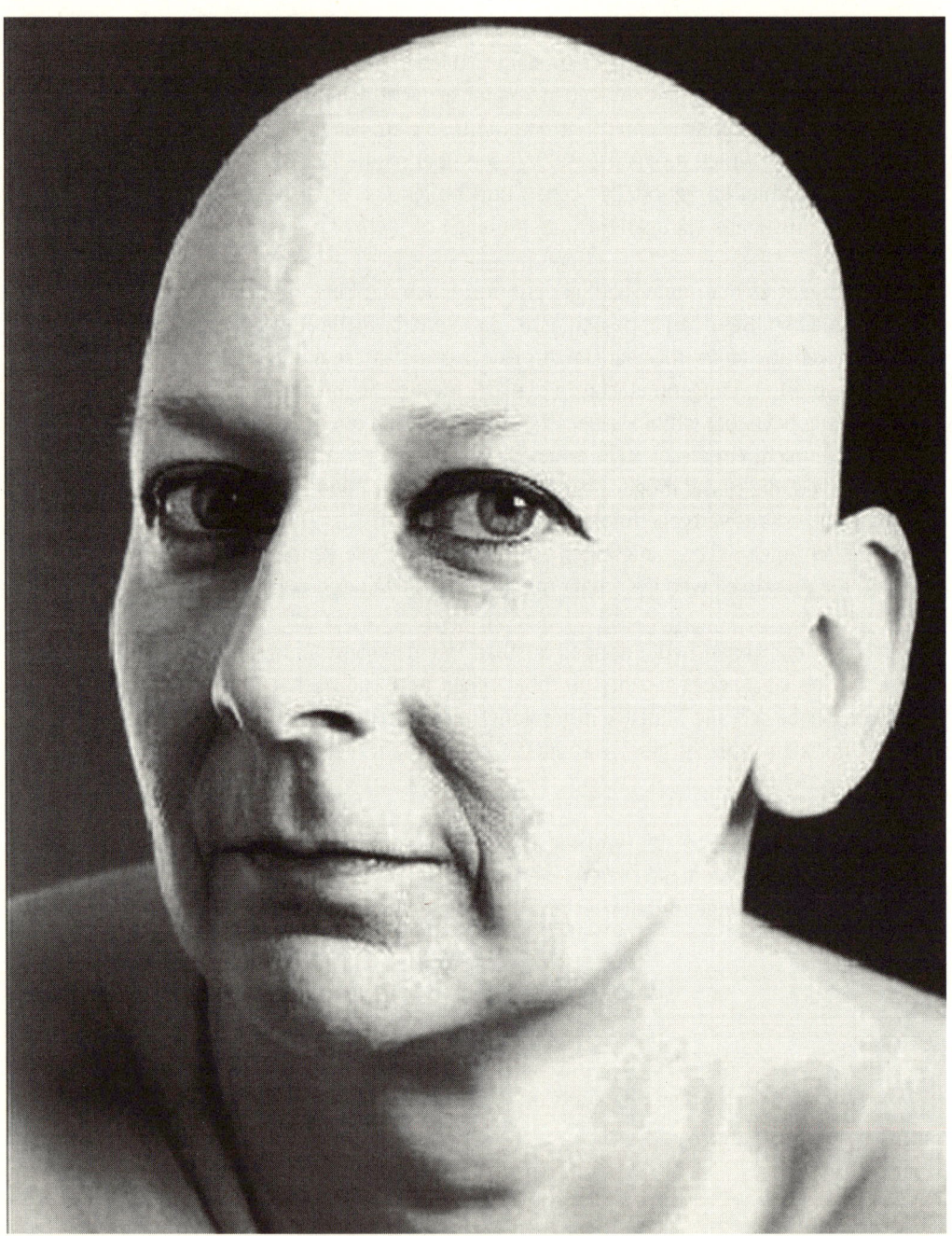

Elisabeth Hantke
Fotografin: Uta Widera-Kleinsorge

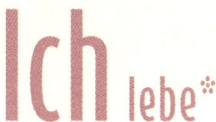

Ich lebe*

Kontakt: e_hantke@web.de

> 39 Jahre bei Diagnose 1993, geschieden, zwei Töchter (Cornelia 12 und Juliane 17 Jahre alt), Künstlerin
>
> <u>Diagnose:</u> duktal-invasives Mammakarzinom rechts, G 1 - 2, keine befallenen Lymphknoten. Östrogen- und Progesteronrezeptor positiv, Herz-neu Rezeptor 3+
> 1998 Rezidiv 4 cm
> <u>Therapie:</u> 1993 Brust erhaltende Therapie (BET); 1998 Amputation ohne Aufbau
> <u>Strahlentherapie:</u> 56 Gy.
> <u>Chemotherapie:</u> 4 Zyklen nach dem EC-Schema
> <u>Hormontherapie:</u> Tamoxifen und Raloxifen, Bisphosphonattherapie

Was werft ihr mir vor?
Euer Vorwurf ist?
Eure Meinung ist?
Dies ist nicht mein!
Mein ICH bleibt!

1996
Verlasse mit beiden Kindern meinen Mann
Juliane im Prüfungsstress zur Zytologin
Cornelia – Schulverweigerung
Bekomme einen Kurs zur Wiedereingliederung ins Berufsleben
Arbeitsplatz für Juliane gefunden
Cornelia zieht aus! Geht zu Freunden nach Oldenburg
Scheidungsantrag.

*Auszüge (komplett unter: www.mamazone.de)

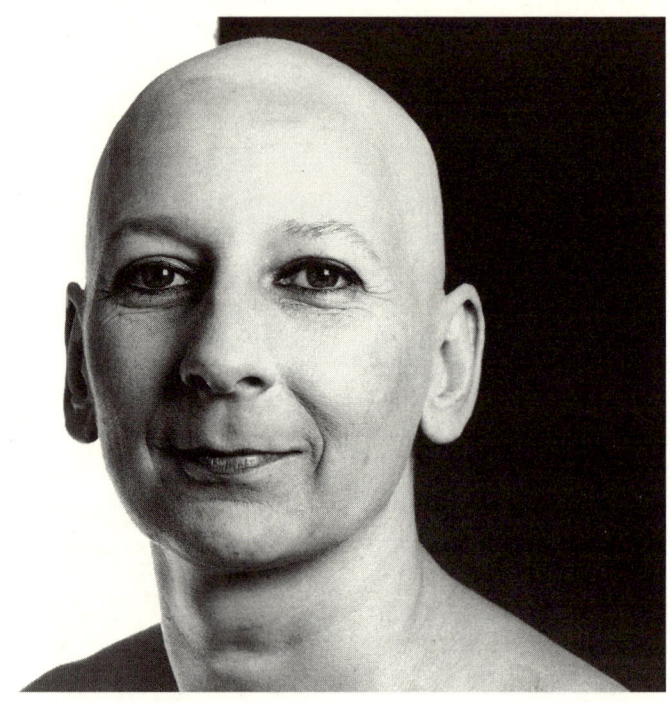

Wer liebt mich?
Wind Sonne und Wasser liebkosen mich –
Lebenswille – komm
Wie kann ich lernen –
Lernen, wie man lebt?

1997

Ende des Praktikums – Arbeitslosenhilfe
Bewerbungen erfolglos
Umzug mit Juliane in kleinere Wohnung
Kampf um eine ABM-Stelle

1998

Mattheit – Depressionen …
5-Jahresuntersuchung: Werte bestens, alle gratulieren mir!
Mir war nicht danach, fühlte mich krank
Ahnung auf ein Rezidiv?

Mir ist bewusst, dass ich meinen Zorn,
Meine Aggression,
Meine Eifersucht,
Meine Wut annehmen soll.
Mein Leben
Mein Leben ausleben
Mein Leben nicht unterdrücken
Auch dies bin ich.
Ich liebe mich so, wie ich bin.
Ich umarme mich mit Tränen.
Es kommt alles wieder in Ordnung.

1998
O.P., Lokalrezidiv rechte Mamma
Ablatio rechts
1.Chemo
2.Chemo
3.Chemo – zwischendurch Fieber
4.Chemo
ABM-Stelle in der Stadtbücherei
Vorbereitung des Umzugs in eine 2-Zimmerwohnung mit Balkon
oberhalb der alten, in welcher Juliane bleibt.
Einfach und kahl wird meine neue Wohnung.

Ihr guten Feen steht mir bei.
Berge und Meereswellen waren mal eins.
Wie ist es mit Geist und Seele von mir –
Werden sie eins – wie Leben und Tod?
Ziel vom Leben ist Tod.

2000
Krank, oft total erschöpft.
Angst! Meine linke Brust ...
Kein Vertrauen zu meinem Körper. Ungutes Gefühl.
Bestehe auf Mammographie. Kleiner Knoten – Schnellschnitt.
Kleiner Teil der linken Brust wird entfernt.
Gott sei Dank, es ist gutartig!
Erwerbsunfähigkeitsrente.
Abschluss der Psychotherapie – erfolgreich!

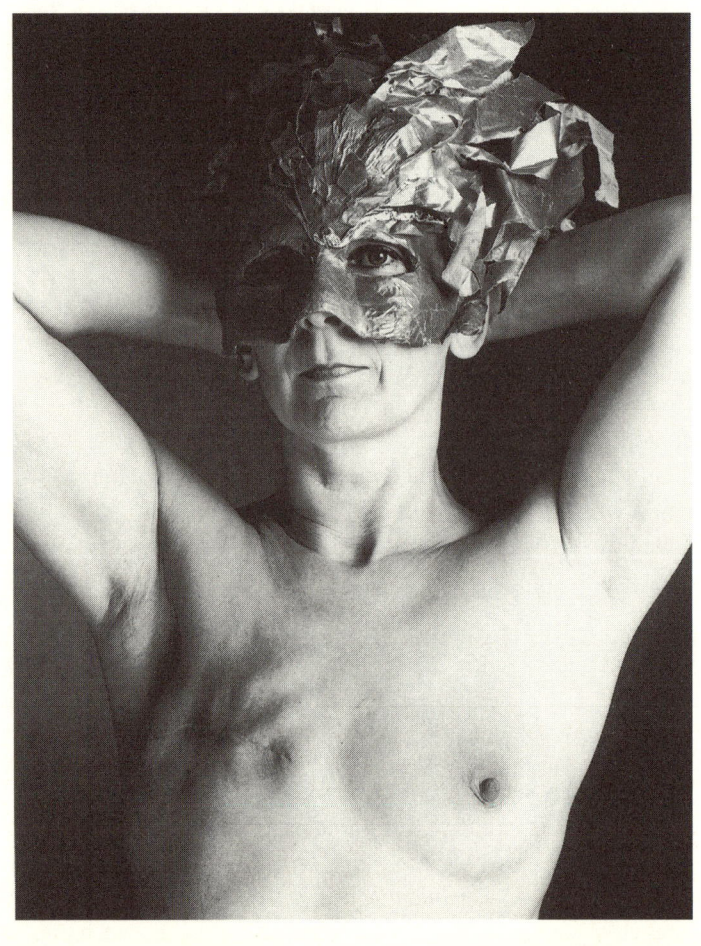

Ich
suche
meine
Einsamkeit

und
sehne
mich
doch
nach
Dir

und
Du
kommst

Ich möchte sagen
Ich liebe Dich

mein Leben

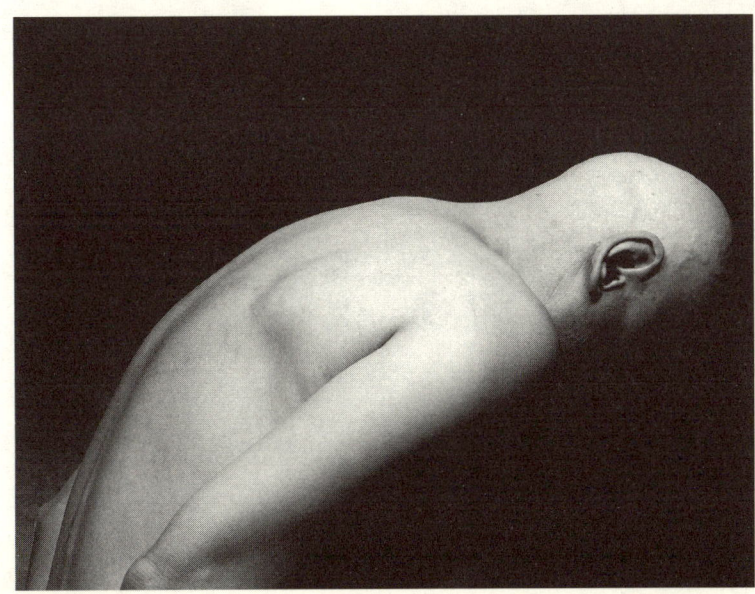

Arrangieren, ihn im Auge behalten und mich
gut stellen mit ihm. Ja, so wird es gehen.
Er ist nun für die Zeit meines Daseins mein
Lebenspartner – der Tod.
Jeden Tag begrüße ich ihn, als wäre es mein
letzter Tag, und sage ihm:
Hole mich ab, aber bitte mit Anstand.

Lass mich würdevoll gehen mit all meiner Kraft
und Weisheit, dass ich aus meiner Enge komme
– er begleitet mich bis zur Pforte – und dann
schreite ich mit meinem Engelsbegleiter ins Licht.
Möge mir der Allmächtige dann gnädig sein –
ich bitte darum!

Es ist jetzt noch nicht die Zeit dazu!
Erst die All-Liebe leben lernen!

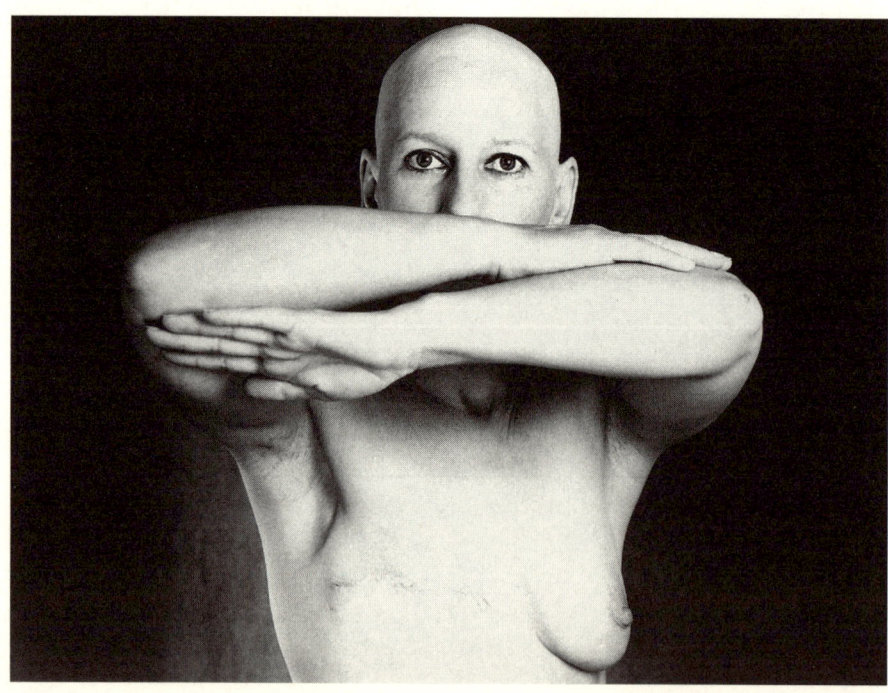

Wie viele Panzerketten
habe ich selbst um mich gelegt –
all die Jahre,
und was wollte ich damit erreichen?
Aber ich merkte es ja Jahrzehnte nicht
und nun sprenge und sprenge
ich sie Schicht für Schicht ab.

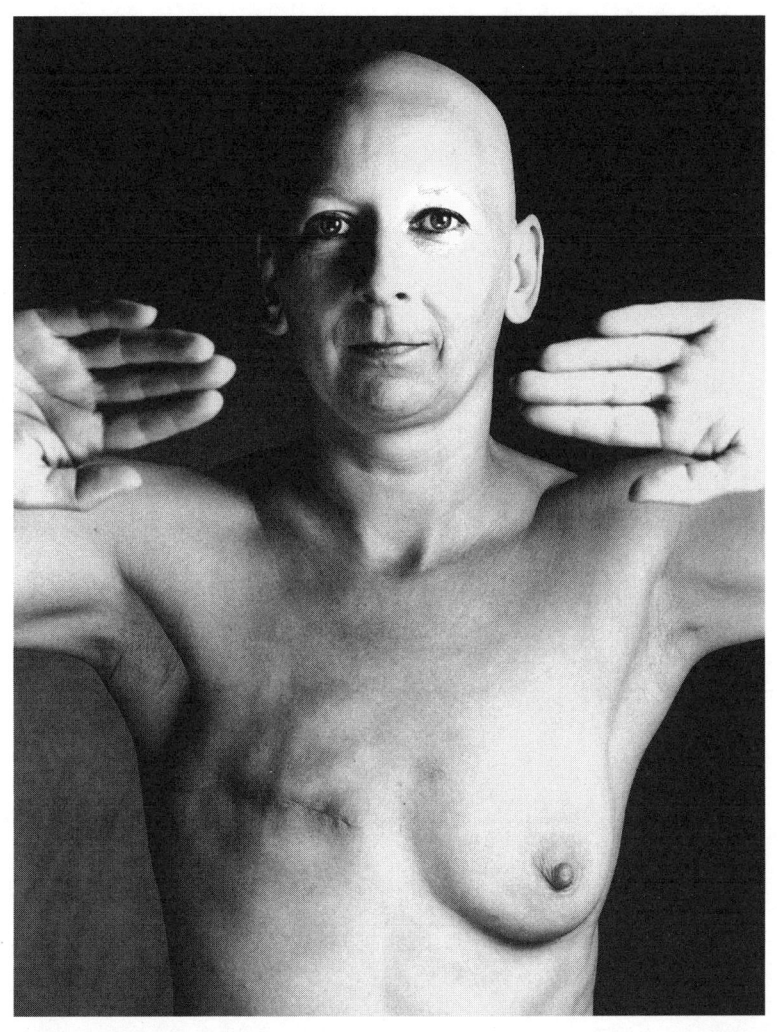

Weshalb ist
diese Schmerzgrenze so hoch angesetzt?
Ich weiß es nicht.
Schrei doch endlich – Elisabeth!!!!

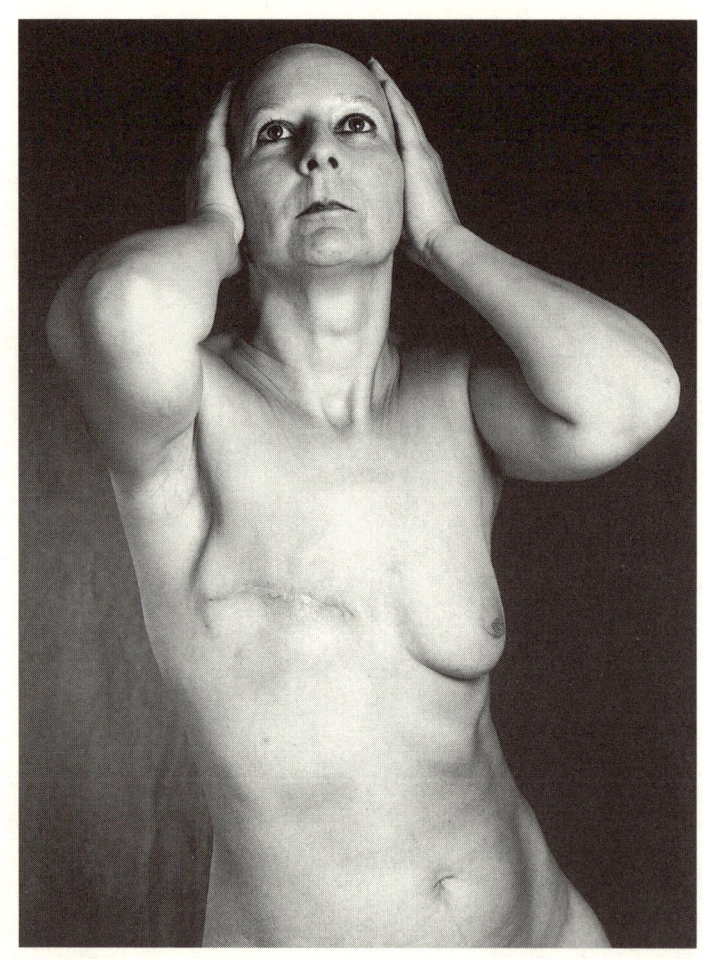

Weil ich den Tod
nicht mehr ignorieren kann,
achte ich
mehr auf das Leben.

All meine Kraft setze ich ein
und siehe – es fällt mir sogar leicht!
Bleiben da Narben zurück?
Nur wenn ich sie sehen will.
Freiheit – lasst vergessen
alles – alles was war.
Lebe!

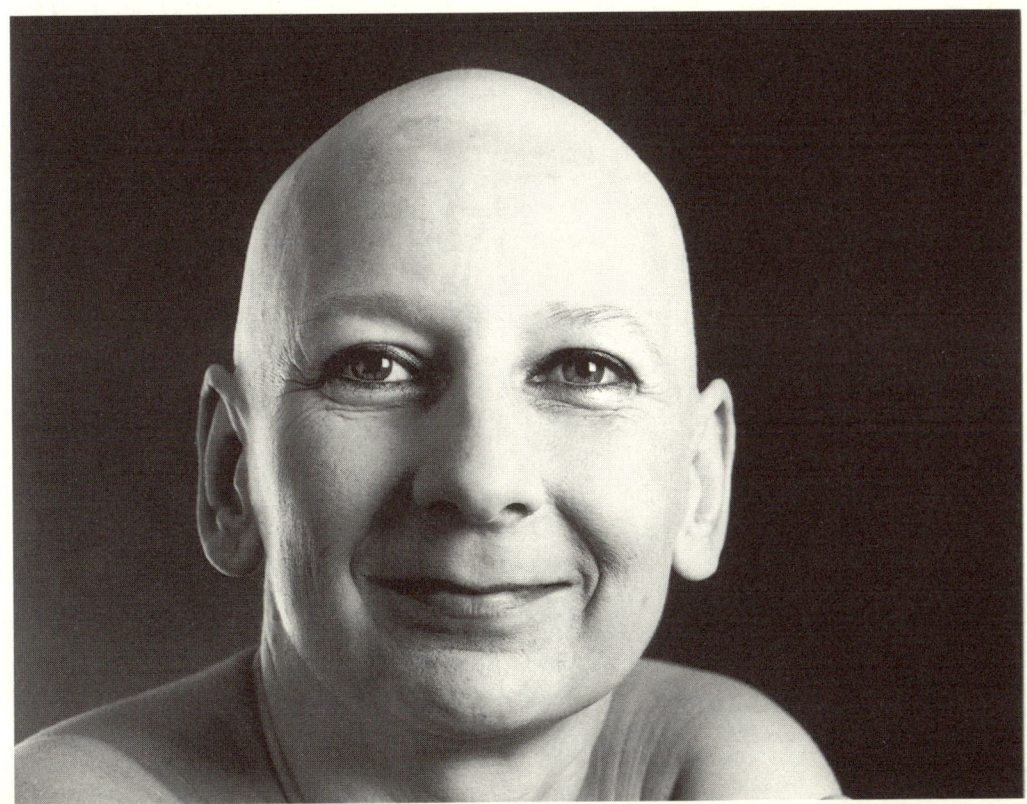

Teil IV

Abschiede

Petra Soltanpoor

Ein anderes Leben

37 Jahre bei Diagnose 08/2000, verheiratet, drei Kinder (9 Monate, 3 und 5 Jahre alt), Lehrerin

<u>TNM-Klassifikation:</u> nach Downstaging mit neoadjuvanter Chemotherapie pT2 pN1biii (3/17 in Level I, 0 in Level II), G2, R0, Östrogen- und Progesteron-Rezeptor negativ, HER-2 Rezeptor erst bei Rezidiv ermittelt: Herz-neu Score 3+

<u>Diagnose:</u> Mammakarzinom links, Lebermetastasen, Knochenmetastasen, Hirnmetastasen

<u>Therapie:</u> Ablatio mammae und Axilladissektion Level I und II

<u>Chemotherapie:</u> mehrere

<u>Strahlentherapie:</u> mehrere

<u>Hormontherapie:</u> Bisphosphonate

<u>Unterstützende Therapie:</u> Mistel, Enzyme, Vitamine, Thymustherapie, Hyperthermie

Ich sitze im Flugzeug von Australien nach Deutschland. Es ist der 27. August 2000. Ich will ein Tagebuch führen, um die letzte Zeit meines Lebens für meine Kinder zu dokumentieren. Die Überschrift: »Das Ende eines Traums«, ergänze ich später mit »und der Beginn eines neuen Lebens«. Jetzt würde ich vielleicht sagen: »und der Beginn eines anderen Lebens«.

Townsville, Australien, Freitag, 18. August 2000

Ich taste einen großen Knoten in meiner linken Brust, größer als ein Hühnerei. Ich hoffe sehr, es ist eine geschwollene Milchdrüse, da ich erst drei Wochen zuvor meine jüngste Tochter abgestillt habe. So lege ich sie nochmals an, um die Brust zu entleeren. Zum Glück saugt und saugt sie. Aber sie weint enttäuscht, da keine Milch kommt. Ich versuche es nochmals und massiere gleichzeitig die Schwellung in meiner Brust, um den Milchfluss anzuregen. Als auch dies erfolglos ist, spüre ich, wie eine kalte Welle der Angst meinen Rücken hoch kriecht. Ist doch meine Mutter gerade erst vor zweieinhalb Jahren an Brustkrebs gestorben. Ich kann den Gedanken gar nicht zu Ende denken.

Noch am gleichen Tag lasse ich mich von einer Ärztin untersuchen, die mich in eine Röntgen-klinik schickt. Ich bekomme einen Termin für Dienstag, den 22. August. Drei Stunden später bin ich in der Klinik mit Mammographie und Ultraschall fertig. Wortlos wird mir ein Umschlag über-reicht. Ich öffne ihn nicht, da ich denke, wenn etwas Schlimmes ist, hätten sie mich sicher sofort darauf hingewiesen.

An einem Donnerstag, sechs Tage nach meiner Entdeckung, habe ich einen Termin zur Vorstel-lung bei einem Chirurgen. Er betrachtet die Bilder: »Das sieht nicht gut aus.« Eine Stanzbiopsie wird gemacht und er erklärt mir, dass ich die Ergebnisse einen Tag später bekommen werde.

Als wir wieder zu Hause sind, sprechen mein Mann und ich darüber, ob wir, falls ich wirklich Krebs habe, nach Deutschland zurück gehen sollen, denn in Australien sind wir noch nicht lan-ge, unser Aufenthalt ist nicht ausreichend gesichert. In Deutschland hätten wir auch mehr Unterstützung von Freunden und Familie.

Am Freitagnachmittag um halb drei sitzen wir im Garten. Ein schöner, sonniger Tag. Mein Mann nimmt DEN Anruf entgegen, nickt sehr ernst und reicht mir den Hörer: Das Ergebnis ist ein-deutig, wir sollen gleich in die Praxis kommen. Der Arzt teilt uns mit, welche Behandlungen hier routinemäßig durchgeführt werden. Ich kann mir aussuchen, ob die ganze Brust weg soll oder nur der Knoten. Nach der OP wird eine Chemo gemacht, 14-tägig über sechs Monate.

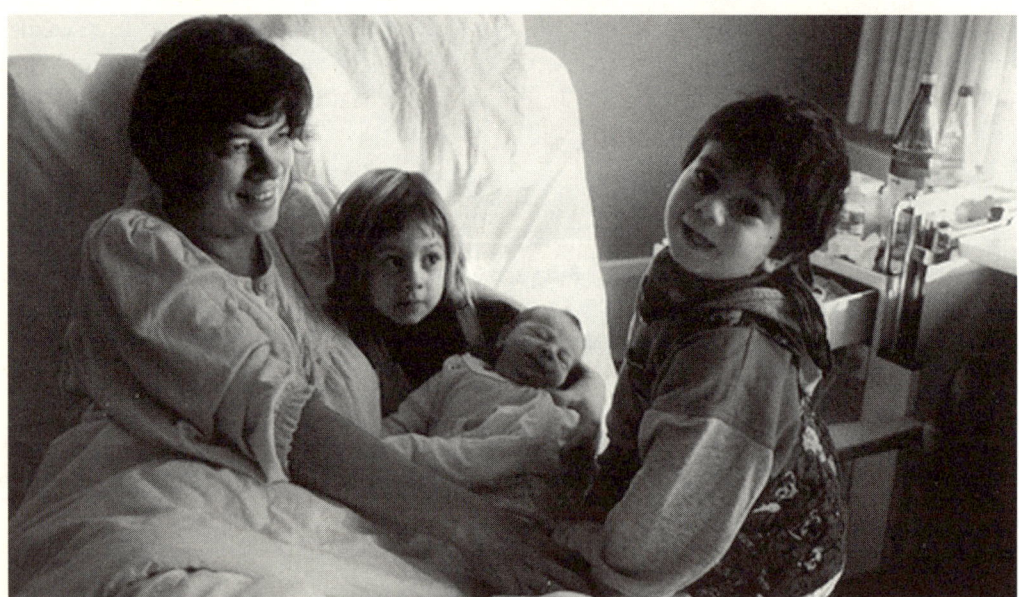

Es gibt auch glückliche Tage im Krankenhaus: nach der Geburt meines dritten Kindes im Oktober 1999

Uns beiden ist sofort klar: Wir gehen zurück nach Deutschland. Unser nächster Weg führt ins Reisebüro. Der Angestellte stellt wirklich alles auf den Kopf, um für mich einen baldigen Flug nach Deutschland zu bekommen. Er schafft es tatsächlich, einen Platz für übermorgen zu reservieren.

Als wir wieder zu Hause sind, rufe ich zunächst meine Schwester an, um ihr mitzuteilen, dass ich nun die gleiche Krankheit habe wie unsere Mutter. Wir heulen beide am Telefon. Sie will sich mit mir zusammen um alles Weitere kümmern, ich soll zu ihr kommen.

Bei mir kommt Abschiedsstimmung auf, ich sehe die Welt nur noch durch einen Schleier. Ich wünschte, jetzt käme eine Fee herein, die sagte: »Ich kann den Zauber zwar nicht aufheben, aber ich kann ihn um 20 Jahre aufschieben.« Mein erster Gedanke sind die Kinder. Meine drei süßen Kinder, sie können doch nicht ohne Mutter aufwachsen. Und mein Mann, er stünde dann mit drei kleinen Kindern alleine da. Ich kann nur noch weinen. Eine Freundin aus der Nachbarschaft kommt, um uns zu helfen. Wir heulen zusammen.

Ich sage den Kindern, dass ich ganz doll krank bin und nach Deutschland ins Krankenhaus muss. Meine große fünfjährige Tochter weint. Mein Sohn ist erst drei, er lenkt vom Thema ab. Wir rufen unsere Freunde an, um mitzuteilen, dass ich wegfahre. Ich weiß gar nicht, was ich zuerst machen soll. Ich habe nur noch ein paar Stunden in Australien, in unserem schönen Haus und Garten. Völlig chaotisch fange ich an, einen Koffer zu packen. Der Tag vergeht mit Organisieren und der Delegation von Aufgaben.

Samstag, 26. August

Meine Freunde und Freundinnen kommen, um sich von mir zu verabschieden, jeder bringt mir ein kleines Geschenk mit. Ich habe das Gefühl, dass es ein Abschied für immer wird. Den anderen scheint es auch so zu gehen. Dann müssen wir auch schon los. Bis zum Flughafen sind es 350 Kilometer und bei den Straßenverhältnissen muss man mit fünf bis sechs Stunden Fahrtzeit rechnen. Der Abflug ist am Sonntag, 9 Uhr. Am Abend liege ich im Arm meines Mannes und weine: »Ich wollte doch so gerne erleben wie meine Kinder groß werden und wie sie heiraten.« Er tröstet mich, sagt, dass ich das sicherlich noch erleben werde. Bis jetzt sei mein Leben ja noch nicht zu Ende.

Das Schlimmste ist der endgültige Abschied am Flughafen. Mein Mann und ich umarmen und küssen uns. Er hat unsere kleine, neun Monate alte Tochter auf dem Arm, sie weint. Die beiden

Großen klammern sich an meine Beine und wollen mich nicht loslassen. Sie schreien und weinen, ich heule auch. Ich muss mich von ihnen befreien und wegrennen, damit sie nicht hinterher kommen. Mein Mann hält sie fest. Es dauert eine Weile bis ich mich wieder gefangen habe und zum Schalter gehen kann. Dabei fühle ich mich wie in Trance: Das ist jetzt nicht wahr, irgendwann machst du die Augen auf, und der Traum ist vorbei.

Zurück in Deutschland

Meine Schwester empfängt mich in Frankfurt am Flughafen. Ich kann gar nicht glauben, dass ich wirklich hier bin: zurück in Deutschland.

Zuerst suchen wir die Krankenkasse auf. Da ich ja keine Versicherung mehr habe, müssen wir uns etwas einfallen lassen. Meine Schwester stellt mich als Selbständige bei sich ein. Die Verträge sind schon fertig. Ich unterschreibe. Der Sachbearbeiterin legen wir alle Karten auf den Tisch. Sie bespricht die Situation mit ihrem Vorgesetzten und alles geht klar. Wir sind beide erleichtert, dass es so einfach ging. Meine Schwester hat in der kurzen Zeit schon einige Informationen über Behandlungsmöglichkeiten der verschiedenen Kliniken zusammengetragen. Ich halte eine neoadjuvante Chemotherapie für die beste Möglichkeit und telefoniere mit allen Kliniken, die dieses Verfahren anwenden. Die Charité in Berlin ist die einzige Klinik, die sofort am nächsten Tag einen Termin zu einem Gespräch anbietet. Alle anderen haben Wartezeiten bis zu 14 Tagen. Ich finde das unerhört. So lande ich zuerst in Berlin. Neben dem Gespräch werden in der Charité die üblichen Untersuchungen gemacht: Herzecho, Lungenröntgen, Sonographie vom Abdomen und ein Knochenszintigramm. Die Ergebnisse sind alle in Ordnung. In der nächsten Woche soll es mit der Chemo losgehen. Jetzt habe ich das erste Mal das Gefühl: Es wird schon klappen.
Zuvor wird noch ein Brustultraschall gemacht. Der untersuchende Arzt spricht nicht gerade einfühlsam mit mir. Er teilt mir mit, in der linken Brust befänden sich mehrere Herde, in der rechten Brust ebenfalls. Die mir vorgeschlagene Therapie sei nochmals zu überdenken. Er schlage vor, gleich beide Brüste abzunehmen und anschließend einen Aufbau machen zu lassen.
Ich habe das Gefühl, um mein Herz ist ein Metallring geschnürt. Aufgrund dieser Diagnose wird zusätzlich ein MRT gemacht. Ergebnis: Ich habe doch »nur« einen Tumor in der linken Brust.

Ich fahre nach Kiel, wo wir vor Australien gelebt haben, da ich erst am Montag einen Termin für eine erneute Stanzbiopsie bekomme. Die vorgeschlagene Chemo soll in der kommenden Woche anlaufen. Das Behandlungsschema sieht so aus, dass an zwei aufeinanderfolgenden

Tagen die drei Substanzen verabreicht werden, dann drei Wochen Pause bis zum nächsten Zyklus. So ist das nächste halbe Jahr verplant.

Seit meiner Ankunft in Deutschland sind zwei Wochen vergangen. Auch der Termin in der Uniklinik Kiel, den ich kurz nach meiner Ankunft gemacht habe, rückt näher. Da ich ihn noch nicht abgesagt habe, frage ich nach, ob ich nach dem Staging in Berlin die Therapie in Kiel fortsetzen kann, denn da ich aus Kiel bin, ist es einfacher, dorthin zurückzukehren. Und die Vorstellung in Berlin zu wohnen, behagt mir gar nicht. Wir kennen niemanden dort, müssten wahrscheinlich in einer kleinen Stadtwohnung wohnen, die Kinder müssten dort in den Kindergarten gehen. Und wir hätten niemand, der die Kinder betreut, wenn es mir schlecht geht. Ich denke auch daran, in Kiel zu leben und zur Behandlung nach Berlin zu fahren, mit dem Zug sind das nur drei Stunden. Das Problem ist der Ablauf der Chemo. Ich soll die Zytostatika im Abstand von zwei Tagen erhalten. Bekannte bieten an, ich könnte bei ihnen übernachten. Das ist nett gemeint, aber sie haben selber einen Sohn und ich möchte, falls es mir schlecht geht, lieber in meiner eigenen Wohnung sein, als bei Bekannten meines Mannes.

Schließlich kann ich die Therapie ohne weitere zeitliche Verzögerung in Kiel beginnen. Am 15. September überstehe ich die erste Chemo ohne Probleme. Am 16. September ist die Hochzeit meiner Schwester. Ich feiere mit, als hätte es keine Chemo gegeben. Wenn ich die anderen Behandlungen auch so locker überstehe, ist es halb so schlimm.

In Berlin kaufe ich mir das Buch *Wieder gesund werden*[1] von Simonton. Ich suche gleich nach den Übungsanweisungen und fange sofort an. Diese Übungen geben mir das Gefühl, endlich selbst etwas tun zu können und mich nicht allein in die Hände der Ärzte begeben zu müssen. Die Übungen geben mir psychische Kraft und die plötzliche Zuversicht, dass ich es auf jeden Fall schaffen werde. Es ist wie ein Lichtpunkt in einer aussichtslosen Situation. Ich verschlinge stapelweise Bücher, außerdem Kräuter und Tees, die darin genannt werden, sowie heilungsfördernde Salben und Vitamine. Ich mache Umschläge mit Zinnkraut. Das Gefühl, nicht untätig zu sein, gibt mir wieder neuen Aufschwung.

18. September

Drei Wochen nach meiner Abreise aus Australien kommen meine Kinder und mein Mann. Wir suchen eine Wohnung. Wir haben Glück und finden noch in der gleichen Woche eine bezugsfertige Wohnung. Wir ziehen ohne Möbel ein, der Container mit unserem Hab und Gut soll sechs bis acht Wochen später nachkommen. Freunde leihen uns das Nötigste, damit wir nicht nur auf dem Teppich hausen müssen.

Ich will an der GeparDUO-Studie[2] teilnehmen, die eine Chemotherapie in vier Zyklen im Abstand von je zwei Wochen vor der Operation vorsieht. Diese neoadjuvante Chemotherapie hat die Verkleinerung des Tumors zum Ziel, damit eventuell brusterhaltend operiert werden kann. Der Oberarzt der Uniklinik Kiel macht mir jedoch wenig Hoffnung auf eine Brust erhaltende OP, da mein Tumor schon sehr groß ist. Ich bestehe trotzdem darauf, in die Studie aufgenommen zu werden. Mir leuchtet es eher ein, die Chemo vor dem chirurgischen Eingriff zu bekommen, wenn man sie sowieso machen muss, so ist zu erkennen, ob die verwendeten Zytostatika auf den Tumor wirken oder nicht.

Vor den Spätfolgen der Chemo hab ich eine Riesenangst. An den Nutzen der Therapie denke ich weniger, sträube mich gegen alle zusätzlichen Medikamente und deren Nebenwirkungen wie z.B. Zofran gegen Übelkeit und das unvermeidliche Kortison. Pro Zyklus muss ich sechs Ampullen Neupogen spritzen, um die Leukozyten[3] wieder anzukurbeln. Im ersten Zyklus habe ich die Spritzen nicht genommen und in den weiteren jeweils nur drei. Sie verursachen Knochenschmerzen und drei Ampullen reichen, um die Anzahl der Leukos wieder auf über 6000 ansteigen zu lassen.
Nach der zweiten Chemo fallen mir die Haare aus, obwohl ich dachte, ich würde sie behalten. Obwohl ich wusste, dass die Haare ausfallen würden, ist es gruselig. Das Kopfkissen ist morgens voller Haare. Wenn ich mir mit den Händen durch die Haare fahre, bleiben sie einfach zwischen meinen Fingern kleben. Meine kleine Tochter findet es lustig, mir die Haare rauszuziehen. Mit meiner Glatze finde ich mich plötzlich unansehnlich, kann meinen Anblick im Spiegel nicht ertragen. Ich lasse mir eine Perücke anfertigen. Alle anderen Menschen beteuern ständig, wie gut ich doch aussehe und dass es gar nicht auffällt, dass ich eine Perücke trage. Ich hasse die Perücke. Nach drei Wochen passiert das, wovor die Verkäuferin mich gewarnt hat: ich versenge mir die Perücke beim Öffnen der Backofentür. Jetzt ist meine Frisur wirklich hin. Aber ich traue mich auch nicht, ohne herumzulaufen.

Die Chemo überstehe ich ohne große Nebenwirkungen. Während der Infusion stelle ich mir intensiv vor, dass die Lösung nur die kranken Zellen meines Körpers zerfrisst und die gesunden verschont. Meinen Leukozyten sage ich, sie sollen sich »verstecken«. Ob das nun zu meinem guten Befinden geführt hat oder warum sonst mein Körper so stabil ist, weiß ich nicht, jedenfalls fühle ich, dass meine mentalen Übungen mich stark machen.
Auch stelle ich mir während der ganzen Zeit vor, wie der Tumor schrumpft. Ich bin der Überzeugung, ich kann ihn zum Verschwinden bringen. Der Tumor verkleinert sich tatsächlich ziemlich schnell, sodass ich schließlich auf eine Brust erhaltende Operation hoffe.

Oktober/November 2000

Im Oktober ist die Chemotherapie abgeschlossen. Die Mammographie zeigt eine tatsächliche Verkleinerung des Tumors, doch die ganze Brust ist von Mikroverkalkungen durchsetzt, sodass mir eine Ablatio nahe gelegt wird, der ich dann auch zustimme. Vor der eigentlichen Operation habe ich keine Angst, jedoch fürchte ich, hinterher große Schmerzen zu haben. Im Vorbereitungsgespräch einen Tag vor dem Eingriff werde ich gefragt, ob und was für einen Aufbau ich gerne hätte. Ich habe mich mit dem Thema Aufbau noch gar nicht beschäftigt, da alles andere schon schwer genug ist. Meine Bettnachbarin hat einen Aufbau mit einem Expander machen lassen. Das Ergebnis sieht ganz gut aus, und so treffe ich innerhalb von 10 Minuten eine Entscheidung für die nächsten Jahre: für einen Aufbau mit Expander. Hätte ich mehr Zeit zum Nachdenken gehabt, ich glaube, ich hätte keinen Aufbau machen lassen.

Die Operation ist Mitte November 2000. Nach sechs Tagen kann ich die Klinik schon verlassen. Auf meinen Befund muss ich noch eine Woche warten. Dass 3 von 17 Lymphknoten befallen und zudem auch noch durchgebrochen sind, schockiert mich ziemlich. Mit dem Befund, die Metastasen in den Lymphknoten seien regressiv[4], kann ich nichts anfangen. Es heißt jedoch, der Tumor habe sehr gut auf die Chemo angesprochen. Das gibt mir Hoffnung. Als nächstes bekomme ich nun 30 Bestrahlungen verschrieben, bei denen auch die Lymphknoten im Schlüsselbeinbereich einbezogen werden sollen.

Selbst ist die Frau

Anfang Januar 2001 beginne ich mit der Strahlentherapie und überstehe sie ohne große Nebenwirkungen. Ich habe nur sehr leichte Verbrennungen am Hals, weil ich nicht wusste, dass die Strahlen bis dorthin geleitet werden und mich dort nicht eingepudert habe. Auch hier habe ich meinen Körper und auch meine Seele à la Simonton gestärkt. Ich leide nicht unter Müdigkeit und mein Blutbild ist immer in Ordnung.

Neben den schulmedizinischen Therapien helfen mir noch andere ergänzende Therapien. Begleitend zur Chemotherapie beginne ich mit einer Enzymtherapie. Nach Beendung der zytostatischen Therapie spritze ich Mistel, die ich aber leider nicht vertrage. Also bekomme ich anschließend eine Thymuskur. Außerdem nehme ich in hohen Dosen Vitamin C und Selen sowie Vitamin A und E. Zwischenzeitlich versuche ich es mit Akupunktur, doch ich kann dieses »Gepiekse« nicht aushalten, da ich für die Chemo und die Blutbildkontrollen sowieso ständig gestochen werden muss.

Meine ganz persönliche Krankengymnastin empfiehlt mir einen Psychologen. Mit ihm arbeite ich meine Vergangenheit auf und bin überrascht, wie viele Ähnlichkeiten zwischen mir und meiner Mutter bestehen. Ihre gestörte Beziehung zu ihrem Körper und ihre innere Unzufriedenheit habe ich fast vollständig übernommen. Nun versuche ich mich von diesen »Mustern« zu befreien, mich loszulösen von meinem ständigen schlechten Gewissen anderen gegenüber. Ich versuche herauszufinden, was ich selbst will und was gut für mich ist. Der Psychologe erzählt mir von Kum Nye, dem tibetanischem Heilyoga, was ich inzwischen sporadisch praktiziere.

Meine Krankengymnastin ist nicht nur meine Physiotherapeutin, sondern hat sich zu meiner Beraterin und Psychologin entwickelt. In einigen Sitzungen habe ich, anstatt zu Turnen, nur geweint und sie hörte mir zu. Zusammen machen wir viele Entspannungsübungen.
Neben diesen beiden wöchentlichen Terminen nehme ich an einem Kurs für Ausdrucksmalen im hiesigen Tumorzentrum teil. Und einmal monatlich gehe ich zu einem Treffen der Selbsthilfegruppe des Tumorzentrums.

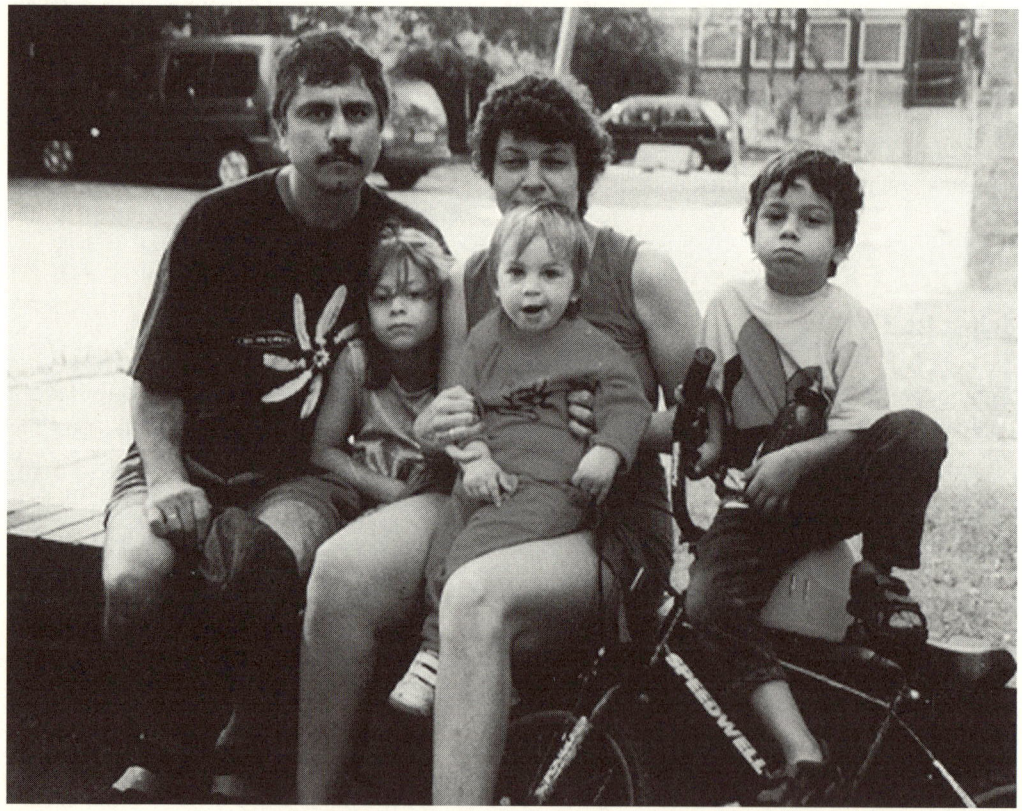

Ein schöner Tag im Juni 2001 vor der Diagnose der ersten Metastasierung (mit Chemolöckchen)

So wusele ich mich nun durch meine Psyche und hoffe damit Herr – ich meine natürlich Frau – meiner Erkrankung zu werden. Nachdem die Bestrahlungen abgeschlossen sind, bin ich leider keineswegs erleichtert. Ich habe das Gefühl, in ein tiefes Loch zu fallen. Nun heißt es abwarten und zu den Nachsorgeuntersuchungen zu gehen. Da ich große Angst vor einer Wiederausbreitung des Tumors habe, scheint mir das zu wenig. Nichts soll mehr »mit mir gemacht« werden. Und wenn ich erst einmal irgendwo Schmerzen habe, dann ist es doch sowieso schon zu spät. Ich brauche das Gefühl, selbst etwas zu unternehmen und an mir zu arbeiten. Das gibt mir Kraft und Zuversicht.

Die Leichtigkeit des Seins ist vorbei

Als ich mich Ende Mai zum Auffüllen meines Expanders in der Klinik vorstelle, wird festgestellt, dass die Falte, die sich von Anfang an im Expander gebildet hat, langsam von innen durch die Haut nach außen reibt. Der Expander muss so schnell wie möglich ausgetauscht werden, am besten gleich gegen das endgültige Implantat. So werde ich in der folgenden Woche stationär aufgenommen. Leider fällt der Geburtstag meiner älteren Tochter in diese Zeit. Sie ist sehr enttäuscht, den langersehnten Tag nicht so feiern zu können, wie sie es sich gewünscht hat. Immerhin, der erneute Eingriff verläuft glatt.
Endlich wieder zu Hause, ergeht es mir ähnlich wie nach Beendigung der Strahlentherapie: Anstatt froh zu sein, dass nun endlich alles durchgestanden ist, verfalle ich wieder ins Grübeln und bekomme das Heulen.

Schon während der langen Monate der Therapien frage ich mich: Was soll das Ganze eigentlich? Warum bekommt man so eine Krankheit? Ich lese Aussagen wie: »Die Krankheit als Chance« oder »Seit der Krebserkrankung kann ich mein Leben erst richtig genießen«. Bei mir ist nichts dergleichen eingetreten. Ich kämpfte mich von einem Tag zum nächsten, mit Haushalt und Kindern und meinem ganzen Terminkalender. Irgendwie finde ich keinen Boden unter den Füßen, sehe noch kein Licht am Ende des Tunnels. Der Krebs hat unsere Lebenspläne durcheinander gebracht. Jetzt müssen wir uns neu orientieren, uns neue Ziele setzen. Die Chance kann ich nicht erkennen, eher den Rückschritt. Alles was wir uns in den letzten sechs Jahren erträumt und erarbeitet haben, hat ein jähes Ende gefunden. Jetzt muss ich mich mit dem Leben in Deutschland neu auseinandersetzen. So viel lieber wäre ich in Australien geblieben: Ein ganz anderes Leben.

Plötzlich ist alles so ernst. Die Gedanken an die Zukunft machen mir Angst. Ich hoffe auf eine endgültige Heilung, doch die kann mir keiner zusichern.

Die Kinder

Ich habe immer versucht, ehrlich zu meinen Kindern zu sein. Dabei gebe ich mir Mühe, ihnen alles in einfacher Sprache zu erklären. So sprach ich immer von einem Knoten in meiner Brust, ohne mir über die bildhaften Vorstellungen meines Sohnes Gedanken zu machen, bis er mich eines Tages fragt, ob denn die Schleife in meiner Brust schon weg sei ...

Ich kann nicht einschätzen, wie belastend die Situation für meine Kinder wirklich ist, ich weiß nur, dass sie es merken, wenn etwas verheimlicht wird und sie dadurch verunsichert werden. So wissen sie, was los ist und können Mama und Papa weiterhin vertrauen. Außerdem stelle ich fest, dass sie wirklich nicht mehr wissen wollen als das, wonach sie tatsächlich fragen. Lange Erklärungen interessieren sie gar nicht.

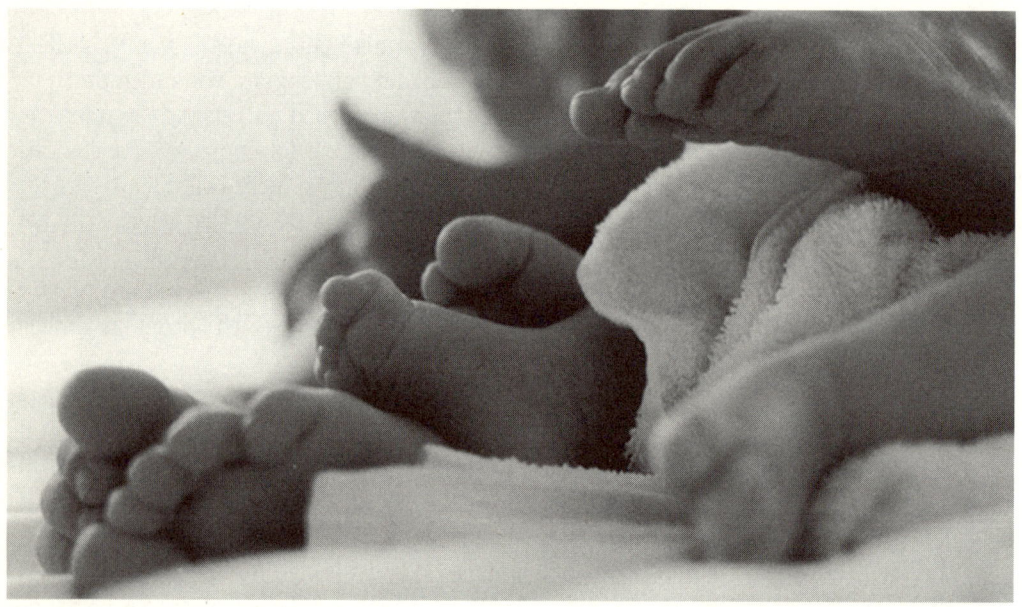

Viele Füße für einen guten Stand im Leben

Rückfall

Seit April 2001 leide ich unter starken Rückenschmerzen. Der erste Arzt, den ich ausgewählt habe, weil er in der Liste steht, die vom Institut für biologische Krebsabwehr Heidelberg herausgegeben wird, sodass er sich mit der Diagnose Krebs eigentlich gut auskennen sollte, verschreibt mir Massagen. Sie bringen jedoch nur eine kurzfristige Linderung. Außerdem versucht er es mit einer »schnellen« chiropraktischen Anwendung.

Ich wechsele zu einem anthroposophischen Arzt. Er verabreicht mir verschiedene homöopathische Mittelchen und Öle zum Einreiben für meinen Rücken. Da die Schmerzen bleiben, suche ich eine weitere Ärztin auf, um mich einer professionellen chiropraktischen Behandlung zu unterziehen. Sie ist die erste, die sich auf meine Vorerkrankung bezieht. Sie teilt mir mit, sie könne mir eine solche Behandlung nicht geben, da sie nicht sicher sein könne, dass mit meinen Knochen alles in Ordnung sei. Folglich bekomme ich einen Termin für ein Knochenszintigramm.

Im August 2001 muss ich erfahren, dass sich der Krebs in meinem Körper ausgebreitet hat: in den Knochen und in der Leber. Diese Diagnose ist eigentlich genauso schockierend wie die erste.

Ich dachte, jetzt ist es wirklich aus mit mir. Doch auch diesmal konnte ich wieder meine ganzen Kräfte zusammennehmen, um es ein zweites Mal anzugehen.

Also wieder vier Zyklen Chemotherapie mit Cyclophosphamid und Epirubicin. Außerdem wird mein Her2-neu-Status bestimmt. Es stellt sich heraus, dass der Tumor 3-fach positiv ist. So erhalte ich ergänzend zur Chemo auch noch Herceptin. Weiterhin bekomme ich für die Knochen alle drei Wochen Zometa.

Diese zweite Chemotherapie vertrage ich weitaus schlechter. Bei den ersten beiden Terminen muss ich viel spucken und liege zwei Tage im Bett. Dann akzeptiere ich, dass ich die Chemo unbedingt brauche und es geht mir tatsächlich besser.

Das zweite Staging

Im Oktober 2001 ist endlich unsere ersehnte Familienkur. Nach den vier Wochen fühle ich mich so stark wie lange nicht mehr, glücklich und voller Hoffnung. Sofort im Anschluss an die Kur soll ein neues Staging stattfinden. Ich habe überhaupt keine Bedenken deswegen, bin mir hundertprozentig sicher, man wird mir sagen: »Bei Ihnen alles ist in Ordnung«.

Zeitgleich mit diesem zweiten Staging wird auch ein MRT vom Kopf angefertigt, welches ein ungefährliches Blutgerinnsel im Gehirn aufzeigt. Um sicher zu gehen, zeige ich die Aufnahmen einem anderen Neurologen. Auch er hält das Blutgerinnsel für unauffällig.

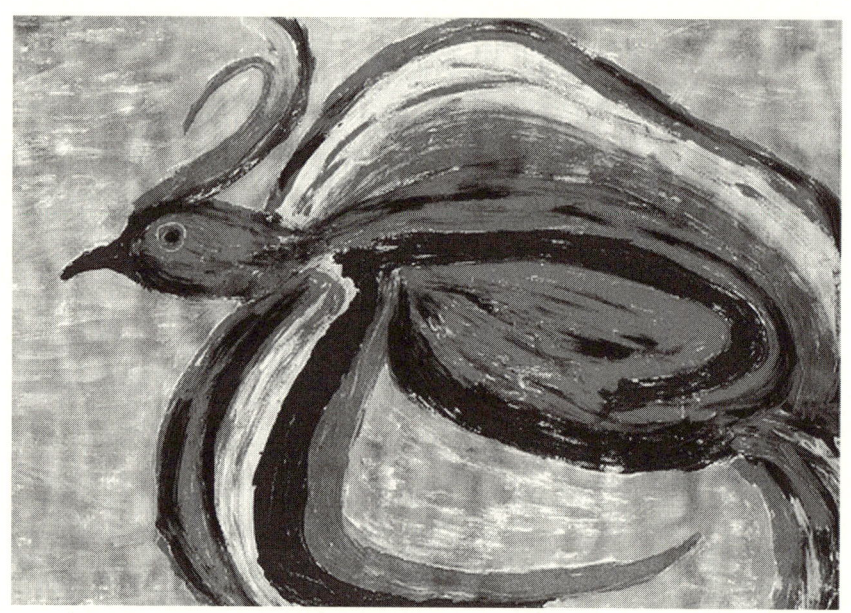

»Ich fühle mich wie neugeboren.« *Das Bild entstand nach überstandener Chemo im Oktober 2001*

Das dritte Staging

Im November 2001 muss eine weitere Kontrollaufnahme angefertigt werden. Während der Kur hatte ich des Öfteren leichte Kopfschmerzen, die ich zu ignorieren versuchte. Meine Befürchtungen schiebe ich beiseite.

Nach dem Kontroll-MRT an der Uniklinik werde ich zu einem Oberarztgespräch gerufen, der Oberarzt der Klinik, die Stationsärztin, die Stationsschwester und noch zwei weitere Personen nehmen daran teil. Als ich hereinkomme, sehen mich alle sehr ernst und mitleidig an. Eine Schwester nimmt gleich meine Hand, als der Oberarzt beginnt zu sprechen.

Die Lage ist noch ernster geworden, man hat zusätzlich multiple Hirnmetastasen gefunden. Außer »Oh nein, das habe ich schon geahnt«, kann ich gar nichts sagen. Ich bin viel zu geschockt, als dass ich weinen könnte. Dann teilt man mir mit, ich solle nun zusehen, dass für meine Kinder alles geregelt sei und dass ich noch die Dinge mache, die ich gerne noch tun möchte. Ich bin wie gelähmt.

Zu Hause angekommen, treffe ich als erstes auf meine beiden größeren Kinder. Ich reiße sie an mich und fange an, laut zu heulen. Die Kinder sind so erschrocken, dass jedes von ihnen in eine andere Ecke flüchtet. Sie starren mich an und rufen »Mama, warum weinst du, du hast noch nie geweint, Erwachsene weinen doch nicht!« Sie wollen nichts mit mir zu tun haben. Ich suche meinen Mann, der gerade die Kleine ins Bett bringt. Ich muss schon wieder weinen. Wir weinen beide.

Zwei Tage später habe ich einen Termin bei der Strahlentherapeutin. Sie sagt mir, dass die Situation nicht ganz so aussichtslos ist. Die Metastasen seien ja noch im Millimeterbereich und somit durch Bestrahlungen gut zu behandeln. Ich bin etwas erleichtert und gewinne neue Zuversicht.

Am Montag der folgenden Woche beginnen die Bestrahlungen. Ich bekomme Kortison, um die Auswirkungen der Bestrahlungen zu mildern. Neben den Kopfbestrahlungen erhalte ich zusätzlich Rückenbestrahlungen, da der zwölfte Brustwirbel durch die Knochenmetastasen schon ziemlich bruchgefährdet ist. Bestrahlungen der Knochen sollen eine Stabilisierung hervorrufen. Ich stimme zu.

Das Kortison zeigt sofort seine Wirkung: Mein Gesicht schwillt zum sogenannten Vollmondgesicht an. Von den Kopfbestrahlungen werde ich müde und auch ziemlich depressiv. Vielleicht ist es leichter, jetzt einfach aufzugeben, mich fallen zu lassen, anstatt die ganzen Behandlungen durchzustehen. Warum soll ich denn überhaupt weitermachen?
Weiterhin wirken sich die Rückenbestrahlungen stark auf mein Verdauungssystem aus. Übelkeit und Heißhungerattacken wechseln sich ab und der Darm ist völlig lahmgelegt, so dass ich jeden zweiten Tag Abführmittel brauche. Also, auf gut Deutsch geht es mir ganz schön besch...eiden.

Seit Weihnachten geht es mir wieder relativ gut. Doch ich muss zugeben, mein Kampfgeist hat gelitten. Es fällt mir immer schwerer, an einen guten Ausgang zu glauben. Da ist ständig eine innere Stimme, die mir sagt »Hey, du machst dir da was vor.« Ich versuche, mich nun von dieser inneren Stimme zu befreien.

Und ich habe wirklich das Gefühl, ich muss mich an jeden Strohhalm klammern. Mitte Januar habe ich einen Termin bei einem Heiler in München. Außerdem melde ich mich für eine Klinik an, die verschiedene alternative Heilmethoden anwendet, die sehr erfolgreich sein sollen, wie z.B. Hyperthermie und Sauerstofftherapie.

Manchmal denke ich, eigentlich sollte ich jeden mir verbleibenden Augenblick genießen. Doch auch das ist nicht so einfach. Es gibt immer den Alltag, der ebenfalls bewältigt werden muss. Und es gibt Situationen, in denen ich von meinen Kindern genervt bin, in denen ich sie anmeckere und in denen ich meine Ruhe haben möchte. Ich brauche jetzt eigentlich mehr Zeit denn je für mich.

Oft denke ich darüber nach, was ich den Kindern hinterlassen kann. Ich denke, ich werde jedem einzelnen der Kinder einen langen persönlichen Brief schreiben, den sie, falls ich wirklich an dieser Krankheit sterben sollte, dann zu lesen bekommen, wenn sie alt genug dafür sind. Eine Freundin sagte mir, ich solle auch Dinge aus meiner Vergangenheit aufschreiben, an die nur ich mich noch erinnern kann, damit sie nicht in Vergessenheit geraten.

Berichte von Menschen, die mit Hirnmetastasen noch lange gelebt haben, bzw. bei denen sich jene zurückgebildet haben, geben mir immer wieder Hoffnung, es doch noch zu schaffen. Gott sei Dank gibt es davon mehrere.

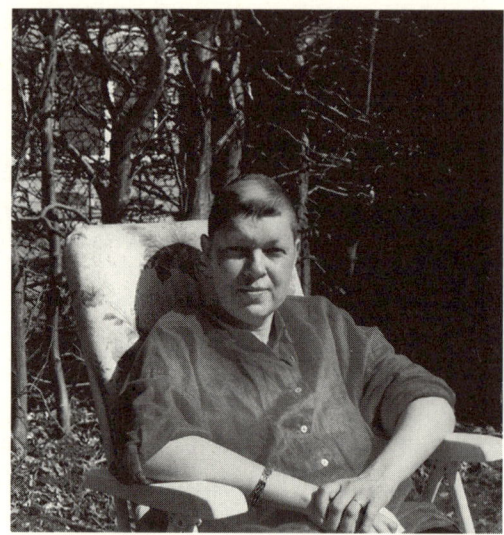

April 2002 mit frisch nachgewachsenen Haaren (nach Kopfbestrahlung im Dezember 2001)

Es geht weiter

Der Heiler tut mir sehr gut. Er sagt mir, dass nicht der Krebs mich besiegen würde, sondern ich ihn. Allein diese Aussage gibt mir sehr viel neue Kraft und Zuversicht. Ich beginne, mir jeden Morgen und jeden Abend bestimmte Gedanken in den Kopf zu rufen. Ich sage mir mehrmals hintereinander: Ich werde wieder gesund, ich bin wieder gesund, alle Metastasen verschwinden aus meinem ganzen Körper für immer und ewig.

Die Nachuntersuchungen im Februar 2002 ergeben tatsächlich einen Rückgang der Metastasen im Gehirn und eine fast vollständige Remission in der Leber. Ich bin sehr erleichtert. Im März bin ich drei Wochen in der Akutklinik und erhalte zweimal pro Woche eine Lokalhyperthermie der Leber und eine Ganzkörperhyperthermie. Auch diese Behandlung tut mir sehr gut. Als ich wieder zu Hause bin, wünsche ich mir, nie wieder eine Klinik von innen sehen zu müssen. Es ist so anstrengend, die ganze Zeit mit so vielen sehr kranken Menschen zusammen zu sein. Ich brauche den Abstand zu der Krankheit und den Kontakt zu einer heilen Welt.

Meine körperliche Konstitution verbessert sich mit diesen Therapien erheblich. Meine Knochenschmerzen verschwinden völlig und ich kann wieder ohne Atemnot Treppen steigen. Nun habe ich das Gefühl, die Zeit mit dem Krebs ist endlich vorbei. Ich bin so glücklich, dass mir bei dem Gedanken die Tränen in die Augen steigen. Ich melde mich für einen Trommelworkshop an, was ich schon seit Ewigkeiten machen will. Ich beginne wieder Fahrrad zu fahren und erfreue mich an dem wunderschönen Frühlingswetter. Es ist wie eine Begrüßung zu einem neu gewonnenen Leben.

Im April ruft mich die Leiterin meiner Malgruppe an. Eine Frau aus unserer Gruppe ist an den Folgen ihrer Hirnmetastasen gestorben. Diese Frau hatte genau die gleiche Diagnose wie ich. Bei ihr hat man jedoch die Hirnmetastasen erst im Februar festgestellt und zwei Monate später ist sie ihnen schon erlegen. Sie war so zuversichtlich und auch ihre Heilerin hatte ihr Hoffnung auf eine Remission gegeben. Diese Nachricht trifft mich so sehr, dass es mir selbst gleich viel schlechter geht. Sofort registriere ich bei mir selbst leichte Kopfschmerzen sowie ein ungewöhnliches Temperaturempfinden im Kopf. Meine Kopfoberfläche und die Stirn fühlten sich gleichzeitig heiß und kalt an. Ich gerate wieder in Panik. In meiner Angst, dass nun meine letzten Tage gekommen sind, hole ich in der Nacht alle Kinder zu mir ins Bett. Wir haben ein extra großes Bett und ich will die mir verbleibende Zeit möglichst nah mit ihnen zusammen verbringen. Ich drücke die Kinder an mich und weine vor mich hin. Es ist wie ein Abschied. Ich heule um mich und um die Kinder, die ohne Mutter aufwachsen sollen, um meinen Mann, der unsere Kinder als Alleinerziehender aufwachsen sehen wird.
Es ist Wochenende und meine Kopfschmerzen werden deutlicher. Mir laufen ständig Schauer der Angst über den Rücken. Mein Mann versucht, mich zu beruhigen, bestimmt hätte ich eine Stirnhöhlenentzündung. Diesen Gedanken versuche ich schließlich anzunehmen.

Als mich jedoch dieses ungute Gefühl nicht los lässt, bitte ich in der Uniklinik um einen neuen Termin für ein MRT vom Kopf, welches prompt bewilligt und durchgeführt wird. Mein Mann kommt zur Besprechung des Befundes mit. Ich will ein eventuell schlechtes Ergebnis, was ich im Inneren sehr stark befürchte, nicht allein ertragen müssen. Nach einem netten Wortgeplänkel zwischen meinem Mann und dem Arzt teilt dieser uns mit, dass sich die Anzahl und Größe meiner Hirnmetastasen tatsächlich vermehrt hat. Ich gerate unter Schock und fange augenblicklich an zu zittern. Es herrscht nur noch ein Gedanke in meinem Kopf: Du WIRST JETZT STERBEN, und zwar sehr bald. Ich denke an den bevorstehenden siebten Geburtstag meiner Tochter in drei Wochen und frage mich, ob ich den noch erleben werde. Dann fällt mir ein, dass wir im November unseren zehnten Hochzeitstag haben und dass ich diesen Tag mit Sicherheit nicht erleben werde. Ich hatte mir vorgestellt, dass wir an diesem Tage eine kleines Fest feiern würden. Meine Gedanken kreisen. Warum soll dies mein Schicksal sein? Warum kann ich es nicht hinauszögern? Was habe ich falsch gemacht?

Der Arzt erklärt uns die verbleibenden Therapiemöglichkeiten. Die folgende Behandlung könnte eine Chemotherapie sein, welche per Port direkt in den Liquorkanal injiziert werde. Mein Fall werde noch am selben Tag dem Chefarzt vorgestellt. Er werde über die endgültige Therapie entscheiden. Da ich noch recht jung sei, werde man alles versuchen, um den Verlauf meiner Erkrankung so lange wie möglich herauszuzögern, doch in diesem Stadium verringerten sich die vorhandenen Mittel immer mehr.

Wieder zu Hause laufe ich wie in Trance herum. Ich versuche den Tag mit den Kindern so normal wie möglich zu gestalten. Am Abend sitzen mein Mann und ich zusammen und weinen. Wir sprechen über meine Beerdigung, darüber, wer was erledigen und womit helfen kann. Ich sage auch, dass mich die Vorstellung, dass er mal eine andere Frau haben wird, die dann auch für die Kinder eine liebe Mutter wäre, beruhigt.
Ich telefoniere mit meiner Schwester und bitte sie um finanzielle Unterstützung für die Beerdigungskosten und falls irgendwelche Engpässe auftreten.

Am nächsten Morgen ist es, als sei eine Last von mir abgefallen. Ich weiß, wenn ich mich nun meiner Angst und Traurigkeit hingebe, ändert dies erstens nichts an der Tatsache und zweitens könnte ich die mir verbleibende Zeit auch nicht mehr genießen. Also beschließe ich, wieder an das Positive zu glauben und noch mehr innere Kräfte zu mobilisieren. Ich setze mich ruhig hin und beginne eine lange Meditation. Danach habe ich sogar so etwas wie ein Glücksempfinden und den Gedanken: Auch das wirst du irgendwie in den Griff bekommen. Ich kann es einfach nicht akzeptieren, dass es mein Schicksal sein und mein Leben so bald enden soll.

Aus der täglichen Meditation schöpfe ich neue Kraft und neuen Mut. Ich achte mehr auf die kleinen Dinge im Alltag und freue mich über die gemeinsamen Stunden mit meiner Familie.

Geht es nun zu Ende?

Ich erhalte eine weitere Chemotherapie mit einem Medikament, dass auch Tumorzellen im Gehirn angreifen kann, Topotecan. Es wird eine Woche lang täglich als Infusion gegeben, dann sind zwei Wochen Pause. Ich vertrage das Medikament ganz gut, eigentlich ohne Nebenwirkungen. Zudem muss ich wieder Kortison einnehmen, was wieder eine Gewichtszunahme von zehn Kilo mit sich bringt. Obwohl jeder mich trösten will »Ist doch nicht so schlimm, Hauptsache du lebst«, stört mich das sehr. Ich denke immer, alle Leute auf der Straße drehen sich nach mir um und denken, wie hässlich ich aussehe. Der Sommer ist schön warm und wir gehen oft zum Strand oder ins Schwimmbad, aber wegen meines Aussehens schäme ich mich oft.

Nach dem dritten Zyklus wird mein Hirn wieder untersucht. Das Ergebnis ist niederschmetternd. Die Chemo hat nichts gebracht. Wieder wird eine andere Chemo verordnet. Diesmal eine Kombination aus den Medikamenten Navelbine und Mitomycin.

Im Juni habe ich durch Kontakte im Internet von einer Bestrahlungsmethode erfahren, mit der man einzelne Tumore im Kopf bestrahlen kann. Ich höre von einer Frau, bei der man 22 Einzeltumore entfernen konnte. Möglich ist diese Methode im Gamma Knife Zentrum in Frankfurt und ich will auch dies versuchen.
Im Gamma Knife Zentrum wird mir ein »stereotaktischer Rahmen« am Kopf befestigt. Das ist ein Metallrahmen, der an vier Stellen an den Schädel angeschraubt wird, damit er auf keinen Fall verrutschen kann. Es soll geprüft werden, an welchen Stellen genau sich die Tumoren befinden. Ich habe große Angst vor dem Anlegen und bekomme Beruhigungstabletten. Aber dann ist es gar nicht so schlimm. Dafür aber das Ergebnis, da das MRT-Gerät im Gamma Knife-Zentrum sehr viel exakter ist als das in Kiel. Ich habe bereits über 30 Einzelmetastasen, es ist zu spät für eine Bestrahlung mit Gamma Knife. Einerseits bin ich erschüttert, komischerweise jedoch auch erleichtert, weil ich mich der Behandlung nicht unterziehen muss.

Im August machen wir mit den Kindern einen Kurzurlaub mit Wohnwagen an der Ostsee. Es ist eine wunderbare Zeit, nur wir, harmonisch und schön.
Ich frage mich, was wünsche ich mir noch, bevor es zu Ende geht? Ich entscheide mich, ein großes Fest zu veranstalten, zu dem ich alle meine Freunde, auch aus alten Zeiten, und Verwandte einlade: Es soll eine größere Party als bei unserer Hochzeit werden, über 80 Einladungen. Es bedarf vieler Vorbereitungen. Mein Mann unterstützt mich. Als ich von meinem Vorhaben berichte, bieten so viele ihre Hilfe an, dass alles super klappt. Und alle Gäste und auch ich sind froh und zufrieden mit der geglückten Feier. Es ist toll, die ganzen Freunde wiederzusehen.

Anfang Oktober können wir noch mal gemeinsam zu einer Familienkur fahren. Dort fangen die Schmerzen in der Lunge an. Es wird ein Schatten auf der rechte Seite diagnostiziert. Nach drei Tagen werden die Kinder krank. Ich bekomme Atemnot, schließlich so schlimm, dass ich keine Anwendungen mehr wahrnehmen kann, da jeder Schritt zu beschwerlich ist. Wieder zu Hause stellt man fest, dass der Schatten auf meiner Lunge befallene Lymphknoten sind. Also gehen die Ärzte davon aus, dass auch die letzte Chemo nichts gebracht hat. Jetzt bekomme ich ein Zytostatikum in Tablettenform, Xeloda. Die Ärzte sagen mir, dies sei meine letzte Chance. Wenn es nicht hilft, dann haben sie nichts mehr für mich. Trotzdem versuche ich noch zu hoffen.

Zweimal wöchentlich fahre ich zu einer Heilpraktikerin, ihre Akupunktur hilft mir sehr. Sie ist für mich eine letzte Hoffnung. Nach den Behandlungen geht es mir immer etwas besser. Seit ich von der Kur zurück bin, liege ich manchmal den ganzen Tag im Bett und kann gar nicht aufstehen, weil ich so schwach bin. Es gibt immer wieder Tage, an denen es mir relativ gut geht, dann gehe ich z.B. mit meinem Mann essen. An vielen Tagen jedoch liege ich im Bett und grüble über mein Leben nach. Ich hoffe sehr, dass ich Weihnachten noch erlebe.

Und die Kinder?

Sie fragen mich, warum ich nur im Bett rumliege. Ich erkläre, dass die Krankheit schlimmer geworden ist. »Und wenn es noch schlimmer wird, dann stirbst du, stimmt's?«, fragt mein kleiner Sohn. Allerdings scheint es mir, als sähe er das nur als logische Folge an, nichts, was ihn jetzt bedrücken könnte. Meine große Tochter sagt und fragt nichts mehr. Wir reden darüber, was passiert wenn ein Mensch stirbt, dass er dann zu Gott kommt und ein Engel wird und von oben alles sehen kann. Er fragt, ob er mich mit einer Rakete besuchen kann und ich erkläre, dass Gott hinter den Sternen wohnt und man dort nicht hinfliegen kann. So kommt mein Sohn zu dem Entschluss, dass Gott nur Luft sei und die Menschen ihn sich ausgedacht haben.

*****

Als es Petra Soltanpoor wieder schlechter geht, fährt sie wieder in die Uniklinik, obwohl sie sich bereits ein Jahr zuvor ein Hospiz angesehen hat. Sie denkt nicht daran, aufzugeben. Die Ärzte teilen ihr mit, dass sie nun die Therapie einstellen werden. Petra wehrt sich mit aller Kraft und telefoniert in ganz Deutschland herum, um doch noch einen Weg für sich zu finden. Sie hofft auf eine weitere Chemotherapie, die sie auf sich nehmen will, auch wenn es nur die geringsten Aussichten auf einen Aufschub gibt. Sie plant erneut, ins Gamma-Knife-Zentrum zu fahren. Doch die Krankheit ist stärker als sie. Am 12. Januar 2003 stirbt Petra Soltanpoor.

Anmerkung

1 O. Carl Simonton/Stephanie Matthews Simonton/James Creighton: Wieder gesund werden. Reinbek: Rowohlt Verlag 2001
2 Gepardo-Studien: German Preoperative Adriamycin Docetaxel Study Group = Studien zur präoperativen Brustkrebstherapie. Die GeparDUO-Studie ist seit September 2001 abgeschlossen, mittlerweile läuft GeparTRIO, siehe zum Beispiel: http://www.kgu.de/zfg/gepardo/
3 weiße Blutkörperchen, die bei einer Chemotherapie in starkem Maße in Mitleidenschaft gezogen werden
4 rückläufig

Geena

Weitermachen?

25 Jahre bei Diagnose 1993, in fester Partnerschaft lebend, Studentin

TNM-Klassifikation 1993: pT2, pN0, M0, G2
Diagnose: invasiv-duktales Mammakarzinom
Therapie: 11/93 Ablatio rechts und Entfernung von 8 Lymphknoten,
Chemotherapie: 5-mal CMF

Weiterer Verlauf:
06/1998: Knochenmetastasen und pulmonale Lymphangiosis
carcinomatosa: Chemotherapie mit 6 Zyklen EC, anschließend 5 Monate
lang Taxol weekly
12/1998: HER2-Statusbestimmung: 2+
05/1999: Lebermetastasen u. Eierstockmetastase (li. Ovar, chirurgische
Entfernung),
Chemotherapie: 3 Monate Gemzar weekly
12.1999: Chemotherapie mit Taxotere + Antikörpertherapie mit
Herceptin, Stabilisierung der Erkrankung
ab 09/2000: Herceptin wöchentlich (Monotherapie ohne weitere
Chemotherapie)
04/2001: 6 Hirnmetastasen (maximal 3 cm) u. erneutes Fortschreiten im
Bauchbereich, 10 x Strahlentherapie des Kopfes (»Ganzhirnbestrah-
lung«), Hormontherapie mit Arimidex und Zoladex; Antikörpertherapie
mit Herceptin 4mg/kg (Verdoppelung der Dosis), Stabilisierung der
Erkrankung
05/2002: erneutes Fortschreiten im Bauchbereich und neue
Metastasierung im Darm
Seit 06/2002: Chemotherapie mit Navelbine und weiterhin Antikörpertherapie mit Herceptin

Sehen Sie sich meinen Krank-
heitsverlauf an: Ich habe so
ziemlich alles hinter mir, was
einer Brustkrebspatientin im
Laufe ihrer »Karriere« widerfah-
ren kann. Es gibt mich noch
immer. Ich bin sozusagen eine
Brustkrebs-Veteranin.
Ich könnte eine Menge erzählen aus dieser Zeit, eine Menge
zu vielen verschiedenen Aspek-
ten. Schreiben möchte ich über
den, der für mich derzeit eine
besondere Bedeutung hat.

»Ich lasse mich nicht mehr
behandeln.« Immer wieder
beteuern Mitpatientinnen, wenn
sie von meinem Krankheits- und
Therapieverlauf hören, dass sie
bestimmt nicht so lange durchgehalten hätten. Ich halte das,
mit Verlaub, für kompletten
Unsinn. Selbstverständlich ist
es jeder Patientin selbst überlassen, zu beurteilen, wann für
sie die Therapiestrapazen in

keinem Verhältnis mehr zum erstrebten Nutzen stehen (wie groß dieser ist, lässt sich zudem auch nicht objektiv bestimmen!). Aber dieser Punkt wird meiner Ansicht nach erst sehr spät erreicht, wenn wirklich alle schul- und alternativmedizinischen, psychologischen (und meinetwegen auch parapsychologischen) Möglichkeiten ausgeschöpft sind.

Es ist der nackte Überlebenswille, der uns immer wieder auf die Therapievorschläge unserer ÄrztInnen eingehen oder, falls diese uns widerstreben, nach Alternativlösungen suchen lässt. So ist es keineswegs eine Heldentat, wenn jemand auch die fünfte oder sechste Chemoserie auf sich nimmt, denn ich denke, es ist dieser Überlebenswille, der die Mehrzahl der Patientinnen genauso handeln lassen würde.

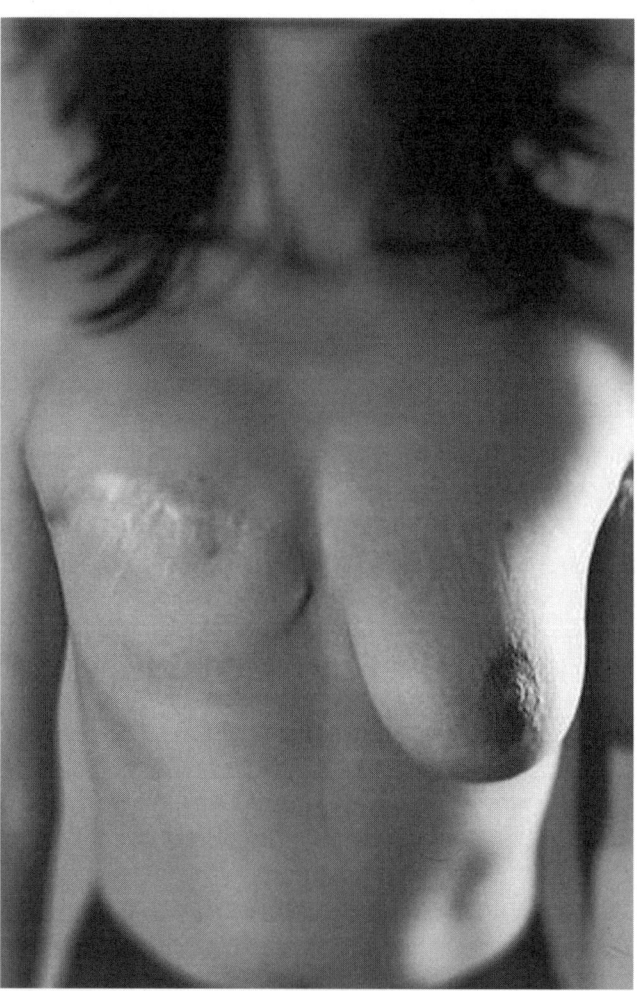

Nichtsdestotrotz scheine ich im Laufe der Jahre fast unbemerkt zu einer Vorbildfigur aufgestiegen zu sein.

Frauen, die ich vor Jahren bei der Behandlung kennen lernte und deren Namen und Gesichter mir größtenteils entfallen waren, kommen plötzlich auf mich zu und fragen um Rat. Diese Entwicklung fand ihren vorläufigen Höhepunkt in einem Gespräch mit meinem »dienstältesten« Arzt, der beteuerte, dass ich trotz meines derzeit nicht gerade positiven Befundes doch so gut aussähe. Er machte mich geradezu zu einer »Ikone«, legte mir nahe, meine Erfahrungen in Vorträgen weiterzugeben und ermunterte mich überdies, eine beratende Tätigkeit im Gesundheitswesen auf Bundesebene anzustreben.

Ich muss gestehen, dieser Gedanke gefiel mir sofort, bestätigte er doch, was ich schon des öfteren in Erwägung gezogen hatte: meine Krankheit zum Beruf zu machen. Wobei mir aufging: Die Krankheit *war* bereits zu meinem Beruf geworden! Eine Einsicht, die ebenso konstruktive wie fatale Folgen haben kann.

Konstruktiv in dem Sinne, dass ich dadurch psychische Mechanismen aufdecke, die mich hartnäckig an der Krankheit festhalten lassen: Ich, die ehemals erfolgsverwöhnte Schülerin, die sich von der gesicherten Beamtenlaufbahn abwendet und stattdessen ein geisteswissenschaftliches Zweitstudium beginnt, lege mir im Alter von 25 Jahren eine tödliche Krankheit zu – in diesem Alter durchaus ungewöhnlich.
Nach dem ersten Schock beginne ich, die Folgen der Erkrankung umzuinterpretieren. Angestachelt durch die damals gerade erschienenen Selbstporträts der Künstlerin Matuschka, die ihre Narbe weltweit einer breiten Öffentlichkeit zeigte, mute ich meinen Anblick den BesucherInnen von FKK-Stränden und gemischten Saunabädern zu.

Nachdem meine Suche nach gleichaltrigen Leidensgenossinnen auch in Zeiten der Verbreitung des Internets erfolglos bleibt, fühle ich mich in meiner Einzigartigkeit nochmals bestätigt.
Nebenbei eigne ich mir fortlaufend medizinisches und psychoonkologisches Wissen an und konzentriere mich im Studium auf Veranstaltungen zu den Themen Krankheit, Körperbild, Psychosomatik, Tod etc., zu denen die Fächer Psychologie und Soziologie unterschiedliche Ansätze bieten. Studium als ein Stück Krankheitsbewältigung.

Jahre später, der Krebs ist inzwischen metastasiert, lasse ich mich von einer Kunststudentin ablichten und ausstellen und erfülle mir damit einen lang gehegten Wunsch. Allein die inzwischen von anderen veröffentlichten Buchprojekte zu diesem Thema trüben das Pionierbewusstsein.
Und schließlich Bestätigung und Interesse von ÄrztInnen und Mitpatientinnen. All dies ist eine besondere Ausprägung dessen, was möglicherweise aus der Ratgeberliteratur als »sekundärer Krankheitsgewinn« bekannt ist: Wer krank ist, muss zum Beispiel nicht arbeiten, wird rücksichtsvoll behandelt, erhält Aufmerksamkeit, darf sich aus Verantwortlichkeiten zurückziehen.
Und hier kommen wir zum fatalen Aspekt obiger Analyse: Die Krankheit hat im Laufe der Jahre die Rolle meines Studiums bzw. einer angestrebten Berufstätigkeit eingenommen. Sie sichert mir Bestätigung und Erfolgserlebnisse. Warum also sollte ich sie aufgeben? Freilich, diese Lorbeeren sind teuer bezahlt: die zahlreichen belastenden Therapien, der Verlust von Leistungsfähigkeit, der immer wiederkehrende Haarausfall, die enorme psychische Belastung des Partners, der Angehörigen und Freunde ...
Offenbar war der Preis bis jetzt nicht zu hoch, um immer wieder auf das bekannte Muster Rückfall – Therapie – Stabilisierung – erneuter Rückfall zurückzugreifen. Erst durch diese langjährige Krankheitsgeschichte konnte ich mir die respektable Position sichern, die ich jetzt quasi bekleide.

Auch dieser Erkenntnisstand kann natürlich nur für die Gegenwart gelten und wird möglicherweise irgendwann von mir modifiziert oder ganz verworfen werden, wie schon zahlreiche Ansätze zuvor. Aber vielleicht ist die Perspektive der beratenden, informierenden und helfenden Tätigkeit, sozusagen der Seitenwechsel, ein möglicher Weg, mit der Krankheit weiterzuleben. Oder sie ganz hinter mir zu lassen, weil das, was ich in den letzten achteinhalb Jahren in Sachen Krankheit erfahren habe, für den Rest meines Lebens ausreicht.

Überlebensanweisungen

1. Hüten Sie sich vor Statistiken, Zahlen und Überlebensraten. Mir wurde bereits mehrfach von ärztlicher Seite erklärt, dass nach der gerade laufenden Therapie die Mittel nahezu ausgeschöpft seien oder dass ich nunmehr kein Jahr mehr zu leben hätte. Es gibt mich noch immer, wie Sie sehen. Gesondert zu erwähnen: Ratgeberliteratur, vor allem wenn nicht mehr ganz aktuell, die zum Beispiel in der Metastasierung von nicht sehr ermutigenden Aussichten, geringprozentigen Überlebenschancen oder nicht mehr möglicher Heilung sprechen. Ich persönlich halte derlei Aussagen für skandalös, denn frei zitiert nach Dr. C. »Es ist besser, Menschen falsche Hoffnungen zu machen, als ihnen die Hoffnung zu nehmen.«
2. Versuchen Sie, alles zu vermeiden, was Sie in irgend einer Weise unter Druck setzt. Das betrifft zum Beispiel Ihre eigenen Erwartungen genau so wie die anderer.
3. Nehmen Sie Ihre Bedürfnisse ernst.
4. Bewahren Sie sich einen gewissen Galgenhumor.
5. Falls Sie bereits einen oder mehrere Rückfälle hatten: Versuchen Sie, sich auf ein Leben mit der Krankheit einzurichten, anstatt Tod oder Heilung als einzige Alternativen zu betrachten.

Im Mai 2003 hat Geena geheiratet. Wegen der Metastasen im Bauchraum musste sie sich zwei weiteren schweren Operationen unterziehen. Obwohl sie wenig Kraft hatte, erholte sie sich langsam und entwickelte wieder den Mut, weiter zu gehen. Sie war voller Sehnsucht nach mehr Leben. Noch bevor sie das Krankenhaus wieder verlassen konnte, ist Geena Ende Mai 2003 gestorben.

»Und nichts war mehr wie es war« –

aus dem Tagebuch von Coci

40 Jahre bei Diagnose 09/1997, verheiratet, ein Sohn (10 Jahre) und eine Tochter (7 Jahre), Diplom-Verwaltungswirtin

<u>TNM-Klassifikation:</u> pT2(4), pN1biv(3/17), Mx, G2, zunächst stark hormonabhängig, Herz-neu 3+.

<u>Diagnose:</u> Mammakarzinom links, multifokal, Knochenmetastasen, Lungenmetastasen, Hirnmetastasen, 2000 Lymphknotenbefall am Schlüsselbein, Therapie mit Aromatasehemmer und GnRH-Analoga. Drei Monate später Metastasen an mehreren Rippen und Brustbein festgestellt.

<u>Therapie:</u> Ablatio, 1998 und 1999 chirurgische Entfernung von Lokalrezidiven

<u>Chemotherapie:</u> 4 x High-dose nach dem EC-Schema; 2000 Navelbine, Mitomycin, einige gescheiterte Versuche mit Taxanen, weiter mit Herceptin als Monotherapie und alle 4 Wochen Aredia

<u>Strahlentherapie:</u> 1998 30 x; 2000 bei erneutem Wachstum der Halslymphknoten 30 x

Verschiedene unterstützende Maßnahmen

»Es tut mir leid, aber es sieht leider nicht gut aus! Sie sollten gleich einen Termin im Krankenhaus machen.« Anziehen, vom Frauenarzt verabschieden, Auto aufschließen... Wo bleiben die Tränen?? Ruhig, nur ruhig, vielleicht irrt er sich, ich und Brustkrebs. Nicht, wenn's einem so gut geht, nicht wenn man zwei Kinder sechs Monate voll gestillt hat, nicht wenn man erst mit 14 die erste Periode bekommen hat, nicht wenn's überhaupt nicht in der Familie liegt, nicht wenn man es nicht haben will!

30.9.97

Mein 11. Hochzeitstag, der 36. Geburtstag von Mona, einer meiner drei Schwestern. Kaffee trinken mit der Familie und nicht an morgen denken. 8 Uhr 30 Aufnahme im Krankenhaus. Ach ja und vorher noch der Familie und den Kindern Bescheid sagen. Immer schön harmlos!

Und doch ist sie da, an der linken Brust, die Verdickung, die ich vor 10 Tagen getastet habe und die ich eigentlich erst nach dem Nordseeurlaub abklären lassen wollte.

Jeder darf mal gucken, jeder mal schallen, jeder mal was sagen: »Die Mammographie ist gar nicht schlecht. Trotzdem machen wir morgen eine Probeentnahme und danach gucken wir weiter. Aber vorher entnehmen wir mittels Drillbiopsie eine Gewebeprobe.«

2.10.97

Der Apparat surrt. Die Patientin liegt auf der rechten Seite. Der Arzt versucht, Gewebe zu entnehmen. Drei Mal Schmerzen fast bis zur Ohnmacht, bis die Oberärztin durch Zufall reinschaut und das Martyrium stoppt. Haben denn männliche Gynäkologen kein Einfühlungsvermögen? Okay, dann runter zur OP, zur PE...

»Es tut uns leid, Frau Schröder, leider ist es bösartig. Wir müssen Sie morgen noch mal operieren ... blablabla.« Gut, dass mein Mann da ist, er kriegt das meiste mit. »Wir können die Brust mit dem Rückenmuskel mit dieser OP gleich wieder aufbauen ... blablabla ... Quadrantensektion ... blablabla ... Lymphknotenbefall? Blablabla ...«, ich sehne mich nach der nächsten Vollnarkose.

Eine Woche auf das Ergebnis warten, ob der Schnitt gereicht hat oder nicht. Erleichterung, weil die Kinder ohne Bernhard und mich mit Opa und Oma und Tanten und Onkels an die Nordsee fahren.

Und dann das Ergebnis: Lunge und Knochen und Leber o.B. Drei von 17 Lymphknoten befallen. Aber: »Es tut uns so leid, Frau Schröder. Es waren doch noch Krebszellen zu finden, wir müssen Sie morgen noch mal operieren und die Brust abnehmen!« Gut, dass ich mich gegen den Aufbau mit dem Rückenmuskel entschieden habe, denn der wäre jetzt auch futsch!

Meine Hilflosigkeit und Traurigkeit spiegeln sich in Bernhards Augen. Nur nicht weinen, solange die Kinder da sind. Was kann man den Kindern zumuten? Wie lange bleibt mir noch? Wie wird es sein ohne linke Brust? Warum verdammt noch mal habe ich Appetit auf Pizza?

Und dann ist es erst mal vorbei

Der seelische Schmerz ist schlimmer als der körperliche. Und immer schön die Decke hochziehen, damit Tim und Ronja es nicht sehen, weil sie sonst vielleicht nicht fahren würden, an die See, mit allen, wo sie sich doch so darauf gefreut haben und wo ich doch so dringend Zeit für mich brauche und möchte, dass sie fahren und möchte, dass sie bleiben, weil ich mich im Moment so schwer trennen kann von den beiden. Wenn sie wieder kommen, werde ich auch aus dem Krankenhaus zurück sein und dann in Ruhe mit ihnen reden.

»Es tut uns leid, Frau Schröder, aber wegen der befallenen Lymphknoten müssen Sie eine Chemotherapie machen.« Klartext: Sie werden kotzen, wie noch nie in ihrem Leben, sich mies fühlen ohne Ende, alle zwei Tage zum Blutabnehmen herkommen müssen, sich etwas zur Bildung der weißen Blutkörperchen spritzen lassen müssen, und zehn Tage platt rum liegen, sich versorgen lassen müssen und innerhalb von zwei Wochen kein einziges Haar mehr auf dem Kopf haben, um damit zu x Prozent ihre Überlebenserwartung zu erhöhen.

Hochdosis-Chemo ist SCHEISSE!!!

Und vier Mal ist echt die obere Grenze. Wie gut, drei Schwestern zu haben, die mich abwechselnd begleiten, die auf mich einreden. »Nur noch dieses eine Mal«, und das, obwohl noch drei Therapien vor mir liegen.

Und weiter, immer weiter. Brust weg, Haare weg. Körpergefühl weg, Sexualität erst mal weg, Appetit weg, Haushaltshilfe und Tamoxifen. Alles ist auszuhalten, auch Ronjas Wut auf mich, weil die Brust fehlt und sie nicht mehr so richtig mit mir kuscheln kann. Aber manchmal bricht mir doch das Herz.

Und doch weiterleben wollen, Hoffnung schöpfen und sich mit dem Aufbau auseinander setzen. Für die Kinder, für mich, für Bernhard und einfach weil ich gerne lebe und die Hochzeit von Mona nächstes Jahr im Juni noch erleben möchte.

6.9.98
»Es tut mir so leid, Frau Schröder, aber leider habe ich einen kleinen Knoten entdeckt, er sieht nicht gut aus, eher ist es ein Rezidiv.«

Und wieder ist es mein Frauenarzt, der mir bei der alle drei Monate fälligen Nachsorge diese Hiobsbotschaft überbringt. Mist! Am 13.9. will ich doch mit zwei Freundinnen nach Rom, ist mein erster Gedanke. Einfach so viel Leben mitnehmen, so lange es noch geht. »Überlegen Sie es sich in Ruhe. Ich denke, auf eine Woche kommt es nicht an.« Verzweiflung und Enttäuschung, Wut, Trauer, Schmerz, all das kommt erst später. Ich fliege trotzdem, oder gerade deshalb. Vier wunderbare Tage, von denen ich später im Krankenhaus zehre.

»Es tut mir leid, Frau Schröder. Es ist ein 0,8 x 0,3 Zentimeter großes Lokalrezidiv, das aber vollständig im Gesunden entfernt wurde. Leider mussten wir ein Stück Brustmuskel mitentfernen. Und vorsichtshalber sollten sie noch bestrahlt werden.« Mist! Ausgerechnet jetzt ist wieder ein Nordseeurlaub geplant – müssen die Kinder schon wieder alleine fahren? Der Radioonkologe zeigt sich verständnisvoll. Ich beginne die Strahlentherapie erst nach einer Woche guter Nordseeluft.

30 Bestrahlungen. Jeden Tag außer Samstag und Sonntag oder einem eventuellen Feiertag. Und anfangs ungebremst: Elend pur! Mein Gott, wie gut geht's mir doch im Vergleich. Jeden Tag, eine Woche lang, weine ich auf dem Nachhauseweg, den ich zu Fuß gehen kann, über das Elend anderer, über meins, über das Unglück meiner Kinder, oder manchmal aber auch nur aus Dankbarkeit, weil ich noch so fit bin.

Meine Haut ist nur leicht verbrannt, der Arm schmerzt kaum. Und jedes Mal vor den Nachsorgeterminen schlecht schlafen, bei jeder Kleinigkeit aus der Haut fahren. Die Kinder anschreien, obwohl ich sie so liebe, denn ich habe Angst! Angst, die mir die Luft zum Atmen nimmt, weil ich doch weiß, wie schnell alles kippen kann, wenn etwas in Leber oder Lunge gefunden wird...

Der Tumormarker steigt

»Erst mal nicht beunruhigt sein, Frau Schröder, gelegentlich kommt das vor. Er ist nicht sooo aussagekräftig. Trotzdem machen wir mal eine Mammographie und ein Knochenszintigramm, auch wenn es erst fünf Monate her ist.«

Und wieder ist sie da und sitzt mir im Nacken, eine alte Bekannte, die ich nicht haben will, die mich aber anspringt wie ein wildes Tier seine Beute: ANGST.
Nichts gefunden! Erleichterung ?!? Und der Tumormarker steigt.

3.12.99
»Es tut mir wirklich leid, Frau Schröder, aber wenigstens wissen wir jetzt, warum Ihr Tumormarker so hoch ist. Wahrscheinlich, weil sie ein Rezidiv in der alten Ablationsnarbe haben. Genaueres weiß man erst, wenn der Knoten entfernt ist.« Mein Frauenarzt tut mir fast leid. Schnell ins Krankenhaus, damit ich Weihnachten wieder fit bin. Die Enttäuschung, dass weder das Tamoxifen noch die Bestrahlungen genützt haben. Schnell mit einem Glühwein runterspülen, nachts weinen, damit Tim und Ronja nicht so belastet werden. Wenn man mit dem Rücken an der Wand steht, kann man nur nach vorne gehen.

»Ihr Knoten wurde im Guten entfernt, Frau Schröder. Es tut mir leid, dass es wieder ein Rezidiv war. Wir mussten leider ein Stück der Skelettmuskulatur mitentfernen. Aber Sie haben Glück, es heilt ganz gut, das ist für bestrahlte Haut nicht so selbstverständlich.«

Ich bin müde. Und trotzdem dankbar, dass es nicht schlimmer ist. Im Januar 2000 verbringe ich eine wunderschöne Woche mit Bernhard und den Kindern im Schnee. Besser für mich, als jede Kur. Und weiter.

Vorzeitige Durchuntersuchung ohne Befund ... aber der Tumormarker steigt ...

April 2000
»Frau Schröder, so ein Mist. Es tut mir leid, aber ich glaube, es hat sich was in einem Lymphknoten am Schlüsselbein abgesiedelt.« Warum mein Frauenarzt diesmal so überaus gründlich Brustultraschall macht, ich weiß es nicht.

Termin im Krankenhaus ausmachen, Kinderversorgung regeln, Wäsche vorher waschen und bügeln, vorkochen, Termine verschieben. Der Mutter sagen, dass ich nicht an ihrer Geburtstagsfeier teilnehmen werde, um mit mir und der abgrundtiefen Trauer ins Reine zu kommen.

»Frau Schröder, es waren Lymphknoten befallen. Wir haben nur einen zur Diagnostik entnommen, leider war er befallen. Auf weitere Untersuchungen verzichten wir, die waren ja alle erst vor drei Monaten.«

Ich lasse mir die Drainage ziehen und gehe Geburtstag feiern. Komische Schmerzen am Brustbein, na ja, vielleicht von der OP oder zu wenig Gymnastik in der letzten Zeit.

»Bestrahlen ist eher schlecht, aber Sie können mal einen Aromatasehemmer nehmen, vielleicht greift der. Und da ihr Tumor hormonabhängig ist, stoppen wir noch die Östrogenproduktion durch eine Spritze.«

Ich nehme es: Schmoren im eigenen Saft. Der Vorteil: Ich kann sogar bei Minusgraden kurzärmlig rumlaufen. Allerdings kann ich nachts nicht mehr schlafen, auch weil ich mir Gedanken mache, wohin die Gewichtszunahme unter diesen Medikamenten bei meiner ohnehin eher üppigen Figur noch führt. Ich müsste auf 2 Meter 10 anwachsen. Wie bleibe ich noch einigermaßen attraktiv, ohne linke Brust, dafür mit drei wunderschönen Narben auf (strahlen)gebräunter Haut, mit ungefähr 20 Kilo Übergewicht und immer lecker appetitlich schwitzend, von den Stimmungsschwankungen mal abgesehen? Mein Brustkrebs hat mich nicht gefühllos gemacht.

Meine Bedürfnisse sind immer noch da. Wie viel Krankheit verträgt unsere Liebe und unsere Sexualität, bevor sie eventuell vor mir stirbt? Kann ich Bernhard zeigen, dass ich mit ihm schlafen möchte, oder bin ich optisch eine Zumutung und bringe ihn dadurch nur in die Bredouille, weil männliche Potenz wohl über das Visuelle geht? Lieber Bernhard: Mit dir hab ich echt Schwein gehabt! Du lachst mit mir über meine Fressattacken, hältst mich, wenn ich weine und liebst mich, als wäre ich Sophia Loren in ihren besten Jahren.

Mein Frauenarzt ruft an: »Frau Schröder, der Tumormarker ist um die Hälfte gefallen.«

Und wir machen wunderschöne Wochen Urlaub mit Freunden und deren Kindern an der französischen Atlantikküste. O.K., gelegentlich habe ich beim Spaziergang am Meer geweint, weil es doch geklappt hat, weil ich nicht weiß, ob es mein letzter Urlaub ist, ob ich noch mal Muscheln sammeln werde, mit den Kindern planschen, abends im Restaurant am Meer Rotwein trinken.

August 2000

Und der Tumormarker steigt wieder. Mein Frauenarzt meint, ich solle über eine erneute Chemo nachdenken. Ich wechsle das Krankenhaus, da der Chefarzt meiner bisherigen Klinik in den Ruhestand geht und mir dieser Professor empfohlen wurde, auch weil er sich mit HER2-Überexpression (hab ich) auskennt.
»Bei Ihnen können wir es wohl eher positiv sehen, Leber und Lunge sind O.K. Wir können also die Lymphknoten bestrahlen. Morgen haben Sie noch das Knochenszintigramm und dann reden wir noch mal zusammen!« Warum bin ich skeptisch und kann eine blöde Vorahnung nicht abschütteln? »Wurden Sie schon mal wiederbelebt? Auf alle Fälle sind an Ihrem Brustbein einige Stellen, die man durch Röntgen abklären muss.«

Metastasen an mehreren Rippen und am Brustbein. Zwei Rippen gebrochen, Brustbein angebrochen. Das waren also die Schmerzen, keine Verspannungen, wie ich vermutet hatte.

Er macht sich breit, der Krebs, weil er nicht weiß, dass er ohne mich nicht leben kann, der Blödmann. Ich stürze in ein schwarzes Loch mit glatten Wänden. Und immer wieder soll ich hoffen? Ich kann nicht mehr. Ich bin so müde! Ronja hat Schulangst und will nicht mehr zur Schule gehen. Jeden Morgen ein riesiges Theater mit Tränen, Übelkeit, Kopfweh, Androhung von Höchststrafen meinerseits. Es braucht so viel Kraft. Ich sitze nach jedem Abschied völlig fix und fertig im Auto vor der Schule und weine, weine, weine. Warum kann ich nicht einfach umfallen und tot sein?

Und weiter geht's: »Wir versuchen es mit Navelbine und Mitomycin. Vorher müssen wir Ihnen aber noch einen Port legen – in örtlicher Betäubung.« Leider ist mein Gefäß (eine der großen Venen ein Stück weit unter dem Schlüsselbein, die direkt zum Herzen führen) schwer zu finden und ich bin hinterher ziemlich erledigt.

Aber ich freue mich auf Urlaub. Ich kann auch mit Chemotherapie an die Nordsee fahren. Zwar ist mir ständig latent schlecht und ich bin matt, aber die Ablenkung tut gut. Die ganze Familie mit zwanzig Personen endlich mal zusammen, ich hätte mich geärgert, wenn ich nicht mit gekonnt hätte. Trotzdem ist es schwer, den Weg mit Chemo noch mal zu gehen. Aber ich möchte leben! Möchte meine Kinder groß werden sehen!

Leider fällt der Marker nicht, und ich habe auch noch einen Pleuraerguss, der mich kurzatmig macht.

»Also, wir steigen um auf Taxol und Herceptin, das kommt für Sie wegen der Überexpression sowieso in Frage. Allerdings werden Sie in kurzer Zeit wieder alle Haare verlieren.« Mein Körper will nicht. Ich bekomme nach ein paar Tropfen Taxol ein Engegefühl im Hals und Herzrasen. Also erst mal nur Herceptin und nächstes Mal Taxotere unter ärztlicher Aufsicht. Auch das will mein Körper nicht. Ich bin so blöd und stelle mir auch noch selbst ein Bein, wo ich doch weiß, wie außerordentlich gut das Zeug wirken soll. In x Prozent aller Fälle. Bis jetzt stand ich dummerweise immer auf der falschen Prozentseite. Geht nicht, na gut. Dann Herceptin weiter und doch wieder Navelbine, dafür aber wöchentlich. Nach vier Wochen bin ich am Ende. Die Nebenwirkungen sind stärker geworden, zum Schluss bleibt nicht mal Wasser im Magen. Eine Grapefruit oder zwei Mandarinen esse ich am Tag. Sonst nix. Mein Lebenswille ist weg. Ich liege nur noch und kann nichts mehr machen, außer die Kinder zu bedauern. Ich will nicht mehr. Es ist sowieso alles umsonst! Auch die Hyperthermie, Zink, Selen, Mistel, Multivitamine, Eigenblutbehandlung, nichts hat was genützt. Oder vielleicht doch? Lebe ich vielleicht deswegen immer noch und konnte immerhin schon vier Jahre für die Kinder und Bernd und mich leben? Aber wenn der Rest so aussieht wie im Moment, dann will ich nicht mehr! Dann bin ich zwar am Leben, aber es ist für mich keines mehr. 16 Kilo habe ich in fünf Wochen abgenommen. Ich fühle mich schwach und elend und lustlos und deprimiert und todessehnsüchtig. Ich will das Zeug nicht mehr. Ich brauche eine Pause.

»Gut, der Tumormarker ist sowieso nicht gravierend gesunken, wir probieren Herceptin als Monotherapie.« Und ich freue mich auf Weihnachten, denn ich sehe ein kleines Licht am Ende des Tunnels. Vielleicht doch Gänsebraten?

Mein Tumormarker ist gefallen und ich starte mit Pleuraerguss, Mann und zwei Kindern in die Skiferien nach Nesselwang, ganz ruhig und beschaulich. Ich freue mich über das Frühstück und die Flädlesuppe und dass mir nicht übel ist und über 40 Zentimeter Neuschnee. Der letzte?

Die Lymphknoten am Schlüsselbein haben sich rapide vergrößert, der Tumormarker steigt wieder. Mir geht es aber gut! Ich bin wieder fit, schmeiße den Haushalt wieder alleine...

Bernd Schröder

Hier enden die Aufzeichnungen von Coci. Wir hatten noch einen wunderschönen Urlaub in Spanien, bevor sie am 30. September 2001, unserem 15. Hochzeitstag und dem 40. Geburtstag ihrer Schwester Mona zu Hause verstarb. Dazwischen lag die vielleicht härteste Zeit mit Hirnmetastasen und mehreren Kopfoperationen.
Ihr Leiden hat hoffentlich ein Ende.

Mona

Zahlenspiele

Am 29.09.2001 waren wir noch vier Schwestern.
Am 30.09.2001 waren wir nur noch drei.

30.9.1997 - mein 36ster Geburtstag und der 11. Hochzeitstag meiner 5 Jahre älteren Schwester Coci.
Wir saßen alle beim Kaffeetrinken, als uns meine Schwester mitteilt, dass sie am nächsten Tag ins Krankenhaus muss – Verdacht auf Brustkrebs.
Nur diese drei Worte: Verdacht auf Brustkrebs.
Ihre Kinder sind an diesem Tag 7 und 10 Jahre alt.

Am nächsten Tag soll sie zur Biopsie kommen.
Dieses Wort kannte ich bisher nur aus Kriminalfilmen.
Aber es sollen noch mehr Worte kommen, die ich nicht kenne.

Ich war schon immer ein Computerfreak. Also gebe ich in einer Suchmaschine ganz naiv »Krebs« ein.
Es werden ca. 118.000 Einträge gefunden.
Das Ganze verfeinert auf »Brustkrebs«.
Ca. 26.500 Einträge.
26.500 Einträge zum Thema Brustkrebs.
Ich ahne so langsam, was auf uns zukommen könnte ...

Aber da ist sie – die Hoffnung
• vielleicht ist es ja gar nichts!
• vielleicht haben sich die Ärzte ja geirrt!
• vielleicht stellt sich der Schatten als Fibroadenom heraus!
• vielleicht hat der Arzt gar nicht gesagt, Verdacht auf Krebs.
Kopf hoch und hoffen!

4.10.1997 – der Tag der kirchlichen Hochzeit meiner Schwester Coci.
Es ist der Tag ihrer ersten OP.
Es ist bösartig.
Es sind Lymphknoten befallen.
Es ist kein hormonabhängiger Tumor.
Die Suchmaschine gibt ca. 3.400 Links zum Thema aus.
Ich suche und übersetze Tag und Nacht.
Jede kleinste Neuigkeit teile ich meiner Schwester mit.

Jeder in der Familie hat plötzlich neue Aufgaben.
Eine Schwester muss die Kinder zur Schule fahren oder abholen.
Eine von uns muss meine Schwester aufmuntern und trösten.
Eine muss unseren Eltern die Wahrheit sagen.

Dann die Chemotherapie.
Die Suchmaschine findet ca. 27.100 Einträge über Chemotherapien.
Am Schlimmsten sind die Seiten mit den Nebenwirkungen.
100.000 - 150.000 Haare hat der Mensch auf dem Kopf.
Meine Schwester hatte schöne rotbraune lockige Haare …
Nach 4 Zyklen Chemotherapie hat sie noch 100 - 150 Haare auf dem Kopf.
Aber auch damit werden wir fertig.

April 1998
Die Chemo ist beendet. Die Haare wachsen wieder.
Meine Schwester freut sich auf meine Hochzeit am 12.6.1998.

Dezember 1998
Ein neuer Knoten an der amputierten Brust.
Ein Rezidiv.
Die Suchmaschine sagt, es gibt 6.200 Einträge zu diesem Begriff, den
ich noch nie zuvor gehört hatte …

Jeden zweiten Tag suche ich in den gängigen Medizinforen und Zeitungen nach neuen Mitteln
gegen Krebs.

Mittlerweile habe ich auch Informationen zum Thema Naturheilmittel (9.900),
Mistel (4.930) und

Hyperthermie (4.342) gesammelt.
26.600 Einträge zum Thema Bestrahlung.
Die kriegt meine Schwester jetzt sicherheitshalber wegen des Rezidivs.

11.300 Einträge zum Thema Metastasen. Die werden bei Coci im
Mai 1999 festgestellt.
Metastasen in den Lymphknoten.
Nur 496 Einträge zu diesem Thema.

Meine Suche im Internet nimmt zu.
Kein noch so unbedeutender Link zum Thema Brustkrebs bleibt unbeachtet.
Ich bin mittlerweile in mehreren Foren eingetragen, um ja keine Information zu verpassen.
Teilweise gebe ich mich als Medizinstudentin aus, weil normal Sterbliche
in einige Foren nicht reinkommen.

Mai 1999 – Dezember 2000
Jetzt auch noch Knochenmetastasen (1.570 Einträge).
Sind aber mit Bisphosphonaten (502 Einträge) gut zu beherrschen.
Wieder eine andere Chemotherapie und zusätzlich Bisphosphonate.

Ich weiß mittlerweile eine ganze Menge.
Hätte nie gedacht, dass ich das mal brauche.
Manchmal brummt mir der Kopf von EC-Schema und Zyklus und Neupogen und
Zofirax und Zoladex und und …
Ich würde viel lieber nach Urlaub, Sonne, Meer suchen.
Mittlerweile kenne ich auch die naturheilkundliche Palette
von lokaler Hyperthermie (586 Einträge) über Misteltherapie (4.598 Einträge)
bis zur Eigenblutbehandlung (2.459 Einträge).

Dezember 2000
Die Chemotherapie wird wegen zu starker Nebenwirkungen abgesetzt.
Ich suche weiter.
Das neueste Medikament im Kampf ist Herceptin (1.050 Einträge).
Einmal wöchentlich Herceptin.
Alle vier Wochen zusätzlich Bisphosphonate.

Mai 2001
Coci klagt über Müdigkeit (37.300 Einträge).
Wir wissen, es könnte
- das Fatigue Syndrom sein (5.200 Einträge) oder
- Hirnmetastasen (546 Einträge).

Juni 2001
Meine Schwester Coci fährt für drei Wochen in den Urlaub.
Ihre Kinder sind jetzt 14 und 12 Jahre alt.

August 2001
Diagnose: Hirnmetastasen.
Drei kleine Hirnmetastasen ...
Das schaffen wir!
Die kriegen wir weg!
Am 22.08.2001 wird ihr im Krankenhaus ein Loch in den Schädel gebohrt,
damit die Hirnflüssigkeit sich nicht staut (3.800 Einträge zum Thema Shunt).
Am 27.08.2001 werden drei Lungenmetastasen festgestellt.
Am 31.08.2001 beginnen die Ganzhirnbestrahlungen, von denen sich die Ärzte großen Erfolg erhoffen.
Am 31.08.2001 fahren wir in die USA.
Am 03.09.2001 sind die ersten drei Bestrahlungen zu Ende.
Der Schlauch wird entfernt, bevor die Ganzkopfbestrahlungen beginnen sollen.
Am 06.09.2001 werden 20 neue Metastasen im Kopf festgestellt.
Aber – wir haben immer noch Hoffnung.
Stereotaktische Bestrahlungen (512 Einträge) haben gute Erfolgsaussichten.
Auch Topotecan (390 Einträge) ist ein gutes Mittel.
Auch vom Urlaub aus schicke ich die neuesten Suchergebnisse per Mail nach Hause.

08.09.2001: wir beschließen, zurückzufliegen.
11.09.2001: mein Mann hat Geburtstag.
11.09.2001: das WTC wird in die Luft gesprengt – wir sitzen fest.
15.09.2001: Coci wird aus dem Krankenhaus entlassen.
15.09.2001: sie bekommt ihre erste Bestrahlung mit dem Gamma Knife (594 Einträge)
17.09.2001: sie ruft mich in den USA an, um zu hören, wie es uns geht.
23.09.2001: wir landen in Frankfurt.
28.09.2001: ich fahre meine Schwester zur letzten Bestrahlung für diese Woche.

29.09.2001: meine Schwester lädt noch Freunde zu meiner Geburtstagsfeier ein.
30.09.2001: um 18.00 Uhr ist meine Schwester tot.
30.09.2001: ich feiere meinen 40sten Geburtstag.
30.09.2001: meine Schwester feiert 15. Hochzeitstag.
30.09.2001: die Kinder meiner Schwester sind 12 und 14 Jahre jung.
04.10.2001: meine Schwester wird beerdigt.
04.10.2001: der 15. kirchliche Hochzeitstag meiner Schwester.

Am 30.09.2001 sind es 4 Jahre her, dass bei meiner Schwester Krebs diagnostiziert wurde.

Am 24.12.2001 fehlt mir meine Schwester um so mehr.
Zum Thema Trauer gibt es übrigens 109.000 Einträge.

Anhang

Glossar

Ablatio (mammae)
chirurgisches Entfernen der Brust
Abdomen
Bauchraum
adjuvant
vorsorglich, begleitend, unterstützend (adjuvare = unterstützen, helfen). Wird meistens im Zusammenhang mit Chemotherapie benutzt.
adjuvante Therapie
unterstützende Behandlung zur Vorbeugung eines Rückfalls nach Behandlung des Tumors. Strahlen-, Chemo-, Antikörper- und Antihormontherapien können als adjuvante Therapien nach der Brustoperation durchgeführt werden, um einzelne, im Körper noch verborgene Krebszellen und Mikrometastasen zu vernichten.
Adriamycin
Chemotherapie-Wirkstoff aus der Gruppe der Anthrazykline
Angiologe
Spezialist für Gefäßerkrankungen (Erkrankungen der Blutgefäße)
Anthrazykline
besonders intensive Chemotherapie-Wirkstoffe wie zum Beispiel Epirubicin (EC), Doxorubicin (auch Adriamycin, AC) und das neuere Medikament Caelyx, die zur Familie der Antitumor-Antibiotika gehören. Diese Krebs hemmenden Medikamente blockieren das Zellwachstum, indem sie in die DNA, also das genetische Material der Zelle, eingreifen. Anthrazykline können herzschädigend wirken und verursachen meistens Haarverlust. Nur das neuere Medikament Caelyx transportiert den Wirkstoff direkt in die Tumorzelle und wird erst dort wirksam, sodass es nicht zum Haarausfall kommt.
Antikörper
funktionieren oft ähnlich wie die körpereigene Immunabwehr. Sie dienen dem Immunsystem zur Erkennung und Zerstörung von Krankheitserregern oder auch Krebszellen.
Aromatasehemmer
Substanzen zur Antihormontherapie, die bisher vorwiegend bei fortgeschrittener Erkrankung eingesetzt werden und zugelassen sind. Aromatasehemmer unterdrücken die Bildung von Östrogenen im Körper und speziell auch im Tumorgewebe. Aromatasehemmer können nur nach

der Menopause oder bei gleichzeitiger Ausschaltung der Funktion der Eierstöcke eingenommen werden. Die verwendeten Medikamente sind u.a. Arimidex, Aromasin und Femara.

autolog

griech. auto = selbst, unmittelbar, Begriff aus der Transplantationsmedizin, körpereigenes Gewebe bzw. Zellen werden übertragen.

BET

Abkürzung für »Brust erhaltende Therapie«, eine schonende Entfernung des Tumors aus der Brust mit entsprechendem Sicherheitssaum um den Tumor - ohne Entfernung der Brust.

Bisphosphonate

Medikamente zur Verhinderung und Therapie von Knochenmetastasen. Bisphosphonate verhindern lebensgefährliche Nebenwirkungen des Knochenabbaus und können Knochenbrüchen bei Krebspatienten vorbeugen. Durch ihre Metastasen vorbeugenden Eigenschaften versucht man inzwischen, sie in der adjuvanten, also vorbeugenden Therapie (hauptsächlich im Rahmen klinischer Studien) einzusetzen, um ein Fortschreiten der Erkrankung zu verhindern. Zu den gebräuchlichen Medikamenten, die bei Brustkrebs eingesetzt werden, gehören Clodronat, das als Tablette geschluckt werden kann, sowie Aredia, Bondronat und Zometa, die als Infusion verabreicht werden müssen. Bisphosphonate wirken auch schmerzlindernd.

Brachytherapie

Ein noch neueres Verfahren aus der lokalen Strahlentherapie: Hierzu wird eine Strahlenquelle in die Brust eingebracht, die eine präzise berechnete Strahlung abgibt. Die Strahlung hat eine deutlich geringere Reichweite als die von außen verabreichte Strahlentherapie, sie dringt nur wenige Zentimeter ins Gewebe ein. Damit wird eine höhere Dosis im Tumorgebiet erzielt, während das gesunde Gewebe ringsum geschont wird.

CA 15-3 s. Tumormarker

CEA s. Tumormarker

CMF

Chemotherapie mit den Zellgiften Cyclophosphamid, Methotrexat und Fluorouracil. »Sanftere« Chemotherapie, die häufig als Standardtherapie gegen Brustkrebs eingesetzt wird. Aggressivere Tumoren sollten allerdings heute eher nicht mehr mit CMF behandelt werden.

Computertomographie (CT)

computergestütztes bildgebendes Verfahren, meist mit Kontrastmittel. Zweidimensionale Darstellung von Organen mit Hilfe von Schichtbildern, die im Computer errechnet werden. Die CT dient beispielsweise dem Nachweis von Tumoren und Metastasen.

CT s. Computertomographie

Cyclophosphamid

Chemotherapie-Wirkstoff, der zur Familie der so genannten Alkylanzien gehört. Diese haben hemmende Wirkung auf Zellteilungsvorgänge. Bestandteil von CMF.

DCIS s. Ductales Carcinoma in situ

Downstaging

Verkleinerung des Tumors und evtl. Verringerung des Lymphknotenbefalls mit neoadjuvanter (also der Operation vorgeschalteter) Chemotherapie und/oder seltener präoperativer Strahlen- oder Hormontherapie. Diese Therapien werden im Rahmen klinischer Studien erforscht. Die vor der Operation durchgeführte Chemotherapie verkleinert den Tumor, im günstigsten Fall bis hin zum völligen Verschwinden. Dieses Verfahren kann so unter Umständen eine Brust erhaltende Operation ermöglichen und eine Amputation der Brust vermeiden helfen. Bei »inflammatorischen«, also entzündlichen und fortgeschrittenen und damit sehr gefährlichen Krebsformen ist das Verfahren bereits heute Standard.

Ductales Carcinoma in situ (DCIS)

»Oberflächenkarzinom«, das nur am Entstehungsort wuchert. Im Einzelfall ist nicht vorauszusagen, wann ein Carcinoma in situ (CIS) in ein invasives Karzinom übergeht (oft lange Latenzzeit). Das CIS kann ein sehr frühes Stadium eines Karzinoms sein.

EC

Chemotherapie mit den Zellgiften Epirubicin und Cyclophosphamid. Anthrazyklinhaltige Chemotherapie, die in der Regel immer einen totalen Haarausfall verursacht und mit einer starken Einbuße an Lebensqualität einhergeht. Mit Stand Januar 2003 immer noch die am häufigsten angewandte Standardchemotherapie bei Brustkrebs zur Chemotherapie aggressiverer Tumoren. Die Hinzugabe von Fluorouracil (FEC) hat sich mittlerweile als noch effektiver erwiesen. Auch die neueren Chemotherapien mit den sog. Taxanen konnten die Überlebensraten in bestimmten Konstellationen noch günstiger beeinflussen.

Epirubicin s. Anthrazykline bzw. EC

ER s. Hormonrezeptoren

Expander

meist vorläufig verwendetes Brustimplantat mit Silikonummantelung, welches nach und nach mit Kochsalzlösung aufgefüllt werden kann, um die notwendige Dehnung des verbliebenen Gewebes für die Einsetzung eines größeren Brustimplantats nach und nach zu erreichen.

Fibroadenom

gutartige Geschwulst aus Drüsen- und Bindegewebe, relativ scharf begrenzter, derb-elastischer Knoten; zum Beispiel in Brust, Eierstöcken, Uterus und Prostata. Eine chirurgische Entfernung ist in der Regel nicht notwendig, jedoch muss eine sichere Ausschlussdiagnostik zur Abgrenzung von bösartigen Tumoren durchgeführt werden.

GnRH Analoga

Medikamente, die bei Brustkrebs eingesetzt werden, um auf dem Umweg über das Gehirn die Östrogenproduktion in den Eierstöcken zu unterdrücken. Nach Absetzen der Medikamente nehmen die Eierstöcke ihre Funktion in der Regel wieder auf.

Grading

Das Grading stuft die Aggressivität einer Tumorerkrankung ein. Es wird bei Brustkrebs unterteilt in die Gradings I bis 3, in manchen Krankenhäusern auch I bis 4. Die Tumorzellen werden dabei vom Pathologen bewertet: Je weniger ähnlich sie normalen, gesunden Brustzellen sind, je »entarteter« die Zellstruktur, desto gefährlicher wird die Erkrankung. Das Grading ist besonders deswegen wichtig, weil es maßgeblich die nachfolgenden Therapien beeinflusst.

Gy (Gray)

Maßeinheit zur Bestimmung der Strahlendosis bei der Strahlentherapie

HER2-Status

auch mit HER2/neu, c-erbB2, erbB2 oder c-neu bezeichnet (human epidermal growth factor receptor 2). Tumoreigenschaft an der Zelloberfläche von Krebszellen, nämlich das Vorliegen von den sog. HER-2-Rezeptoren. Ist die Anzahl dieser Rezeptoren (Bindungsstellen) an der Zelloberfläche der einzelnen Krebszelle stark erhöht, liegt eine Überexpression von HER2 vor (Score 3+, sowie im Einzelfall auch Score 2+). Die Überexpression hat einen oftmals dauernden Teilungsimpuls zur Folge, die Krebszellen teilen sich schneller als andere. Brusttumoren, die »HER2-positiv« getestet werden, haben ein hohes Rückfallrisiko und bestimmte Chemotherapeutika (CMF) und Hormontherapien sind weniger wirksam. Tamoxifen kann sich unter Umständen sogar negativ auswirken. Der Antikörper Trastuzumab (Handelsname: Herceptin) richtet sich direkt gegen diese Tumoreigenschaft. S.a. Herceptin.

Her2-Überexpression s. Her2-Status

Herceptin

Antikörper, für den der deutsche Gentechniker Axel Ullrich die Grundlagen erforscht hat. Das Medikament Herceptin kann bei HER2-positivem Brustkrebs die Wucherung von Tumorzellen für einige Zeit blockieren. HER2 wird bei rund 30 Prozent aller Brusttumoren übermäßig »expressioniert«, die Tumoren haben zu viele Wachstumsrezeptoren auf der Zelloberfläche. Wenn dies der Fall ist, kann eine Herceptin-Therapie sinnvoll sein.

Hormonrezeptoren

Rezeptoren sind Empfängerstationen einer Zelle, mit denen sie spezifische Reize oder Substanzen, zum Beispiel Hormone, aufnehmen kann. Man unterscheidet bei den Hormonrezeptoren Östrogen- (ER) und Progesteronrezeptoren (PR). Die Bestimmung von Hormonrezeptoren bei Brustkrebs ist bedeutsam für die unterstützende (adjuvante) Therapieentscheidung.

Hormonrezeptor-positiv

Hormonrezeptor-positiver Brustkrebs lässt sich positiv durch die Therapie mit Antihormonen, Aromatasehemmern und anderen Medikamenten zur Hormontherapie beeinflussen. Das Tumorwachstum wird gebremst oder komplett blockiert. Dies hat in deutlichem Maße zur Verbesserung der Überlebensraten geführt.

Hyperthermie

Unter Hyperthermie bei Krebserkrankungen versteht man eine künstliche Temperaturerhöhung des ganzen Körpers oder einzelner Körperareale auf Temperaturen zwischen 40-440 C (je nach angewandter Methode). Die Temperaturerhöhung wird dabei z.B. durch Ultraschall, elektromagnetische Wellen (wie Radiowellen oder Mikrowellen) oder eine erwärmte Flüssigkeit erreicht.

Kapseldurchbruch

Der Befall der axillären Lymphknoten gilt ebenfalls als ein Prognosekriterium. Krebszellen gelangen vom Ursprungsort in der Brust in die Lymphknoten und wachsen dort weiter. Je mehr Lymphknoten "befallen" sind, desto ungünstiger wird die prognostische Situation der Patientin bewertet. Ein Durchbruch der Kapsel um den Lymphknoten herum weist ebenfalls auf eine weiter fortgeschrittene Erkrankung hin, bei der weitere therapeutische Maßnahmen in der Regel empfehlenswert sind.

Kapselfibrose

Um jeden Fremdkörper, der in den menschlichen Körper eingebracht wird, bildet sich eine sog. »Kapsel« aus Bindegewebe. Wenn sich diese Kapsel verhärtet und zusammenzieht, nennt man dies Kapselfibrose. Der Grad der Kapselfibrose wird in vier Stufen eingeteilt. Die erste Stufe ist normal und harmlos. Bei der zweiten Stufe ist die Brust schon etwas härter, weil sich das Bindegewebe stärker um das Implantat schließt. In der dritten Stufe gibt es Verformungen, eventuell auch Schmerzen. Die Brust fühlt sich wie ein Panzer an. Die vierte Stufe verursacht Schmerzen. Nicht nur das Bindegewebe, sondern auch die äußere Haut zieht sich wie ein Tennisball um das Implantat herum zusammen und kann sich nach oben oder zur Seite verziehen. Es ist nicht immer eindeutig zu erkennen, ob eine Kapselfibrose vorliegt.

Therapeutische Möglichkeiten sind:

a) es wird eine chirurgische »Sprengung« der Kapsel durchgeführt, bei der die Kapsel erweitert wird

b) Implantatwechsel

Alle Verfahren schließen jedoch die erneute Bildung einer Kapselfibrose nicht aus.

So bleiben als Ausweg nur die ebenfalls nicht immer ohne Komplikationen durchzuführende Rekonstruktion der Brust aus Eigengewebe oder der Verzicht auf den »Aufbau«.

Kernspin(tomographie) s. Magnetresonanztomographie

Knochenszintigraphie

auch Skelettszintigraphie: bildgebende Untersuchung der Nuklearmedizin, bei der kurzlebige radioaktive Stoffe gespritzt werden, die sich im Körpergewebe verteilen und ein Bild des untersuchten Organs (Szintigramm) hervorrufen. Dient der Suche nach Metastasen im Knochengerüst.

Leukozyten

weiße Blutkörperchen. Sie gehören zur »Abwehrtruppe« des Organismus in den verschiedenen Körpergeweben. Sie schützen den Menschen vor schädigenden Einflüssen und entfernen eingedrungene Fremdkörper wie Bakterien, Viren oder Pilze über das Blut. Leukozyten werden im Knochenmark gebildet. Da durch eine Chemotherapie empfindliche und schnell wachsende Zellen abgetötet werden, verringern sich unter der Chemotherapie diese »Abwehrtruppen« dramatisch, sodass die Immunabwehr stark beeinträchtigt sein kann.

Liquorkanal

Liquor ist die Gehirn-Rückenmark-Flüssigkeit. Chemotherapie kann über den Liquorkanal das Gehirn erreichen und Krebszellen im Liquor abtöten.

Lymphangiosis carcinomatosa

Ausbreitung der Krebszellen über die Lymphbahnen unter Bildung eines Maschenwerks, zum Beispiel im Bereich der Atmungsorgane (pulmonale Lymphangiosis).

Magnetresonanztomographie (MRT, auch Kernspintomographie)

Beim MRT werden Schnittbilder durch Magnetfelder von Körperregionen im Computer berechnet, ohne dass dazu Röntgenstrahlen notwendig sind. MRT liefert eine sehr genaue und differenzierte Darstellung sämtlicher Körpergewebe, vor allem nicht-knöcherner Strukturen (Weichteile, Gelenke und Gehirn).

Mastektomie s. Ablatio

Metastase

Tochtergeschwulst eines bösartigen Tumors, die durch Streuung von Krebszellen im Körper entsteht. Unterschieden werden lokale Metastasen (in der Umgebung des Primärtumors), regionäre Metastasen (in der nächsten Lymphknotengruppe) und Fernmetastasen (Metastasen, die auf dem Blut- oder Lymphweg übertragen und fern des ursprünglichen Tumors angetroffen werden). Eine Metastasierung kann über das Blut oder mit dem Lymphstrom erfolgen. Eine eingetretene Metastasierung bei Brustkrebs verschlechtert die Prognose der Patientin dramatisch.

Mitomycin

Chemotherapeutikum, das »sanfter« eingestuft und häufig bei weiter fortgeschrittener Erkrankung verordnet wird.

Monotherapie

Therapie mit nur einem Medikament (meistens Chemotherapeutikum), nicht in Kombination mit einem anderen Medikament. Herceptin ist in Deutschland bis heute (Stand Juni 2003) erst dann als Monotherapeutikum zugelassen, wenn die oftmals mit sehr starken Nebenwirkungen einhergehenden Chemotherapeutika bereits versagt haben. Das bedeutet in der Konsequenz: die Frauen sind gezwungen, eine Chemotherapie zusätzlich auf sich zu nehmen, mit bekannten schweren und durch Herceptin häufig noch verstärkten Nebenwirkungen (beide Therapien sollen sich gegenseitig verstärken). Die Entscheidung, ob der zusätzliche Nutzen den möglichen

Schaden einer zusätzlichen Chemotherapie aufwiegt, sollte jedoch nach Auffassung der Herausgeberinnen nach Information über Chancen und Risiken bei der Patientin liegen.

MRT s. Magnetresonanztomographie

Navelbine

Chemotherapeutikum, das »sanfter« eingestuft und häufig bei weiter fortgeschrittener Erkrankung verordnet wird.

neoadjuvant

meist im Zusammenhang mit Chemotherapie, die bei Brustkrebs vor der operativen Entfernung eines bösartigen Tumors in der Brust zur Anwendung kommt, auch präoperative Chemotherapie genannt. Ziel dieser Form von Chemotherapie ist, den Tumor in der Brust bereits vor der Operation zu verkleinern. Als weiteren Effekt kann man das Ansprechen des Tumors auf die Chemotherapie beobachten und beurteilen. Bei Ansprechen der Therapie werden bessere Operationsergebnisse erzielt, inoperable Tumoren können operiert werden und das systemische Geschehen der Erkrankung wird unter Umständen positiv beeinflusst. Für bestimmte Formen und Stadien von Brustkrebs ist die neoadjuvante Therapie bereits Standard. Auch findet ein sog. »Downstaging« statt, s. a. dort. Die adjuvante Chemotherapie wird im Gegensatz dazu erst im Anschluss an eine Operation durchgeführt.

Neupogen

noch relativ neues, teures, gentechnisch hergestelltes Medikament, das in der Lage ist, die Bildung von Blutzellen (= die neutrophilen Granulozyten) schnell anzukurbeln. Da diese Zellen während einer Chemotherapie abgetötet werden, gibt man u.a. dieses Medikament, um den Verlust, der das Immunsystem schwächt, so schnell wie möglich auszugleichen. Studien mit dem Medikament zeigen auch, dass sich die Überlebenschancen verbessern, wenn z.B. die Leukozyten unter der Chemotherapie gar nicht erst so weit abfallen und es deswegen sinnvoll erscheint, es zusätzlich zu verabreichen.

Paclitaxel

Wirkstoff in dem Medikament Taxol, ein starkes Chemotherapeutikum aus der Gruppe der Taxane, s.a. Taxol.

PET s. Positronen-Emissions-Tomographie

Pleuraerguss

Ansammlung von Flüssigkeit im Brustkorb um die Lungen herum. Bei Brustkrebs häufig verursacht durch im Brustfell verstreute Krebszellen, Mikrometastasen oder Metastasen. Die Flüssigkeit kann auf die Lunge drücken und die Atmung behindern.

Port

Ein Port ist ein zentraler Venenkatheder, der meist im oberen Bereich des Brustkorbs in eine große Hohlvene, z.B. die vena cephalica dex, eingelegt wird. Damit können größere Mengen von Medikamenten, z. B. ein Chemotherapeutikum, zugeführt werden. Außerdem sind Blutentnahmen möglich. Der Port ist eine kleine Kammer, von dem aus ein Schlauch bis in die großen Venen nahe dem Herzen reicht. Die Kammer liegt unter der Haut. Für die Dauer der Chemotherapiezyklen, manchmal auch länger, verbleibt der Port im Körper. Anlage, Pflege und Umgang mit einem Port sollte nur durch speziell geschulte Spezialisten durchgeführt werden.

Positronen-Emissions-Tomographie (PET)

Die Positronen-Emissions-Tomographie (PET) ist ein nuklearmedizinisches Untersuchungsverfahren, mit dem sich nicht nur die Größe eines Tumors darstellen lässt, sondern auch die Aktivität des Tumors. Das Verfahren ist völlig unschädlich und die Schnittbilder werden wie bei MRT und CT im Computer berechnet. PET ist eine Ganzkörperuntersuchung und wird bei Brustkrebs speziell zum Nachweis von Metastasen eingesetzt. Obwohl die Methode in unterschiedlichen diagnostischen Situationen unverzichtbar ist, gibt es in der gesetzlichen Krankenversicherung seit 2002 keine Kostenübernahme mehr.

PR s. Hormonrezeptoren

Radiotherapie s. Strahlentherapie

Redon

Saugdrainagen, die in die Operationswunden eingelegt werden, um mit leichtem Unterdruck Wundwasser aufzunehmen und in die angehängten Redonflaschen abzugeben.

Skelettszintigraphie s. Knochenszintigraphie

Staging

Festlegung des Tumorstadiums nach Maßgabe der TNM-Klassifikation (s. dort).

Sofortrekonstruktion

sofortige Wiederherstellung der Brust während der (ersten) Operation bei Brustkrebs. Unterschiedliche Methoden, wie die Rekonstruktion mit Eigengewebe, Silikon-Implantaten oder einem Silikonexpander werden angewandt. Es wird entweder ein Teil der Rückenmuskulatur oder auch Bauchmuskel an die operierte Stelle transplantiert. Zur Zeit tendiert man in der plastischen Chirurgie vermehrt zu einer Rekonstruktion in einer weiteren Operation, da die "Sofortrekonstruktion" für die Patientin sehr viel Zeitdruck bedeutet. Auch die Logistik einer Tumoroperation in Kombination mit einer plastischen Operation ist in den meisten Einrichtungen nur suboptimal zu leisten. In den USA geht momentan der Trend bei den Operationen wieder weg von den sehr belastenden Verfahren mit Eigengewebe und wieder hin zu Rekonstruktionsverfahren mit Implantaten. Mit Silikon gefüllte Implantate sind in den USA verboten.

Strahlentherapie

auch Radiotherapie oder Radiatio. Anwendung ionisierender Strahlung zur Verbesserung der lokalen Kontrolle des Tumors. Man unterscheidet die interne Strahlentherapie mit radioaktiven Elementen (»Brachytherapie«) und die externe Strahlentherapie, bei der Körperregionen von außen bestrahlt werden. Die Strahlentherapie zählt zu den klassischen Säulen in der Krebsbehandlung. Bei Brust erhaltender Therapie wird die erhaltene Brust grundsätzlich bestrahlt.

Szkelettszintigraphie s. Knochenszintigraphie

Tamoxifen

Bisheriges Standardmedikament für die Hormontherapie von Brustkrebs. Das Medikament besitzt in seinen Eigenschaften immer noch Komponenten, die es für die Behandlung unverzichtbar machen, s.a. Hormontherapie. Es gibt jedoch mittlerweile Indikationen, wo auf verbesserte Medikamente zurückgegriffen werden kann.

Taxol

Sehr stark wirksames Chemotherapeutikum aus der Gruppe der Taxane. Wirkstoff ist »Paclitaxel«, der aus der Eibe gewonnen wird. Es führt praktisch immer zu komplettem Haarausfall und kann im ungünstigsten Fall Nebenwirkungen wie z.B. das Hand-Fuß-Syndrom und Nervenschädigungen hervorrufen, die in seltenen Fällen dauerhaft sind.

Taxotere

Das zweite zur Zeit häufig gegen Brustkrebs eingesetzte eibenhaltige Chemotherapeutikum aus der Gruppe der Taxane. Wirkstoff ist »Docetaxel«. In Wirksamkeit und Nebenwirkungsspektrum werden beide Medikamente im Rahmen von Studien zur Zeit noch erforscht.

TNM-Klassifikation

Die TNM-Klassifikation wird zur Festlegung des Stadiums einer Krebserkrankung angewandt. Das T (Tumor) beschreibt die Ausbreitung des Primärtumors, das N (Nodulus) das Fehlen bzw. Vorhandensein von regionären Lymphknotenmetastasen und das M (Metastase) die Abwesenheit oder das Vorhandensein von Fernmetastasen. Hinzugefügte Indexzahlen beschreiben den Ausbreitungsgrad genauer. Ein Karzinom im Frühstadium ohne Metastasierung kann z.B. T1 N0 M0 heißen. Ein T3 N6 (6/21) M0 hingegen kennzeichnet einen Tumor von mehr als 5 cm Größe und zeigt an, dass 6 von 21 Lymphknoten befallen sind. Hier liegt ein bereits fortgeschrittenes Stadium der Krebserkrankung vor.

TNM-Schema

T	Tumor
TX	keine Beurteilung des Tumors möglich
T0	Tumor nicht nachweisbar
T1	Tumorgröße bis 2 cm
T2	Tumorgröße 2,1 bis 5 cm
T3	Tumorgröße bis 5 cm
T4	Tumor jeder Größe mit Ausdehnung auf der Brustwand oder Haut
N	Lymphknoten
NX	Keine Beurteilung der regionären Lymphknoten
N0	Keiner der regionären Lymphknoten vom Tumor befallen
N1	Ein oder bereits mehrere Lymphknoten in der Achselhöhle vom Tumor befallen
N2	Befallene Lymphknoten sind untereinander verklebt oder in das umgebende Geweben

eingewachsen

N3   Befall der Lymphknoten entlang der inneren Brustarterie

M   Metastasen

MX   Keine Beurteilung über Fernmetastasen

M0   Fernmetastasen nicht nachweisbar

M1   Fernmetastasen vorhanden

Tumormarker

Bestimmte, im Blutserum nachweisbare, Zellmerkmale, die Rückschlüsse auf das Vorliegen, den Verlauf und die Prognose von Tumoren geben können. Diese sogenannten »tumorassoziierten Antigene« können in geringen Mengen auch bei Gesunden vorkommen. Tumormarker eignen sich besonders für die Verlaufskontrollen von bekannten Tumorleiden oder zur Beurteilung der Wirksamkeit einer Therapie. Beim Brustkrebs werden die Marker CEA und CA 15-3 bestimmt. Da jede Patientin ihren persönlichen Ausgangswert hat, an dem man sich orientieren kann, ist es sinnvoll die Tumormarker vor der OP bestimmen zu lassen. Kontinuierlich steigende Werte können in der Nachsorge auf einen Rückfall hinweisen. Allerdings können auch Erkältungen, Nikotin u.ä. zu einer Erhöhung der Tumormarker führen.

Zentraler Venenkatheter s. Port

Zometa

Das neueste Medikament aus der Gruppe der »Bisphosphonate«, s. dort. Das Medikament ist zur Zeit zugelassen für die Behandlung von Knochenmetastasen.

Literatur

Bücher zu Brustkrebs von und über Patientinnen

Creutzfeldt-Glees, Cora: *Leben nach Brustkrebs*. Vandenhoeck 2001. (Mit vielen Kurzberichten von betroffenen Frauen)

Baum, Marie-Jennifer: *Es begann mit Brustkrebs...* Haag und Herchen 1997. (Persönlicher Erfahrungsbericht)

Bischof, Karen: *Krebs-Gang! Zwei Schritte vor, einer zurück. Brustkrebs: der lange Weg ins Leben*. Econ Taschenbuch 2001/Haffmans Verlag 1999. (Schwerpunkt: Rekonstruktion)

Cuneo, Anne: *Eine Messerspitze Blau. Chronik einer Ablation*. Ullstein 1999.

Erdmann, Karoline: *Ich tanze mit der Angst – ich tanze mit der Freude*. Herder Spektrum 2002. (Tanztherapie und Tango als ermutigender Weg aus der Erkrankung.)

Feldman, Gayle: *Ich werde nicht an Brustkrebs sterben: ein »Überlebensbericht«*. Droemer Knaur 1997. (1994 auch unter dem Titel *Der Schatten meiner Mutter* erschienen.)

Goldmann-Posch, Ursula: *Der Knoten über meinem Herzen: Brustkrebs darf kein Todesurteil sein*. Blessing/Goldmann Taschenbuch 2000. (Therapien und andere Hilfen; persönliches Sachbuch.)

Gussmann, Renate: *Todessehnsucht und Lebensgier: Aufzeichnungen einer krebskranken Ärztin*. Fischer Taschenbuchverlag 1989.

Hagenauer, Gerti: *Am Leben und wach. Mein Weg durch den Brustkrebs*. Ennsthaler 2001. (Die Autorin lebt mit der fortgeschrittenen Erkrankung.)

Hasse, Angela: *Neun Frauen und ich: ein Buch über Brustkrebs, Heilung, Hoffnung und Erotik*. Mikado 2000. (Schwerpunkt Rekonstruktion)

Isler-Leiner, Vera: *Auch ich ... Erinnerungen*. Edition Ost 2000. (Die Fotografin Vera Isler-Leiner wählt Tattoo statt Rekonstruktion und berichtet über ihr unkonventionelles Leben.)

Kirschning, Silke: *Brustkrebs - Der Diagnoseprozess und die laute Sprachlosigkeit der Medizin*. Leske & Budrich 2001. (Gute medizin-soziologische Analyse mit Interviews zur Situation der medizinischen Versorgung von Frauen mit Brustkrebs in Deutschland.)

Lorde, Audre: *Auf Leben und Tod: Krebstagebuch*. Orlanda 1994. (Tagebuch der Dichterin Audre Lorde [1934 – 1992], die vor allem alternative Wege geht.)

Lückheide, Elisabeth: *Ich habe mir einen Olivenbaum versprochen*. Erd 1995 (Bericht über eine individuelle Heilung bei fortgeschrittener Erkrankung.)

MacPhee, Rosalind: *Wilde Wasser: Ich hatte Brustkrebs*. DTV 1997. (Intensive Reise durch Diagnose, Behandlung und Heilung der 1996 verstorbenen Kanadierin.)

Mechtel, Angelika: *Jeden Tag leben will ich. Ein Krebstagebuch.* S. Fischer 1990.

Nash, Jennie: *Ich zieh den Mut an wie ein neues Kleid. Wie ich den Krebs überlebte.* Herder Spektrum 2002.

Nielsen, Jerri: *Ich werde leben.* Marion von Schröder 2001. (Die Ärztin Jerri Nielsen erkrankt am Nordpol. Es gibt u.a. auch eine Taschenbuchausgabe.)

Osang, Alexander: *Tamara Danz: Legenden.* Christoph Links 1997. (Alexander Osang beschreibt einfühlsam das Schicksal der 1996 in Berlin an Brustkrebs verstorbenen Front-Sängerin der Rockgruppe »Silly«.)

Picardie, Ruth: *Es wird mir fehlen, das Leben.* Wunderlich 1999. (Ruth Picardie [1964 – 1997], britische Journalistin und Mutter von Zwillingen, berichtet aus der letzten Zeit ihres Lebens.)

Picardie, Justine: *Noch einmal deine Stimme hören: Leben nach dem Tod meiner Schwester.* Hoffmann und Campe 2002. (Buch der Schwester zum Gedächtnis an Ruth Picardie.)

Plant, Jane A.: *Dein Leben in deiner Hand. Ein neues Verständnis von Brustkrebs, Prävention und Heilung.* Goldmann Verlag, 2001. (Jane Plant verfolgt den interessanten Ansatz, dass Brustkrebs durch Kuhmilch [als Hormoncocktail + Wachstumsfaktoren] in einem Zusammenhang zu der hohen Erkrankungsrate in den Industrienationen steht.)

Rollin, Betty: *Dieses eine Leben.* Lübbe 1987. (Klassiker unter den amerikanischen Brustkrebsbüchern von der langzeitüberlebenden Journalistin Betty Rollin, die mit ihrem Buch *Der letzte Wunsch* auch das Thema Sterben thematisierte.)

Russell Rich, Katherine: *Verflucht, ich will leben! Mein Weg durch die Hölle Brustkrebs.* Fischer Taschenbuchverlag 2003. (Junge aktive Powerfrau berichtet niveauvoll und voller Lebendigkeit über das schwere Leben mit fortgeschrittener Erkrankung.)

Sixt, Andrea: *Noch einmal lieben.* Goldmann 2001. (Andrea Sixt verzichtet auf eine Rekonstruktion und geht selbstbewusst ihren Weg.)

Sontag, Susan: *Krankheit als Metapher.* Hanser 1978. (Soziologische Auseinandersetzung mit dem Thema.)

Stein, Marietta: *Plötzlich war der Morgen da: Chronik eines Abschieds.* Fischer Taschenbuchverlag 1999.

Wadler, Joyce: *Einschnitt. Mein Leben mit Brustkrebs.* Droemer Knaur 1994.

Wander, Maxi: *Leben wär' eine prima Alternative.* Tagebücher und Briefe. DTV 1994. (Sehr bewegend und nach wie vor sehr aktuell. Es gibt verschiedene weitere Ausgaben des Buches. In dem 1990 erstmals erschienen Band unter dem Titel *Ein Leben ist nicht genug* [DTV 1996 u.a.] sind auch die Tagebuchaufzeichnungen von Maxie Wander [1933 – 1977] aus den Jahren 1964 bis 1968 veröffentlicht worden.)

Wendt, Margret: *Muscheln und Steine. Ich gehe meinen schönen schweren Weg.* Brockhaus 2000. (Aufzeichnungen zwischen Rückschlägen und Hoffnung.)

Wilber, Ken: *Mut und Gnade: das Leben und Sterben der Treya Wilber.* Scherz 1992. (Ein Paar geht den Weg durch Schulmedizin und alternative Wege. Es gibt weitere Auflagen des Buches in verschiedenen Verlagen.)

Wolbert-Breite, Karin: *Nach diesem Sommer*. Benno 1989. (Aufzeichnungen aus dem Leben einer jungen Frau mit der fortgeschrittenen Erkrankung.)

Zeun, Renate: *Betroffen: Bilder einer Krebserkrankung*. Volk u. Gesundheit 1986, 1990. (Mutiges Buch einer jungen Frau aus der DDR.)

Für Töchter

Sylvia Broeckmann: *Plötzlich ist alles ganz anders: Wenn Eltern an Krebs erkranken*. Klett-Cotta 2002.

Fundierte Sachbücher

Berg, Lilo: *Wissen gegen Angst*. Antje Kunstmann 2000, Neuauflage; aktualisierte Taschenbuch-Ausgabe: Goldmann 2002.

Goldmann-Posch, Ursula & Martin, Rita Rosa: *Über-Lebensbuch Brustkrebs. Die Anleitung zur aktiven Patientin*. Schattauer 2003.

Love, Susan M. & Lindsey, Karen: *Das Brustbuch: was Frauen wissen wollen*. DTV 1997.

Weed, Susun S.: *BrustGesundheit. Naturheilkundliche Prävention und Begleittherapien bei Brustkrebs*. Orlanda 1997.

Krebs im Internet

Forbriger, Anja: Krebs: *so finden Sie Hilfe im Internet: effektiv suchen im Netz, seriöse Informationen schnell finden, Menschen treffen und sich austauschen*. TRIAS 2002.

Oehlrich, Marcus & Stroh, Nicole: *Internetkompass Krebs*. Springer 2001.

Deutsche Krebshilfe
0228 / 72 9 90 - 95

Aktion Lucia – Licht gegen Brustkrebs

Leni Breymaier
Landesfrauenrat Baden-Württemberg
Qualitätsoffensive Brustkrebs

Rotebühl Str. 133
70197 Stuttgart
Fax: 0711/612998
E-Mail: LFRauenrat.BW@t-online.de &
rrmartin@t-online.de

Website: www.aktion-lucia.de

BREAST HEALTH
bewusst handeln gegen brustkrebs e.V.

Breast Health – bewusst handeln gegen brustkrebs e.V.

Martinistraße 52
20246 Hamburg

Tel: 040 - 42 80 32 507
Fax: 0721 - 15 14 24 782

E-Mail: info@breasthealth.de

Website: www.breasthealth.de

Bremer Arbeitskreis Brustkrebs

Bremer Arbeitskreis Brustkrebs, eine Patientinnen-Initiative unter
dem Dach der Bremer Krebsgesellschaft

Bremer Arbeitskreis Brustkrebs
Am Schwarzen Meer 101 – 105
28205 Bremen

Tel: 0421-4919222
Fax: 0421-4919242

E-Mail: esteil@arbeitskreis-brustkrebs.de
Website: http://www.arbeitskreis-brustkrebs.de/

BKI

Brustkrebsinitiative BKI - Berlin

Holsteinische Straße 30
12161 Berlin
Tel.: 030 - 85 99 51 31
Fax: 030 - 85 99 51 21

Email: bki@brustkrebs.net
Website: http://www.brustkrebs.net/

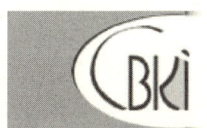

brustkrebs-muenchen e.V.

c/o Frauenklinik Großhadern
Manuela Wolf
Marchioninistraße 15
81377 München
Renate Haidinger, Vorstand

Tel.: 089 - 601 909 23
Fax: 089 - 601 909 24

E-mail: info@brustkrebs-muenchen.de
Website: http://www.brustkrebs-muenchen.de

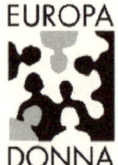

Findorffstrasse 106
D-28215 Bremen

Tel.:0421-350 93 25
Fax: 0421-35 31 21

E-mail: joens@europadonna.de
Website: http://www.europadonna.de

Europa Donna

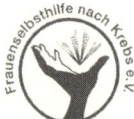

Bundesverband e. V.:
B 6, 10/11
68159 Mannheim

Tel.: 0621-244 34
Fax: 0621-15 48 77

Website:
Email: kontakt@frauenselbsthilfe.de
http://www.frauenselbsthilfe.de

Frauenselbsthilfe nach Krebs

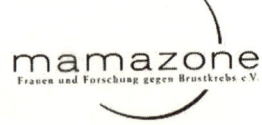

Postfach 31 02 20
86153 Augsburg

Tel.: 0821/3104179
Fax: 0821/3104-143 oder 0821/50 80 318

Email: info@mamazone.de
Website: www.mamazone.de

mamazone − Frauen und Forschung gegen Brustkrebs e.V.

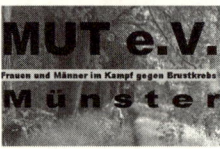

Westfalenstr. 197
48165 Münster

Tel.: 02501 - 70 70 5
Fax: 02501 - 92 34 76

Email: mut@muenster.org
Website: http://www.muenster.org/mut/

MUT − Frauen und Männer im Kampf gegen Brustkrebs e.V.

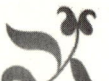

Veilchenstr. 26
76571 Gaggenau

Tel: 07225 − 73640
Fax: 07225 − 98 37 65

E-mail: onko-gyn@t-online.de

Onko-Gyn − Förderverein für Frauen mit gynäkologischen
Krebserkrankungen e.V. − Gaggenau

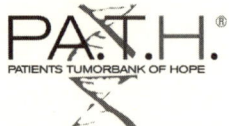

Stiftung PA.T.H.
Feodor-Lynen-Strasse 21
30625 Hannover

Tel.: 0511-640 640 0
FAX: 0511-640 640 1
Email: info@pa-t-h.org
Website:http://www.pa-th.de

PA.T.H. − Patients Tumorbank of Hope − Stiftung

patientinnen
initiativen
nationale
koalition
brustkrebs

PINK - Patientinnen-Initiativen Nationale Koalition
Brustkrebs e.V. – Bundesverband

Mitglieder: **Breast Health** – bewusst handeln gegen
Brustkrebs e.V., **Bremer Arbeitskreis Brustkrebs, mamazone** –
Frauen und Forschung gegen Brustkrebs e.V., **PA.T.H.** – Patients
Tumorbank of Hope, **Wir alle** – Frauen gegen Brustkrebs e.V.,
Onko-Gyn. e.V., sowie engagierte Einzelmitglieder.

Horstweg 30
14059 Berlin
Tel.: 030 / 30 111 320
Fax: 030 / 32 602 555

Website: http://www.brustkrebs-info.net
Email: info@brustkrebs24.info

The Susan G. Komen
Breast Cancer Foundation e.V.
VEREIN FÜR DIE HEILUNG VON BRUSTKREBS

Susan G. Komen Breast Cancer Foundation e.V., Hessen
Germany Affiliate

Am roten Hang
2461476 Kronberg

Tel.: 06173-995 353
Fax: 06173-995 354

Website: www.raceforthecure.de;
www.komen.org
Email: info@raceforthecure.de

Interessengemeinschaft
Diagnose Brustkrebs

c/o Hildegard Müller
Westpreußenstr. 85
45259 Essen

Tel.: 0201 / 46 18 90
Fax: 0201 / 846 57 95
Email: wolfgang.mueller@cityweb.de

WIRALLE Frauen gegen Brustkrebs e.V. – Köln

Wir alle – Frauen gegen Brustkrebs e.V.

Goltsteinstr. 59
50968 Köln - Bayenthal

Tel.: 0221 - 340 56 28
Fax: 0221 - 340 56 29

Email: info@wiralle.de
Website: http://www.wiralle.de

NBCC
NATIONAL BREAST CANCER COALITION
grassroots advocacy in action

NBCC
National Breast Cancer Coalition
1707 L Street, NW, Suite 1060
Washington, D.C. 20036
USA

Tel.: 001 202 - 296-7477
Fax: 001 202 - 265-6854

Website: http://www.stopbreastcancer.org